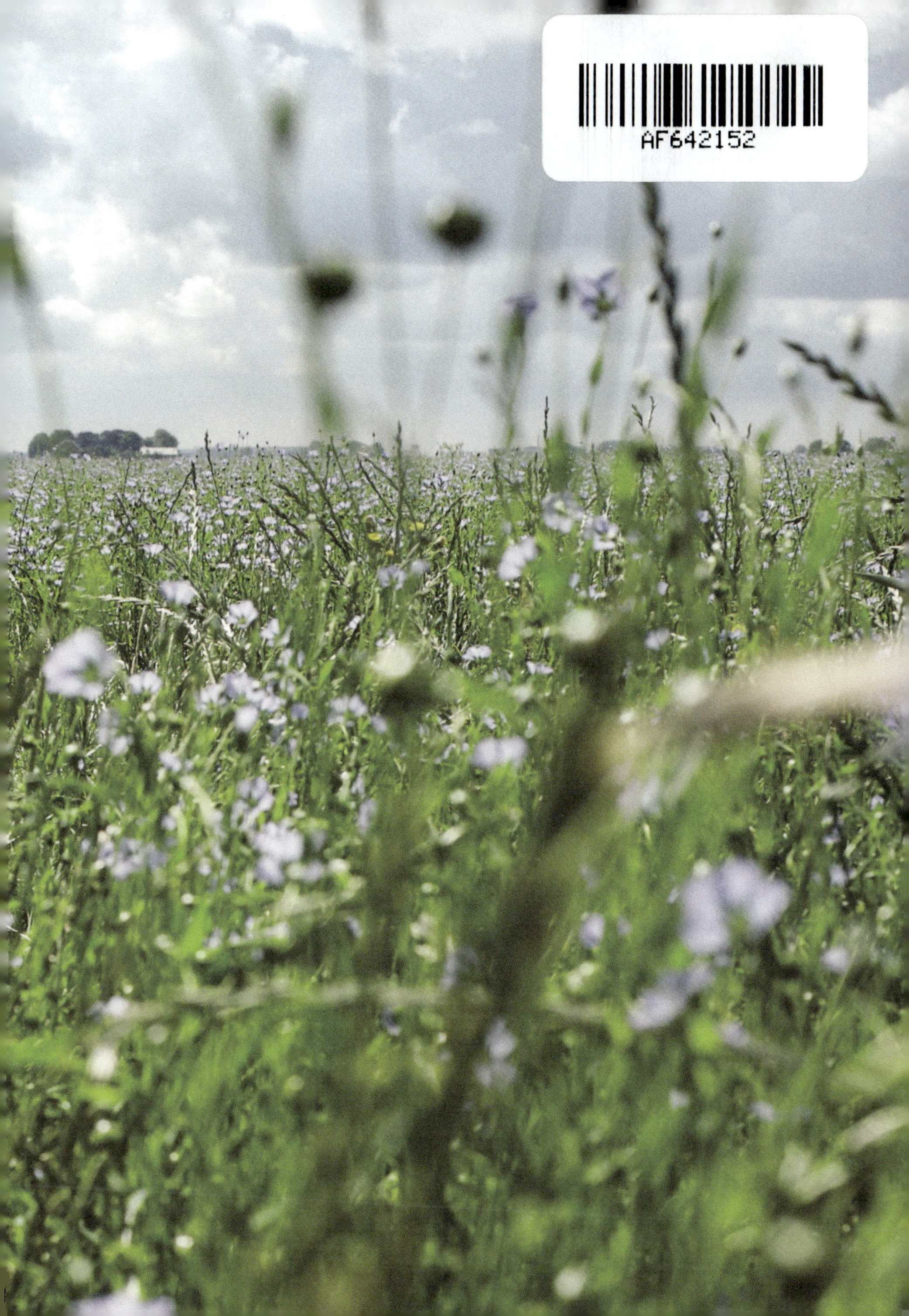

AF642152

LEONIEK BONTJE

PFLANZEN ALS **MEDIZIN**

DAS HANDBUCH FÜR DIE NATUR-APOTHEKE

südwest

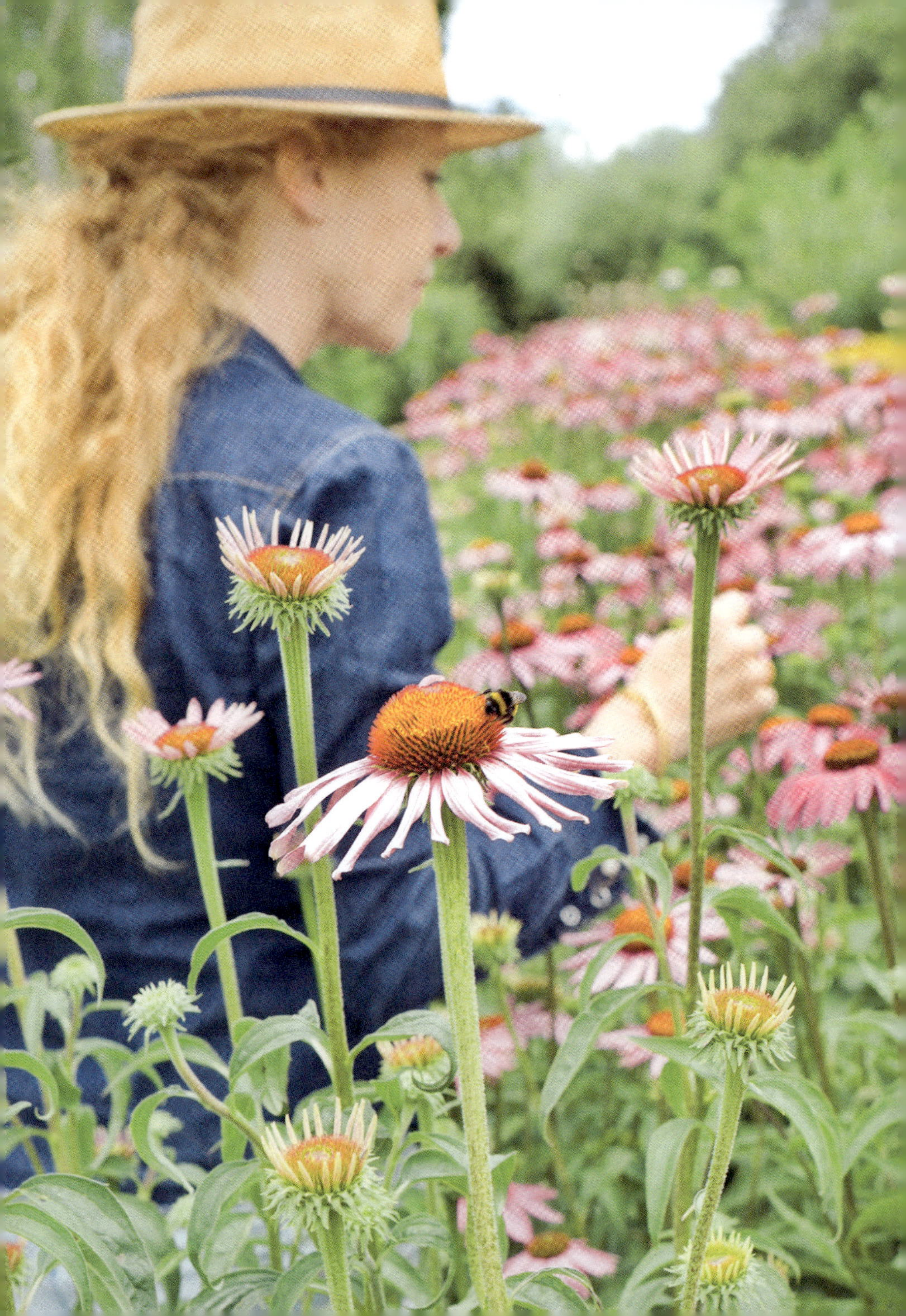

INHALT

EIN GEFÜHL WIE NACHHAUSEKOMMEN

Die Arbeit mit Heilpflanzen hat etwas Magisches. Uraltes Wissen, das heute noch gilt, findet wieder Anerkennung. Als kleines Mädchen habe ich jeden Tag im Garten gespielt, Pflanzen gepflückt und zu Brei zerstampft. Der Umgang mit den Pflanzen war damals für mich die natürlichste Sache der Welt. Und als ich 2012 wieder anfing, mit Pflanzen zu arbeiten, fühlte es sich an wie Heimkommen.

In meinem Umfeld erfahre ich täglich, dass wir Menschen wieder lernen müssen, zur Natur zurückzufinden. Wir müssen wieder Verantwortung für die eigene Gesundheit übernehmen und die Selbstheilungskräfte des Körpers anregen – eventuell mithilfe von Pflanzen. Wer pflanzliche Heilmittel selbst herstellt, gewinnt außerdem ein Stück Unabhängigkeit.

Pflanzenheilkunde ist kein Hexenwerk. Fast jeder weiß, dass Kamillentee Bauchschmerzen lindert oder Arnikasalbe Blutergüsse schneller abklingen lässt. Anstelle von Aspirin könnten Sie es bei Kopfschmerzen mit Tee, einem Aufguss oder einer Tinktur aus Weidenrinde oder Mädesüß versuchen. Gerade Tinkturen lassen sich sehr leicht selbst herstellen.

In meinem ersten Buch *Wildpflanzen essen* habe ich mich mit heimischen Arten beschäftigt. Es gibt aber auch viele Heilpflanzen aus den Tropen und Subtropen, darum stelle ich in diesem Buch auch Pflanzen aus aller Welt vor.

Inspiration finde ich in der Natur. Es ist doch herrlich, dass um uns herum essbare und heilende Pflanzen wachsen! Menschen, durch die ich Wildpflanzen kennenlernen konnte, haben mich ebenso stark beeinflusst wie Bücher und Filme über Pflanzen, so wie meine Ausbildung am Institut Kruidenrijk von Yvonne Maessen, der Unterricht bei Ria Hogervorst, Susun Weed und anderen Herbalisten und selbstverständlich auch meine Studien- und Arbeitskollegen. Immer wieder treffe ich inspirierende Menschen, die mir neue Impulse geben, darunter Nele Odeur, Jan Graafland vom Weleda-Kräutergarten und Elspeth Diederix von The Miracle Garden (Amsterdam).

Ich hoffe, dass die Pflanzenporträts und Rezepte in diesem Buch auch Sie ermutigen, die Heilkraft von Pflanzen selbst zu nutzen.

Leoniek Bontje

ALTES WISSEN NEU BELEBEN

Vor einigen Jahren habe ich als Ethnobotanikerin im brasilianischen Amazonasgebiet gearbeitet. Ich forschte bei indigenen Heilern und Hebammen über die Verwendung von Pflanzen und Ritualen rund um die Geburtshilfe. Während einer Wanderung verletzte ich mich am Fuß und ging zum Arzt. Der Fuß wurde gekühlt. Ich bekam Schmerzmittel, Entzündungshemmer und eine Cortisonspritze, doch der Schmerz blieb. Ein paar Monate später war ich im nordwestlichen Amazonasgebiet tätig. Nach tagelanger Fahrt durch unwirtliches Terrain kletterte ich aus dem Kanu und ging mit einem Kollegen in ein Dorf. Noch bevor wir förmlich begrüßt wurden, sagte der Schamane: »Du hinkst.« Er sah mich durchdringend an. »Zieh deinen Schuh aus und gib mir deine Machete.« Ich wurde blass, tat aber, was er sagte. Er nahm die Machete, ging zu einer Palme und schnitt einen Wedel ab. Ich atmete erleichtert auf. Er bereitete eine Paste aus dem Wedel zu, strich sie auf meinen Fuß – und innerhalb von 24 Stunden war der Schmerz weg.

Viel Wissen über essbare, kosmetisch nutzbare und medizinische Pflanzen ist im Lauf der Zeit verloren gegangen. Allerdings wächst neuerdings das Interesse, und es gibt wieder mehr Menschen, die wertvolle Kenntnisse über Heilpflanzen sammeln, bewahren, anwenden und weitergeben.

Leoniek Bontje gehört zu denen, die dieses traditionelle Wissen bewahren. Sie gibt faszinierende Einblicke in die besondere Beziehung von Pflanzen und Menschen. Sie macht verborgene Weisheiten zugänglich und zeigt Wege auf, altes Wissen über Heilpflanzen in unserer heutigen Zeit anzuwenden. Sie vermittelt ihren Lesern Techniken, um selbst Heilpflanzenprodukte herzustellen und so das alte Wissen am Leben zu erhalten.

Die Zeit ist reif für dieses Buch. Bei meiner Arbeit stelle ich oft fest, dass es zu wenig Informationen zu diesem Thema gibt. Es besteht ein großer Bedarf an Büchern, die vormals geheime Welten zugänglich machen, Inspiration bieten und den Lesern helfen, altes Wissen über Heilpflanzen unkompliziert und sicher in ihren Alltag zu integrieren. Solch ein Buch halten Sie in der Hand. Riechen Sie daran, verschlingen Sie es und machen Sie sich die Hände schmutzig.

Nele Odeur

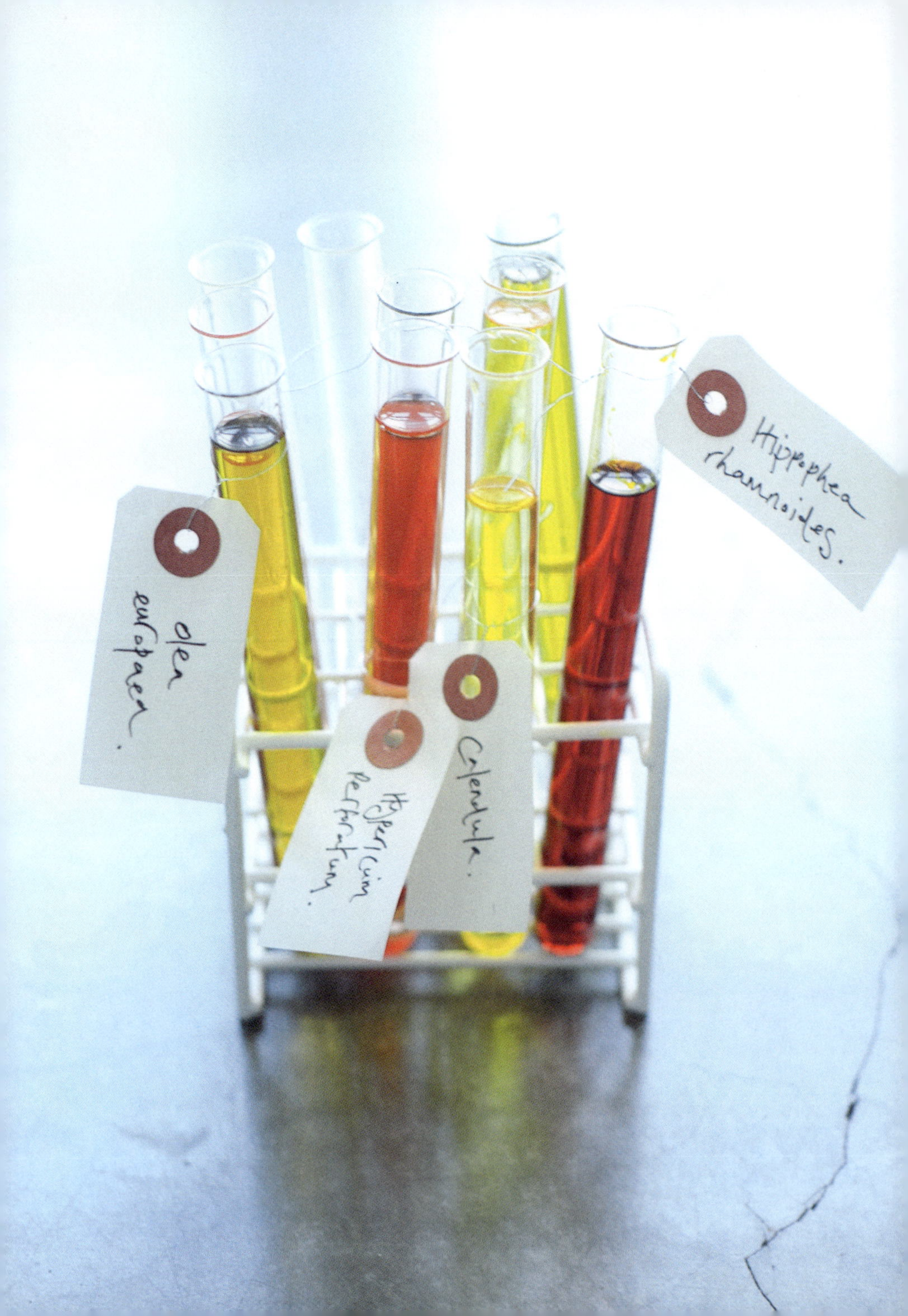
olea europaea.
Hypericum perforatum.
Calendula.
Hippophea rhamnoides.

EINLEITUNG

Heilmittel, die Pflanzen oder Teile von ihnen zur Unterstützung der Gesundheit oder zu medizinischen oder therapeutischen Zwecken beinhalten, kann man leicht selbst herstellen und anwenden.

Noch vor weniger als hundert Jahren verwendeten Hausärzte viele Heilpflanzen, manchmal sogar aus dem eigenen Garten, um Beschwerden ihrer Patienten wirksam zu behandeln. Im 20. Jahrhundert wurden immer mehr synthetische Wirkstoffe entwickelt, und heute spielen Pflanzen in der Schulmedizin kaum noch eine Rolle.

Allerdings nimmt das Interesse an pflanzlichen Heilmitteln wieder zu. Gerade zur Stärkung der Gesundheit und zur Krankheitsvorbeugung sind Pflanzen sehr gut geeignet. Und genau da setzt dieses Buch an. Es zeigt, wie Sie Ihr Immunsystem stärken und mithilfe von Pflanzen gesund bleiben können. Außerdem lernen Sie Pflanzen kennen, die sich als schnelle Hilfe bei geringfügigen Beschwerden und kleinen Verletzungen eignen. Weiterhin werden die verschiedenen Körpersysteme vorgestellt, etwa das Herz-Kreislauf- und das Verdauungssystem, sowie typische Beschwerden und Pflanzen, die dagegen wirken.

Pflanzliche Arzneimittel können auch bei chronischen Beschwerden eingesetzt werden. Grundsätzlich beruht die Pflanzenheilkunde auf einem ganzheitlichen Ansatz. Betrachten Sie darum nicht nur Symptome, sondern auch die Ursache der Beschwerden und Ihren Lebensstil. Falls nötig, verändern Sie Lebens- und Ernährungsgewohnheiten, etwa indem Sie sich gesünder ernähren, mehr Vitamine und Mineralien zu sich nehmen, sich mehr bewegen oder Stress reduzieren.

In diesem Buch werden etwa 120 Pflanzen beschrieben. Dabei handelt es sich zwangsläufig um eine Auswahl, die jedoch keinesfalls wertend sein soll. Pflanzen, die hier nicht vorgestellt werden, müssen nicht weniger wirksam sein.

Sie werden auf den folgenden Seiten häufiger den Begriff »Kräuter« finden. Während er in der Botanik einen bestimmten Pflanzentyp bezeichnet, gilt er in der Pflanzenheilkunde für Pflanzen aller Art sowie deren Teile, die zu medizinischen Zwecken eingesetzt werden können.

WAS SIND HEILPFLANZEN?

Heilpflanzen sind Pflanzen oder deren Teile, die zur Gesunderhaltung oder zur Behandlung von Beschwerden verwendet werden. Dabei betrachte ich stets die Pflanze als Ganzes, also ihre Gesamtwirkung (auch wenn nur ein Blatt verwendet wird) und nicht eine einzelne, aus der Pflanze extrahierte Substanz. Das ist wichtig, denn Pflanzen sind Organismen, in denen sich verschiedene Inhaltsstoffe im Gleichgewicht befinden und zusammenarbeiten. So wird manchmal ein Stoff mit sehr starker Wirkung durch einen anderen gedämpft, in anderen Fällen können sich Stoffe gegenseitig verstärken.

WIE WENDET MAN HEILPFLANZEN AN?

Die einfachste Möglichkeit, pflanzliche Inhaltsstoffe zu sich zu nehmen, besteht darin, Blätter, Blüten oder Beeren direkt von der Pflanze zu pflücken und frisch zu verzehren. Wenn ich im Freien unterwegs bin, berühre, rieche und schmecke ich gern alles, was mich anspricht und essbar ist. Dann nehme ich die Pflanzenteile mit nach Hause, um einen Aufguss zuzubereiten. Dafür übergieße ich die frischen Blätter oder Blüten mit kochendem Wasser und lasse sie zehn Minuten ziehen.

Manchmal nehme ich auf Exkursionen eine Thermoskanne mit heißem Wasser mit und stecke einfach ein paar Kräuter hinein, um unterwegs den Aufguss genießen zu können.

Es ist nicht schwierig, Heilmittel aus Pflanzen selbst herzustellen. Ich bereite gern Tinkturen zu, um die Wirkstoffe ganzjährig nutzen zu können. Tinkturen sind selbstgemachte Arzneimittel aus Blättern, Blüten oder Wurzeln, die in Alkohol (zum Beispiel Wodka oder Gin) eingelegt werden. Eine alkoholfreie Tinktur kann auf Basis von Glycerin hergestellt werden. Es gibt aber noch andere Zubereitungsformen: Sie können die frischen Blätter mit heißem Wasser übergießen (Aufguss), aber Sie können sie auch länger kochen (Absud), einen Sirup daraus herstellen oder die Blätter für Kräutertee trocknen.

Wenn Sie Pflanzenteile oder Blüten in Essig, Honig oder Öl einlegen, nimmt die Flüssigkeit einen Teil der

Wirkstoffe auf, das ist ein Mazerat. Für die äußerliche Anwendung eignen sich Kompressen mit Pflanzenextrakten, Salben oder Öle. Außerdem eignen sich Heilpflanzen für Inhalationen und Bäder.

DIE RICHTIGE AUSWAHL

Manche Pflanzen eignen sich für mehrere Beschwerden, andere sind in Mischungen bei einer Beschwerde wirksam. Aber welche soll man wählen? Gehen Sie es praktisch an: Sammeln Sie Pflanzen, die leicht verfügbar sind. Ich pflücke gern frische Pflanzen in meiner Umgebung, wo ich leicht hinkomme. Weil ich Pflanzen in meiner Umgebung bevorzuge, verwende ich eher Kletten-Labkraut aus meinem Garten als getrockneten Wacholder, den ich erst bestellen muss. Manchmal hat man auch Lust, etwas Neues auszuprobieren. Pflücken Sie Pflanzen, die Sie als angenehm empfinden, und ignorieren Sie die, die Ihnen nicht zusagen. Wenn etwas nicht wirkt, versuchen Sie beim nächsten Mal etwas anderes. Auf jeden Fall sollten Sie eine Behandlung abbrechen, falls sich unangenehme Nebenwirkungen einstellen.

Viele einheimische Pflanzen können in der freien Natur gesammelt werden. Andere kann man selbst anpflanzen, sogar in Töpfen auf der Fensterbank oder auf dem Balkon. Getrocknete Pflanzen oder Wurzeln können online bestellt werden. Adressen siehe Seite 259.

Warnhinweis

Viele Pflanzen eignen sich gut für die Hausapotheke, aber nicht alle sind in jedem Fall harmlos. Bei ernsten Beschwerden sollten Sie immer einen Arzt aufsuchen! Dieses Buch kann keine qualifizierte medizinische Beratung und Behandlung ersetzen, sondern kann sie nur ergänzen. Die Redensart »Was nicht hilft, schadet nicht« gilt nicht für Pflanzen. Manche können sogar sehr gefährlich sein. Sammeln Sie also nicht drauflos, sondern informieren Sie sich gewissenhaft. Besuchen Sie einen Kurs oder befragen Sie einen Kräuterspezialisten. Vor allem Menschen, die dauerhaft Medikamente einnehmen oder an chronischen Erkrankungen leiden, müssen mit Heilpflanzen sehr vorsichtig umgehen. Dasselbe gilt für Säuglinge, Kinder, Schwangere und ältere Menschen. Befragen Sie im Zweifelsfall immer einen Experten.

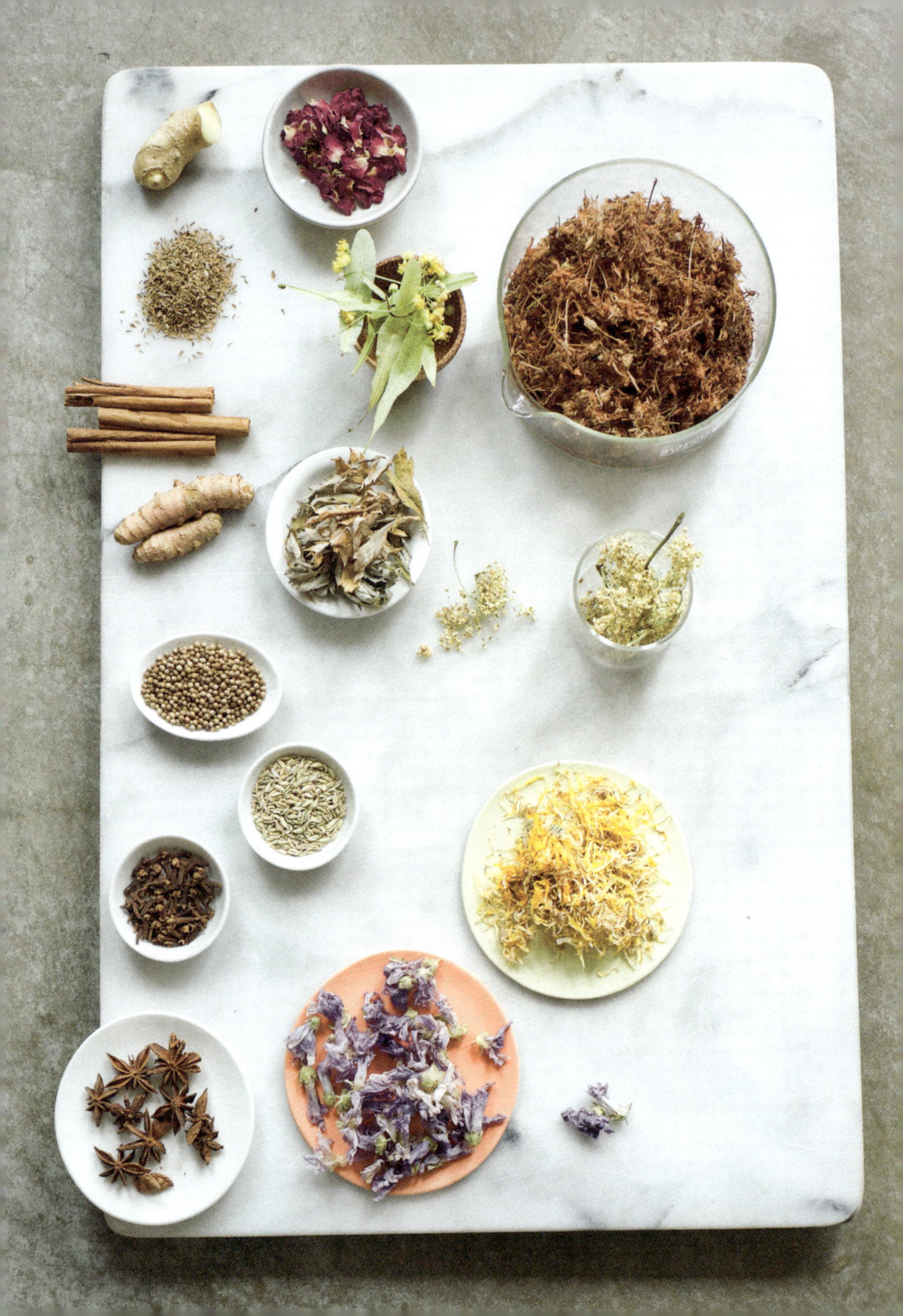

WELCHE PFLANZENTEILE WERDEN WANN GESAMMELT?

Wir verwenden die folgenden Teile:

Oberirdische Teile wie Blüten, Blätter und Stiele sollten an einem trockenen Morgen geerntet werden, wenn kein Tau auf den Pflanzen liegt. Die meisten Blüten können gesammelt werden, wenn sie sich gerade öffnen, am besten erntet man sie aber, wenn sie voll erblüht sind und kurz vor der Samenbildung stehen.

Ernten Sie Blätter möglichst im Frühjahr, wenn sie noch frisch und jung sind. Wenn sie älter sind, werden viele Blätter hart, zäh oder bitter. Wenn sie im Herbst absterben, fließt die Kraft in die Wurzel zurück und die Blätter enthalten nicht mehr viele Nähr- und Wirkstoffe. Es gibt allerdings Ausnahmen. Die Blätter des *Ginkgo biloba* sollten gepflückt werden, wenn sie bereits gelb sind und kurz vor dem Abfallen stehen (obwohl manche Kräuterexperten auch junge Ginkgoblätter empfehlen). Pflanzenstängel können mitverwendet werden, sind aber oft schwieriger zu verarbeiten. Brennnesselstängel zum Beispiel, deren Fasern für Textilien verwendet werden, sind zu hart für den Verzehr. Die Stängel der Vogelmiere hingegen sind saftig und weich.

Blätter für Aufgüsse breiten Sie auf Backpapier aus und lassen sie an einem trockenen, gut belüfteten Ort trocknen. Sie können die Blätter auch in einen Dörrschrank legen oder im Backofen bei leicht geöffneter Tür bei 40 °C trocknen. Einige Blüten, beispielsweise die des Löwenzahns, reifen nach der Ernte weiter und werden flauschig. Verwenden Sie also hier nur die Blätter und Knospen.

Wurzeln werden am besten im Herbst ausgegraben. Die Pflanze hat den ganzen Sommer über Nährstoffe gesammelt, die im Herbst, wenn die oberirdischen Teile absterben, in der Wurzel gespeichert werden. Das Ausgraben kann allerdings mühsam sein, und wenn die Wurzel ausgegraben wurde, kann die Pflanze nicht mehr nachwachsen. Besser und einfacher ist es, sie im Topf zu züchten. Löwenzahn siedelt sich von selbst in Blumenkübeln und Gartenbeeten an – die Wurzeln können dann ausgegraben werden. Klette, Beinwell oder Wegwarte können in Töpfe gesät werden, um die Wurzeln zu ernten. Von

zweijährigen Pflanzen werden die Wurzeln erst im zweiten Standjahr geerntet. Setzen Sie nach der Ernte ein Stück Wurzel mit dem anhängenden Blatt wieder ein, damit eine neue Pflanze entstehen kann.
Die Wurzeln waschen und gründlich abbürsten. Sie können frisch verwendet oder getrocknet werden – entweder an einem warmen, trockenen Platz oder im leicht geöffneten Backofen bei 40 °C.

Früchte werden geerntet, wenn sie vollreif sind: im Sommer (Himbeeren und Brombeeren), Spätsommer (Weißdorn und Holunder) und Herbst (Sanddorn und Schlehe). Einige Früchte erntet man am besten nach dem ersten Frost, etwa Sanddorn, Mispeln und Schlehen.

Samen können geerntet werden, wenn sie dunkel und trocken sind, wie zum Beispiel Fenchel- oder Wilde Karottensamen. Nur Brennnesselsamen sollten Sie sammeln, solange sie noch frisch und grün sind. Trocknen Sie die Samen sofort an einem trockenen, warmen Platz, im Dörrschrank oder im Backofen bei 40 °C mit leicht geöffneter Tür.

Nüsse wie Walnüsse und Haselnüsse können Sie im Herbst vom Boden aufsammeln.

Rinde und Bast: Verwenden Sie nur Rinde von abgesägten Ästen und von Bäumen, die mindestens zwei Jahre alt sind. Beschädigen Sie niemals den Hauptstamm eines vitalen Baums. Der Bast befindet sich unter der Rinde. Sammeln Sie nur die Rinde von frischen, grünen Zweigen, nicht von alten Ästen, die schon trocken sind. Der beste Zeitpunkt ist das zeitige Frühjahr, wenn der Saft in den Pflanzen aufsteigt. Die Rinde an einem warmen, trockenen Platz, im Dörrschrank oder im Backofen bei 40 °C mit leicht geöffneter Tür trocknen.

Baumsaft: Ich halte nicht viel davon, Bäume anzuzapfen, weil sie durch die Verletzung der Rinde Schaden nehmen können. Wenn Sie Birkensaft auffangen möchten, sollten Sie dies im Frühjahr tun. Dafür müssen Sie die Rinde nicht beschädigen. Stattdessen können Sie einen herabhängenden Ast abschneiden und eine Flasche darunterhängen, um den Saft zu sammeln. Anschließend die Schnittwunde mit Baumwachs versiegeln.

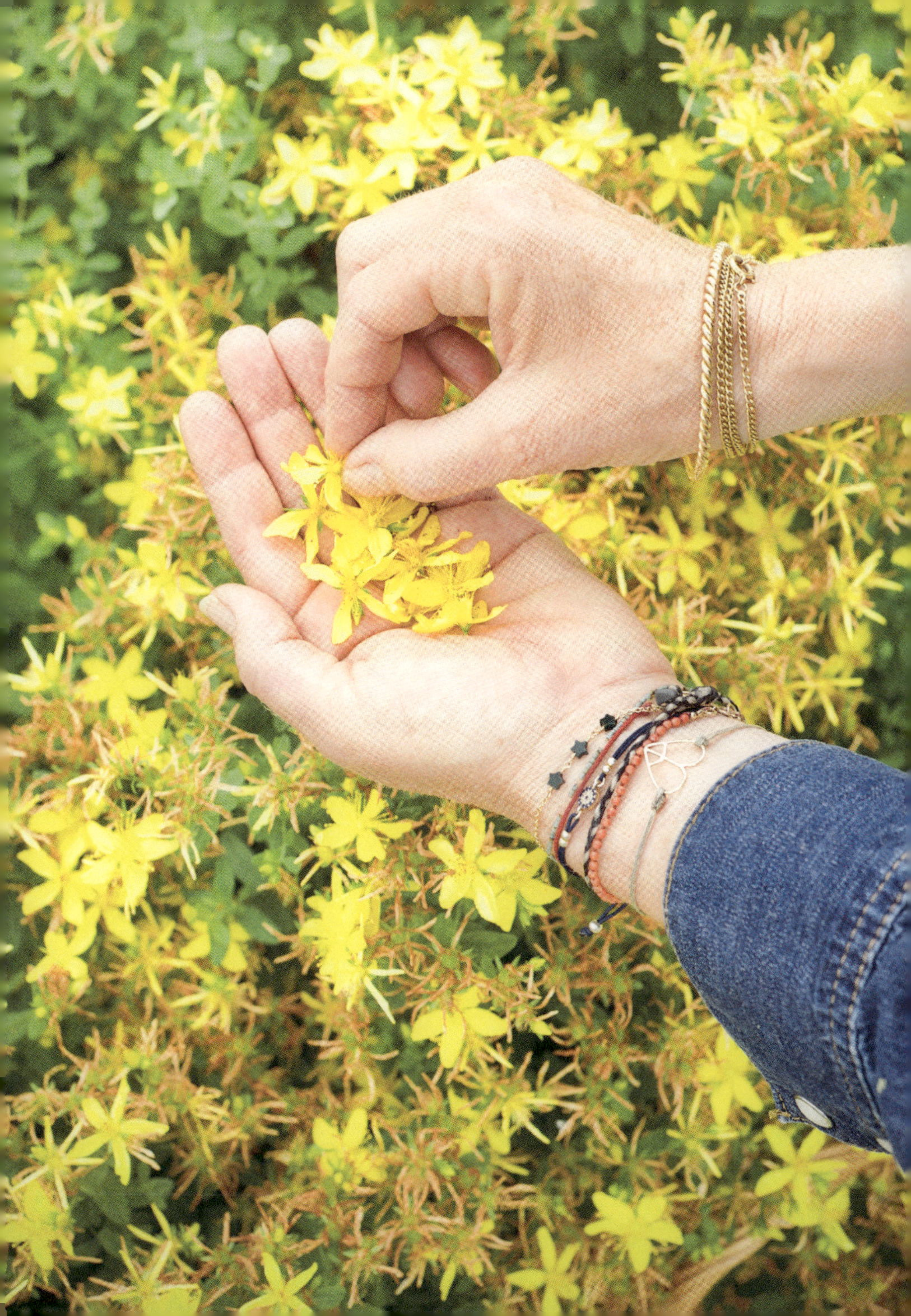

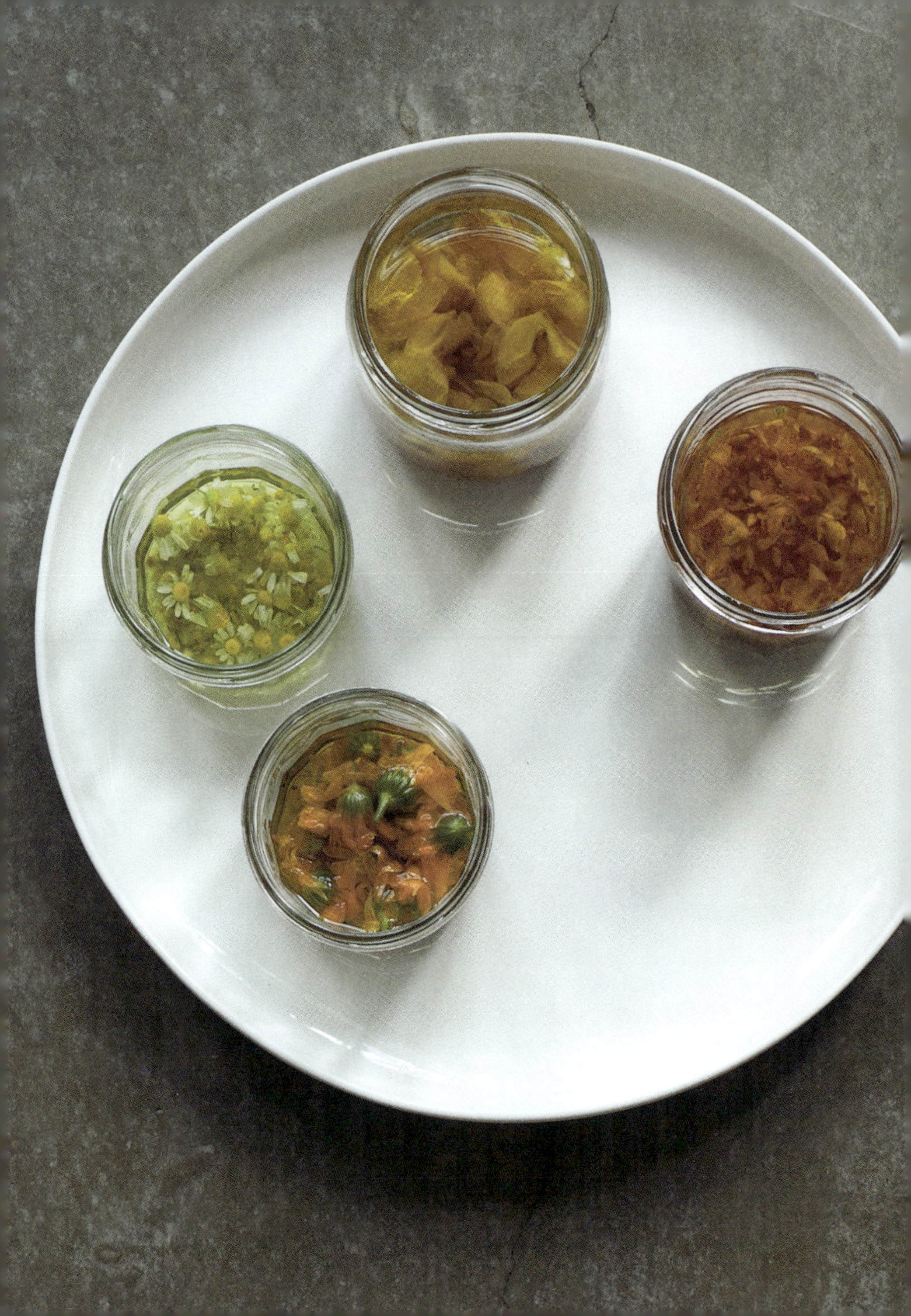

GRUNDREZEPTE

Ob Sie aus einer Pflanze eine Tinktur, einen Aufguss, ein Öl oder einen Absud (Dekokt) herstellen, hängt von Ihren persönlichen Vorlieben ab, aber auch davon, wofür sich die Pflanze am besten eignet. Wilde Malve eignet sich beispielsweise am besten für einen kalten Auszug, weil dadurch die Schleimstoffe gelöst werden. Harte Pflanzen wie Schachtelhalm, aber auch Samen, Rinde und getrocknete Wurzeln sollten mehrere Minuten in Wasser gekocht werden, um die Wirkstoffe zu lösen (Absud). Auf diese Weise werden die Zellwände zerstört und die Wirkstoffe freigesetzt.

Ob Sie eine Tinktur, einen Aufguss, ein Öl oder ein Dekokt herstellen, hängt auch von der Löslichkeit der Inhaltsstoffe ab.

Pflanzen enthalten fettlösliche und wasserlösliche Wirkstoffe. Zu den fettlöslichen Stoffen gehören ätherische Öle, Fette, die meisten Alkaloide, Harze und fettlösliche Vitamine (A, D, E, K). Wasserlöslich sind beispielsweise die Vitamine B und C, Gerbstoffe und Schleimstoffe. Ist der Inhalt fettlöslich, empfiehlt sich ein öliger Auszug. Wasserlösliche Stoffe werden durch Aufguss oder Absud gewonnen. Eine Tinktur entzieht der Pflanze sowohl wasser- als auch fettlösliche Stoffe, allerdings möchte nicht jeder eine Zubereitung auf Alkoholbasis einnehmen. Dann bietet sich eine pflanzliche Tinktur mit Glycerin oder ein Oxymel (Sauerhonig) auf Basis von Apfelessig an.

Hyperforin aus Johanniskraut ist beispielsweise eine fettlösliche Substanz. Wenn Sie Johanniskraut wegen seiner stimmungsaufhellenden Eigenschaften verwenden wollen, ist es nicht sinnvoll, einen Tee oder Aufguss zuzubereiten, weil das Hyperforin dieser Pflanze nicht wasserlöslich ist. Stellen Sie lieber eine Tinktur auf Basis von Alkohol, Glycerin oder Öl her.

Um die Harze und ätherischen Öle zum Beispiel der Kiefer zu lösen, stellt man ein Öl oder eine Tinktur her. Die Wirkstoffe der Kiefer sind fettlöslich.

Schleimstoffe sind wasserlöslich. Um die Schleimstoffe von Eibisch und Wilder Malve zu nutzen, bereiten Sie einen Kaltwasserauszug oder Aufguss (nicht zu heiß) zu.

Wer weitere Kenntnisse in der Zubereitung von Kräuterheilmitteln erwerben möchte, kann einen Kurs besuchen.

INNERE ANWENDUNG: AUFGUSS, TEE, TINKTUR

Aufguss

Frische Pflanzenteile mit abgekochtem, kurz abgekühltem Wasser übergießen (wenn es zu heiß ist, werden die Blätter oder Blüten braun). 10 Minuten ziehen lassen, dann trinken. Sie können den Aufguss auch abkühlen lassen und kalt trinken. Getrocknete Pflanzenteile (pro Tasse 1–2 Teelöffel) mit kochendem Wasser übergießen, 10 Minuten ziehen lassen und warm trinken.

Kaltwasserauszug/ Mazerat

Für einen Kaltwasserauszug werden meist Blüten in kaltes Wasser eingelegt. Die Methode empfiehlt sich vor allem für bittere Blüten wie Eibisch oder Wilde Malve oder zur Herstellung von Bachblütenmitteln. Die Blüten in destilliertes Wasser oder Quellwasser geben und 24 Stunden ziehen lassen, dann die Blüten herausnehmen und die Flüssigkeit trinken.

Absud/Abkochung

Einige Pflanzenteile müssen länger gekocht werden, um ihnen die Wirkstoffe zu entziehen, beispielsweise harte Pflanzen wie Schachtelhalm oder Wurzeln wie Engelwurz. Auch Samen und Rinde eignen sich gut zum Abkochen. 2–3 Esslöffel der getrockneten oder frischen Pflanzenteile mit 500 ml Wasser in einen Topf geben, aufkochen und 10–20 Minuten mit geschlossenem Deckel köcheln, dann abgießen.

Tinktur

Eine Tinktur ist ein Extrakt auf Basis von Alkohol. Je nachdem, welche Pflanze Sie verwenden und welche Wirkstoffe Sie extrahieren wollen, verwenden Sie 96-prozentigen Alkohol, den Sie auf 25–95 Prozent verdünnen. Das ist anfangs etwas knifflig, da Sie genau wissen müssen, welcher Inhaltsstoff mit welcher Alkoholkonzentration optimal gelöst wird. Mit 50-prozentigem Alkohol gewinnen Sie den größten Teil der Inhaltsstoffe. Alternativ können Sie einen geschmacksneutralen klaren Schnaps (Gin, Wodka, 40–50 Volumenprozent) verwenden, in dem ebenfalls ein Großteil der Wirkstoffe aufgelöst wird.

Sie brauchen:
Pflanze(n) nach Wahl
Schnaps mit neutralem Geschmack (Gin, Wodka) mit mindestens 40 Prozent Alkohol
sauberes, großes Glas mit festschließendem Deckel

Füllen Sie das Glas mit den Pflanzenteilen, die Sie verwenden möchten. Gießen Sie den Schnaps darüber, bis die Pflanzenteile ganz bedeckt sind (d. h. bis zum Rand). Das Glas verschließen und exakt beschriften. Das ist wichtig, denn nach einer Weile werden alle Mischungen gleich aussehen und ohne Etikett nicht mehr zu unterscheiden sein. Lassen Sie das Glas etwa sechs Wochen stehen und schütteln Sie es ab und zu. Dann die Mischung durch ein Tuch gießen und die Pflanzenteile gut ausdrücken. Die gewonnene Tinktur in eine Tropfflasche geben und exakt beschriften.

Dosierung: 3 x täglich 15–20 Tropfen in etwas Wasser. In akuten Fällen können Sie diese Menge häufiger einnehmen, z. B. jede Stunde.

Kinder nach Lebensjahren: Einem Kind von 8 Jahren geben Sie 8 Tropfen in ein wenig Wasser.

Alkoholfreie Tinktur auf Glyzerinbasis

Wenn Sie keinen Alkohol verwenden möchten, stellen Sie die Tinktur mit Glyzerin (Glycerol) her. (Bezugsquellen siehe Seite 259)

Oxymel: Auszug mit Essig oder Honig

Eine weitere Möglichkeit ist der Ansatz mit Apfelessig, der aufgrund seines Säuregehalts Wirkstoffe löst. Füllen Sie ein sauberes Gefäß mit Pflanzenteilen und übergießen Sie diese mit Bio-Apfelessig. Die Mischung etwa zwei Wochen stehen lassen und gelegentlich schütteln. Dann abseihen und verwenden. Sie können den Auszug mit einem Löffel einnehmen, mit Wasser verdünnt trinken oder auch für Salatdressings verwenden.

Honig entzieht der Pflanze neben den Wirkstoffen auch Feuchtigkeit. Dadurch wird er selbst verdünnt und kann wie ein Sirup eingenommen werden. Füllen Sie ein sauberes Glas mit Pflanzenteilen und übergießen Sie diese mit flüssigem Bio-Honig. Nach ein paar Tagen können Sie bereits löffelweise Sirup entnehmen. Der Sirup eignet sich auch zum Süßen von Tee oder als Zusatz zu Salatdressings.

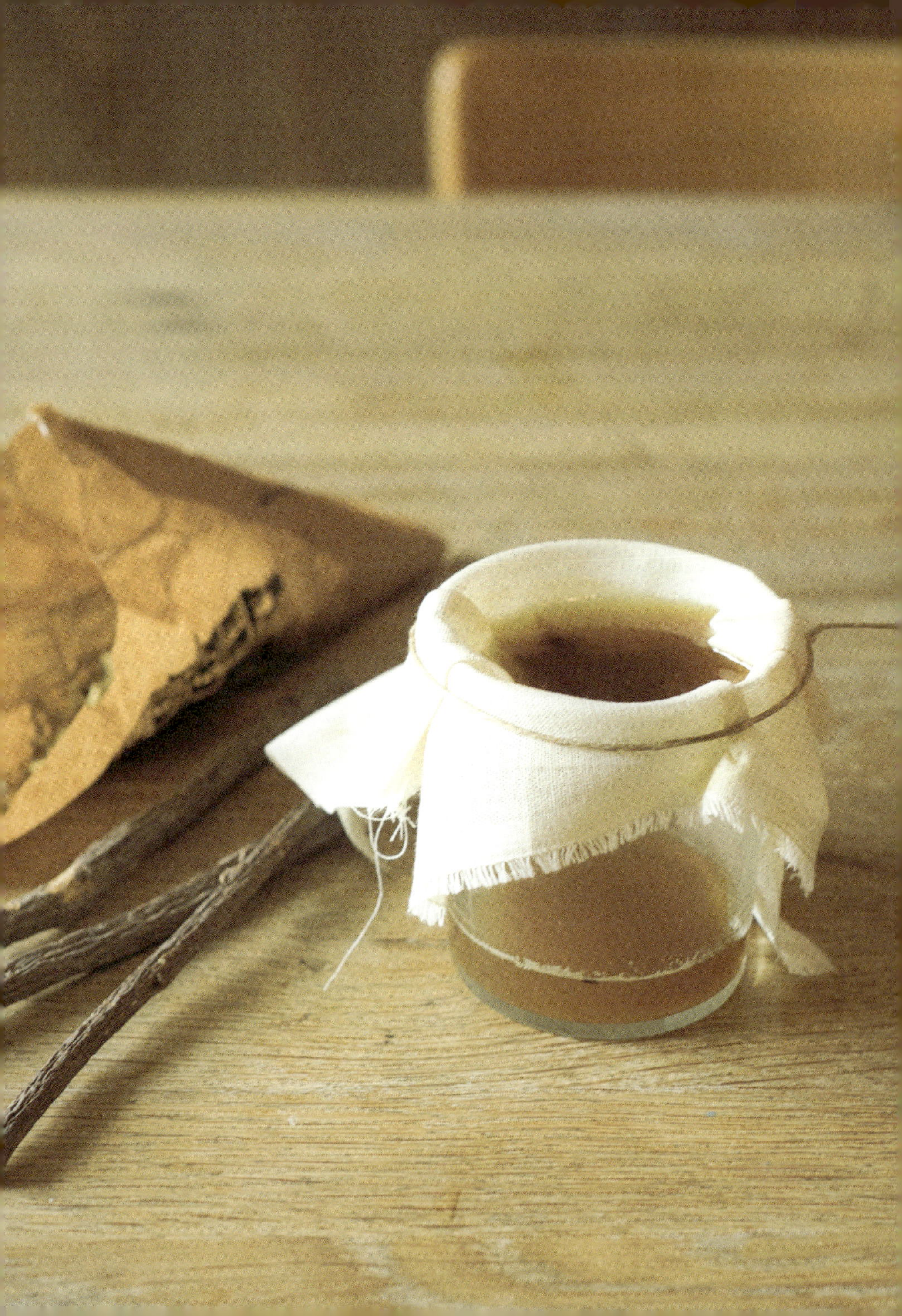

HUSTENSAFT UND -SIRUP

Ein pflanzlicher Hustensaft ist einfach herzustellen:

Sie brauchen:
250 g Pflanzenteile
1 l destilliertes Wasser
500 g Rohrohrzucker oder 350 g Honig
50 ml Äthanol (90 Prozent Alkohol)

400 ml destilliertes Wasser in einer Schüssel im Wasserbad erwärmen und die Pflanzenteile allmählich in die Schüssel geben. Regelmäßig umrühren und nach 1 Stunde vom Herd nehmen. Abkühlen lassen und weitere 12 Stunden ziehen lassen. Abseihen und die Pflanzenteile gut auspressen. Die Flüssigkeit wieder erhitzen und den Zucker darin auflösen. Abkühlen lassen, dann Alkohol und restliches Wasser zufügen. Alternativ können Sie 250 g Pflanzenteile mit 500 ml kochendem Wasser übergießen, abdecken und einen Tag stehen lassen. Getrocknete Pflanzenteile sollten Sie einige Stunden köcheln, bis sie weich sind. Dann abseihen und 350 g Honig hinzufügen. Falls Sie Zucker verwenden, erhitzen Sie die Mischung noch einmal und rühren Sie, bis er aufgelöst ist. Maximal zwei kleine Gläschen pro Tag einnehmen.

ÄUSSERLICHE ANWENDUNG: ÖLIGER AUSZUG, SALBE, KOMPRESSE, INHALATION UND BAD

Wenn pflanzliche Wirkstoffe über die Haut aufgenommen werden, gelangen sie direkt in den Blutkreislauf. Für diesen Zweck eignen sich Spray, Balsam oder Salbe (auf Fettbasis), Lotion (auf Wasserbasis), Öl, Kompresse, Dampfinhalation und Bad. Als Basis für die meisten Produkte wird ein öliger Auszug verwendet (siehe Seite 20).
Für ein Spray mischen Sie eine Tinktur mit Quellwasser im Verhältnis 1:3.

Öliger Auszug (Mazerat)
Wenn Pflanzenwirkstoffe auf die Haut aufgetragen werden, gelangen sie in die Blutbahn. Dafür eignet sich am besten ein öliger Auszug. Verwenden Sie ein geruchsneutrales Olivenöl, Mandelöl oder ein anderes Öl in Bioqualität. Die Pflanzenteile an einem trockenen Tag pflücken, bei Bedarf trocknen und in einer sauberen, hitzebeständigen Schüssel mit Öl bedecken. Im Wasserbad erwärmen (das Wasser nicht kochen lassen) und insgesamt 48 Stunden ziehen lassen - den Herd über Nacht abschalten.

Alternative ohne Erhitzen: Spannen Sie ein Seihtuch über den Topf und sichern sie es mit einer Schnur oder einem Gummiband. Jeden zweiten Tag mit einem sauberen Löffel umrühren. Nach vier Wochen das Öl in ein Schraubglas abseihen, fest verschließen und beschriften. Alle Utensilien müssen sehr sauber sein, sonst kann sich Schimmel bilden. Der ölige Auszug ist etwa ein halbes Jahr haltbar. Sobald er trübe wird oder sich sein Geruch verändert, darf er nicht mehr benutzt werden. Der ölige Auszug kann als Basis für Salben dienen oder direkt auf die Haut aufgetragen werden.

SALBE

50 g Kokosöl
50 ml Pflanzenöl (Olivenöl, Sonnenblumenöl, Jojobaöl o.Ä.)
5 g Bienenwachs
5 Tropfen Vitamin-E-Öl
10 Tropfen ätherisches Öl (nach Belieben)

Kokosöl, Pflanzenöl und Bienenwachs in einer hitzebeständigen Schüssel im Wasserbad erwärmen und rühren, bis alles geschmolzen ist. Etwas abkühlen lassen, dann Vitamin-E-Öl und nach Belieben das ätherische Öl unterrühren. In Döschen füllen und komplett abkühlen lassen.

Wer einen Gasherd hat, sollte das Bienenwachs separat im Wasserbad schmelzen (wenn Sie das Bienenwachs zusammen mit dem Öl auf das Feuer stellen, kann es Feuer fangen). Das Bienenwachs also erst schmelzen, dann mit dem Öl mischen.

Haltbarkeit: ca. 2 Jahre

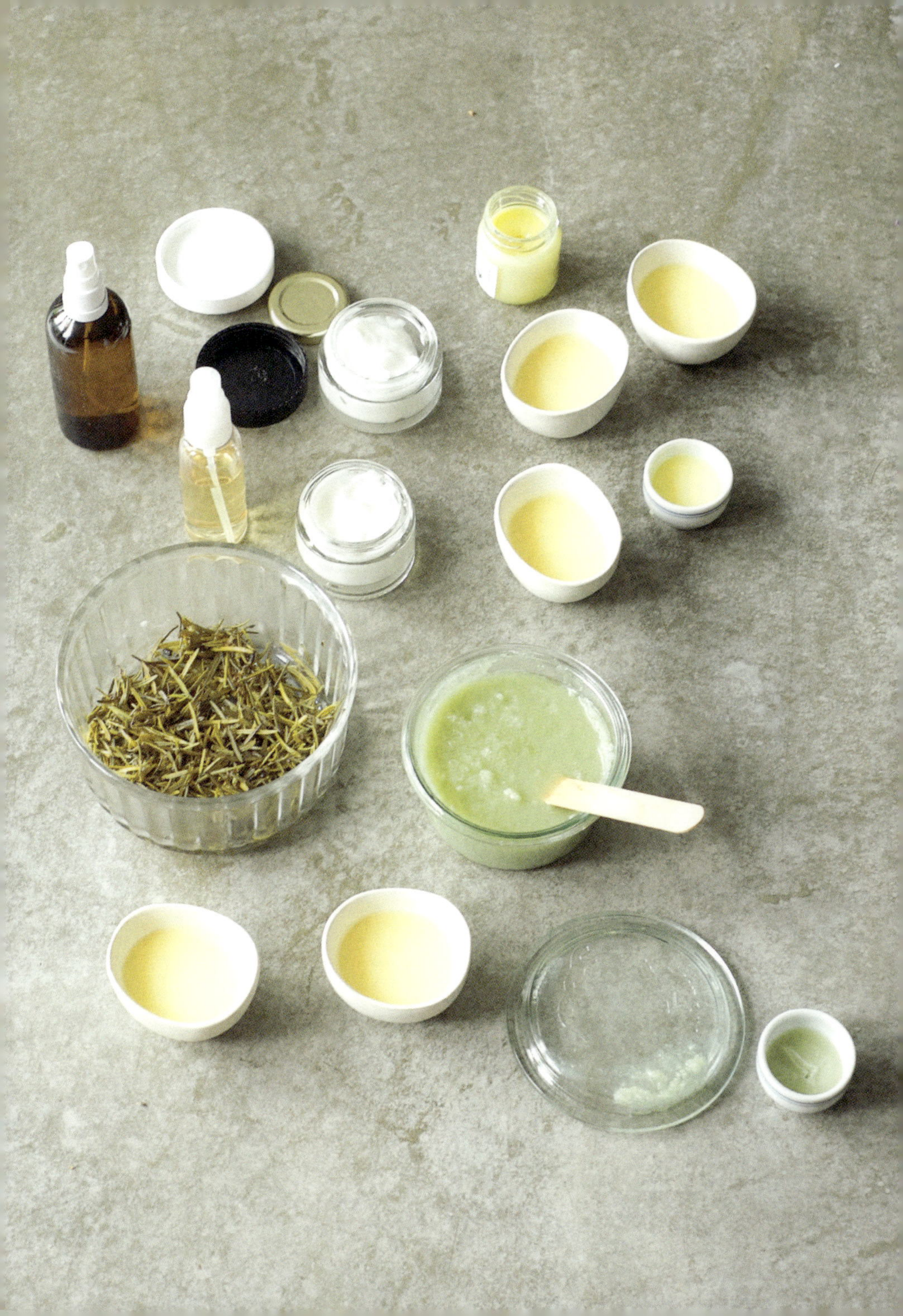

Als Grundlage für Salben eignen sich neben Bienenwachs auch pflanzliche Wachse wie Candelillawachs. Manche verwenden auch gern Lanolin (Wollfett). Geeignete Pflanzenöle sind Sonnenblumenöl, Distelöl, Olivenöl, Kokosöl, Mandelöl oder ein anderes Öl, das Sie gern mögen. Olivenöl macht Salben sehr fettig und zieht nicht mehr so gut ein. Es sollte darum im Verhältnis 1:1 mit einem anderen Öl gemischt werden.
Kokosöl ist gut geeignet. Sein Schmelzpunkt liegt bei 24 °C, es wird in einem warmen Bad oder sogar bei sommerlichen Temperaturen schnell weich. Vaseline sollten Sie mit den Pflanzenteilen 24 Stunden im heißen Wasserbad ziehen lassen. Der Schmelzpunkt von Vaseline liegt bei 75 °C. Ich verwende nicht gern Vaseline, weil es ein Erdölprodukt ist. Manche Menschen schätzen sie jedoch.

Verband oder Kompresse mit Heilpflanzen

Auf einen Wundverband können Sie einige Tropfen Tinktur geben – eventuell mit etwas Wasser verdünnt.
Für eine Kompresse geben Sie 40 Tropfen Tinktur (2 ml) in 1 Liter abgekochtes, abgekühltes Wasser.

Bad und Dampfinhalation

Für ein Wannenbad können Sie die Pflanzenteile einfach in einen Waschhandschuh stecken, den Sie mit einem Gummiband verschließen und ins Badewasser geben.
Für eine Dampfinhalation geben Sie kochendes Wasser mit einigen Tropfen ätherischem Öl in eine Schüssel. Ein Handtuch über Kopf und Schüssel legen und den heißen Dampf tief einatmen. Der Dampf darf nicht zu heiß sein!

Ätherisches Öl und Hydrolat

Ätherische Öle werden durch Destillation aus Pflanzen gewonnen. Dabei entsteht als Nebenprodukt der Kondensation auch Hydrolat, eine wässrige Lösung mit einem intensiven Geruch, zum Beispiel Rosenwasser. Beide können für Bäder und Dampfinhalationen verwendet werden.
Um eine kleine Menge ätherisches Öl zu gewinnen, werden viele Pflanzen benötigt. Ätherische Öle sind hochkonzentriert und dürfen nicht unverdünnt auf die Haut aufgetragen werden. Es gibt jedoch einige Ausnahmen, darunter Lavendel- und Teebaumöl. Andere Öle können Reizungen der Haut, der Augen oder der Mundschleimhaut sowie Krämpfe und andere Beschwerden hervorrufen. Ätherische Öle sollten für Säuglinge und Kinder generell nicht verwendet und ansonsten immer mit einem neutralen Trägeröl stark verdünnt werden.

DAS IMMUNSYSTEM STÄRKEN

Jeder möchte sich gern fit und energiegeladen fühlen. Im Frühjahr sprießen die ersten essbaren Pflanzen, und ihre Wirkung ist besonders stark. Sie haben im Herbst ihre Kraft in den Wurzeln konzentriert, um den Winter zu überstehen und im nächsten Jahr wieder auszutreiben. Solche Pflanzen stecken voller Vitamine und Mineralien und wirken stärkend und reinigend auf den Organismus, sodass sie sich hervorragend für eine Frühjahrskur eignen. Pflücken Sie regelmäßig ein paar der folgenden Pflanzen: Sauerampfer, Gänseblümchen, Goldnessel und Weiße Taubnessel (es gibt auch eine Purpurrote Taubnessel, die aber weniger heilkräftig ist), Wiesen-Schaumkraut, Spitzwegerich, Behaartes Schaumkraut, Raps-/Senfsamen, Schafgarbe, Brennnessel, Gundermann, Kletten-Labkraut, Brombeerblätter, Vogelmiere, Scharbockskraut, Bärlauch, Weinberg-Lauch, Löwenzahn, Hirtentäschel und Wiesen-Kerbel.
Die Blätter mit etwas kaltem Wasser in einen Krug geben, mit abgekochtem Wasser übergießen und 10 Minuten ziehen lassen. Sie können die jungen Blätter auch für einen Salat oder Smoothie verwenden.

KRÄFTIGENDE FRÜHJAHRSKRÄUTER

Sauerampfer
– *Rumex acetosa*

Sauerampfer wächst in freier Natur. Seine erfrischenden Blätter enthalten viel Eisen und Vitamin C. Sauerampfer wirkt blutreinigend, leicht abführend und klärt die Haut. Weil er Oxalsäure enthält, sollten Menschen mit Arthritis oder Nierenproblemen ihn nur in kleinen Mengen essen oder ganz meiden. Durch kurzes Aufkochen und Abgießen wird die Oxalsäure herausgelöst. Alternativ können Sie nach dem Kochen einen Schuss Milch oder Sahne hinzufügen.

Gänseblümchen
– *Bellis perennis*

Diese niedliche Pflanze wirkt blutreinigend und stärkend und eignet sich sehr gut zur Wiederherstellung Ihrer Darmflora nach einer Antibiotika-Behandlung. Es stärkt die Abwehrkräfte und kann bei Kinderkrankheiten mit Hautausschlag sowohl innerlich (Tinktur oder Tee) als auch äußerlich (Öl oder Salbe) angewandt werden.

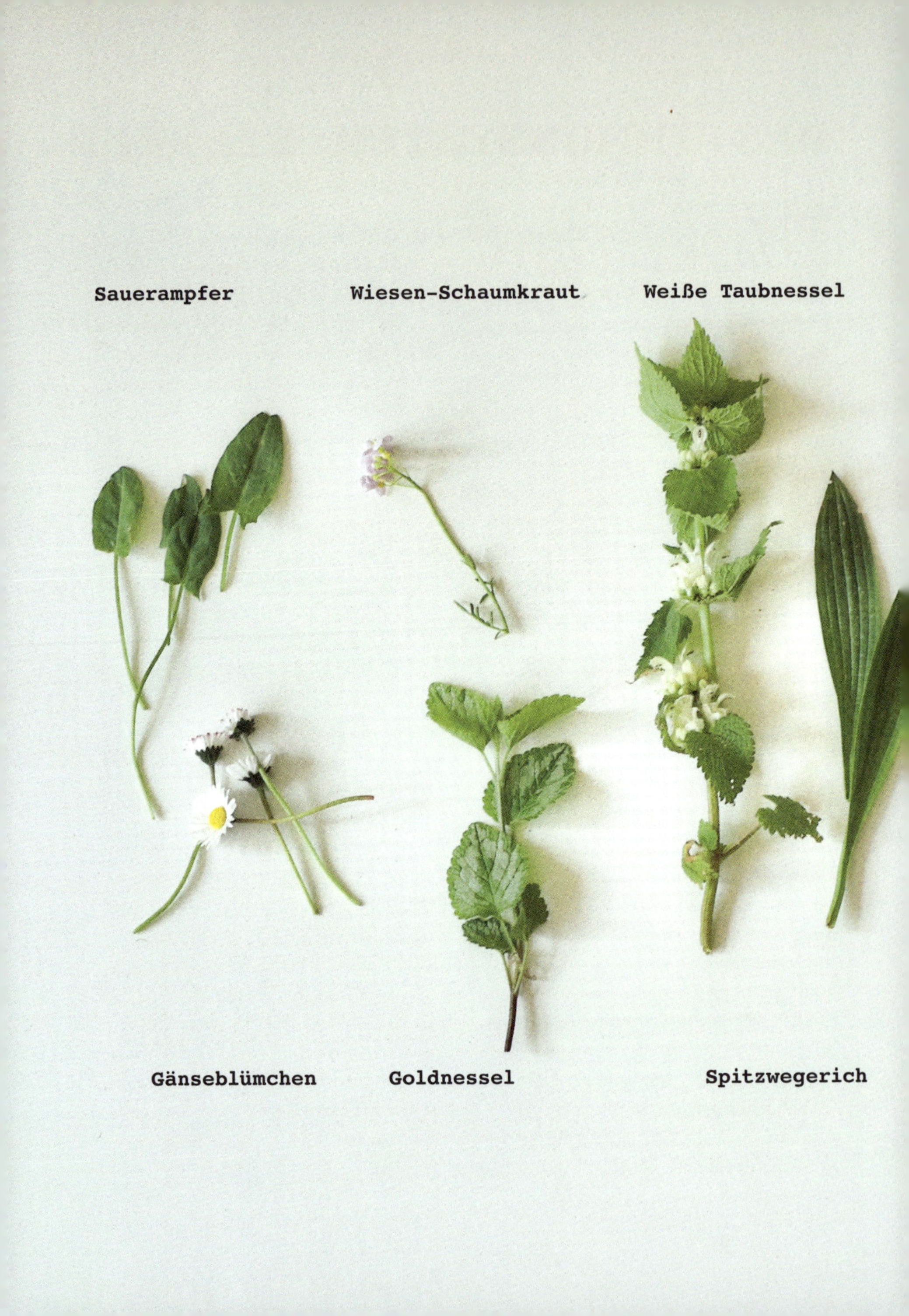
Sauerampfer
Wiesen-Schaumkraut
Weiße Taubnessel
Gänseblümchen
Goldnessel
Spitzwegerich

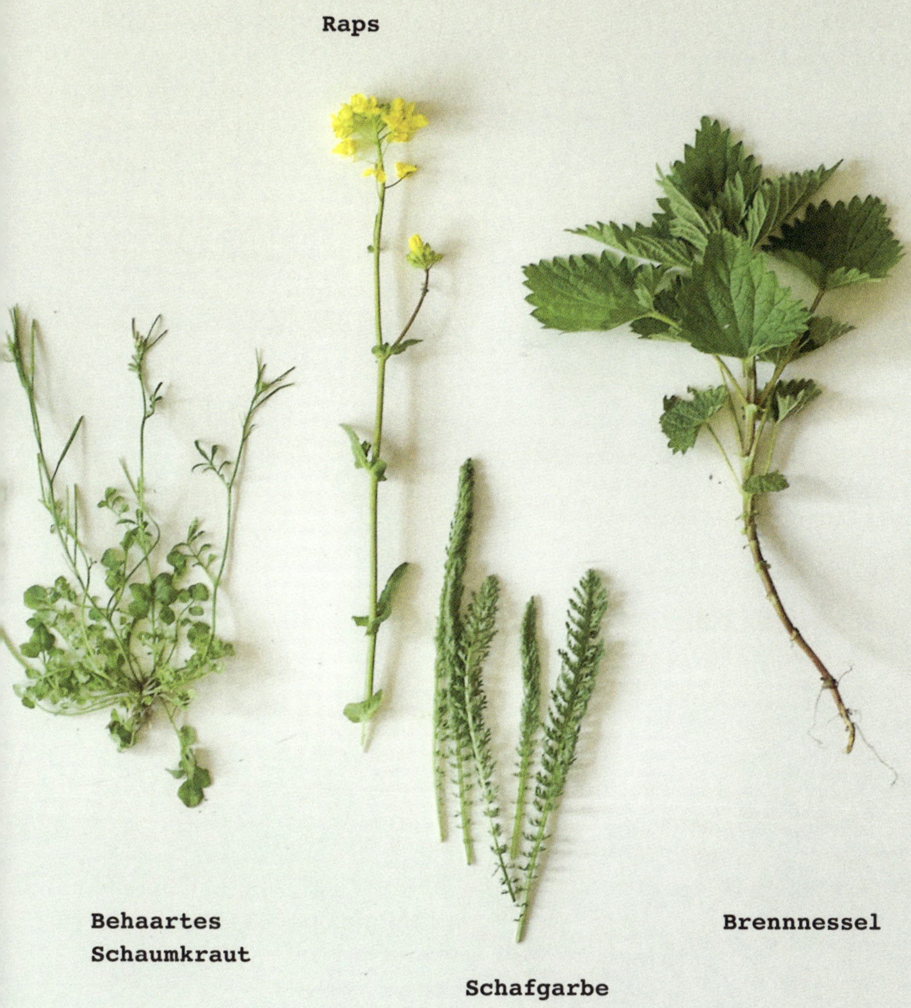
Raps
Behaartes Schaumkraut
Schafgarbe
Brennnessel

Weiße Taubnessel

– *Lamium album*

Taubnesseln gibt es mit weißen, goldgelben und purpurroten Blüten. Vor allem die Weiße Taubnessel reinigt und stärkt. Gut bei Anämie und Atemwegserkrankungen wie Bronchitis, bei Entzündungen im Mund- und Rachenraum, aber auch bei Hautproblemen wie trockenen Ekzemen. Das Blatt der Goldnessel (*Lamium galeobdolon*) schmeckt angenehm würzig.

Wiesen-Schaumkraut

– *Cardamine pratensis*

Das Wiesen-Schaumkraut, dessen Blüten und Blätter essbar sind, ist durch das Senfölglycosid sehr würzig und enthält viel Vitamin C. Es fördert die Durchblutung des Verdauungssystems.

Spitzwegerich

– *Plantago lanceolata*

Die mineralstoffreiche Pflanze enthält Eisen, Kalzium, Kalium, Silizium und Zink sowie die Vitamine B, C und K - ein echter Frühlingsbooster. Beruhigt die Atemwege bei Bronchitis, trockenem Reizhusten und Erkältungen.

Behaartes Schaumkraut und Brunnenkresse

– *Cardamine hirsuta* und *Nasturtium officinale*

Beide Pflanzen enthalten viel Vitamin C. Sie schmecken wegen der Senfölglycoside kräftig würzig, genau wie die Pflanzen Rucola, Knoblauchsrauke und Gartenkresse. Siehe auch Seite 77.

Acker-Senf und Raps

– *Sinapsis arvensis* und *Brassica napus*

Acker-Senf und Raps ähneln sich: Beide haben gelbe Kreuzblüten und sind essbar. Senfölglycoside geben ihnen den scharf-würzigen Geschmack und regen die Verdauung an. Die Samen des kultivierten Acker-Senfs werden zur Herstellung von Gewürzsenf verwendet. Aus Rapssamen wird Rapsöl gepresst. Die Samen und das Öl sind reich an ungesättigten Fettsäuren.

Schafgarbe

– *Achillea millefolium*

Eine Erste-Hilfe-Pflanze, die aufbauend wirkt, aber auch ein echter Frühlingsbooster ist, weil sie das Blut reinigt und die Durchblutung fördert. Enthält viele Mineralien wie Kalium, Natrium, Kalzium und Eisen.

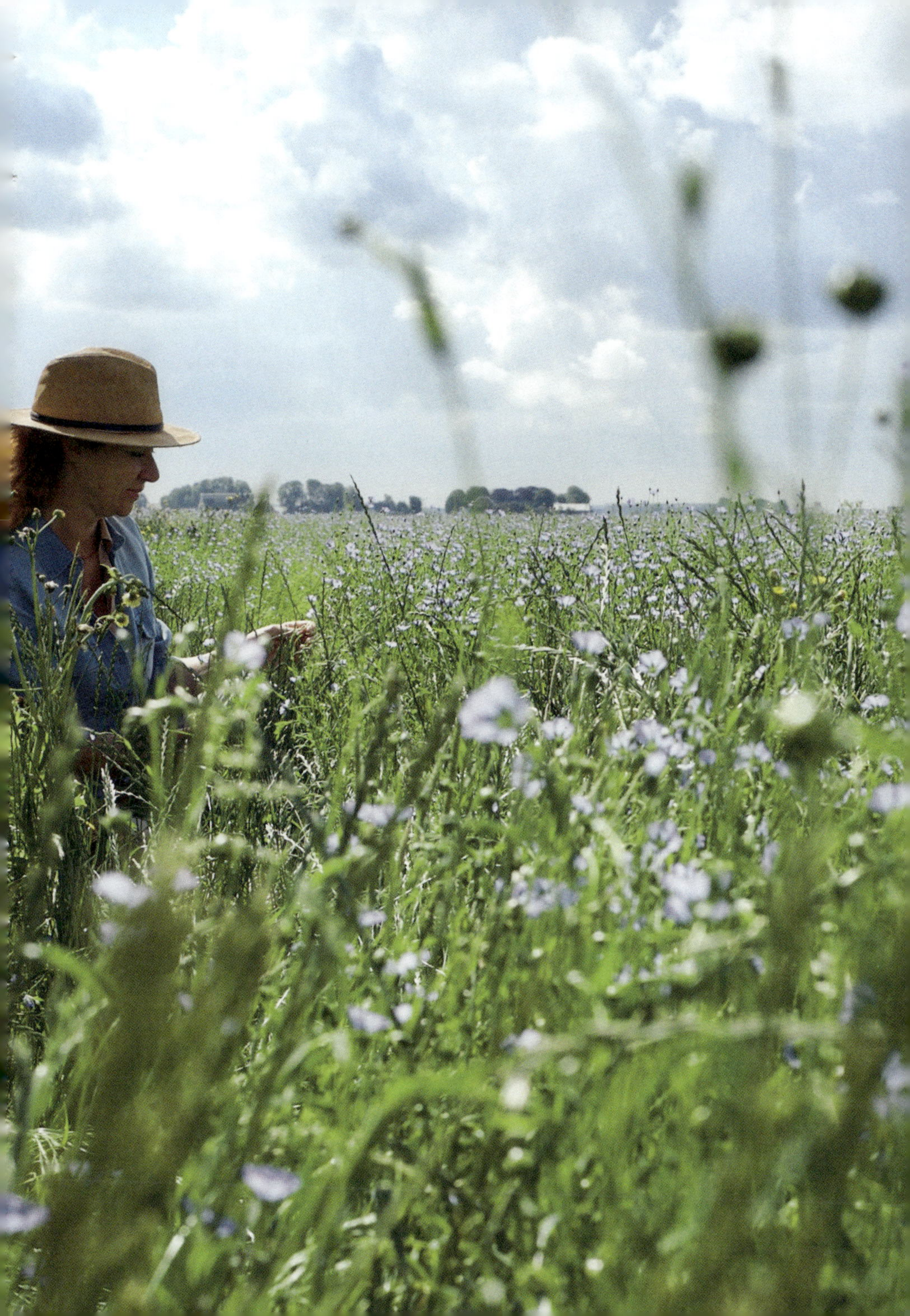

BRENNNESSEL

(*Urtica dioica* und *Urtica urens*)

Familie: Urticaceae (Brennnesselgewächse)

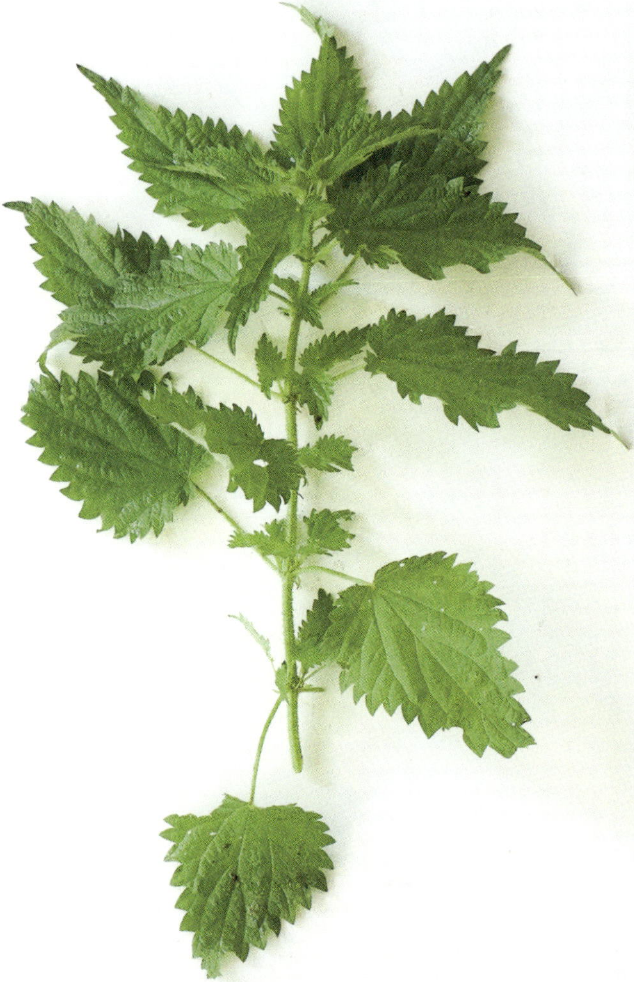

Für mich ist die Brennnessel eine der wichtigsten Heilpflanzen. Sie enthält die Vitamine A, B, C, D, E und K sowie Mineralien wie Eisen, Silizium, Kalium und Kalzium. Die Brennnessel besitzt blutreinigende und den Lymphfluss anregende, somit entgiftende, entsäuernde und stärkende Eigenschaften. Brennnessel verbessert die Widerstandskraft, was gerade im Frühjahr erwünscht ist. Sie fördert die Erholung nach Krankheit und Anämie und lindert Beschwerden der Haut (Akne, Ekzeme, Psoriasis), der Verdauung und der Harnwege. Nichts spricht gegen die häufige und regelmäßige Verwendung. Lediglich Menschen, die auf Histamin empfindlich reagieren, sollten vorsichtig sein.

Das Kraut ist gut für

Blut und Lymphe: Reinigend, entgiftend, entsäuernd. Belebend und stärkend. Senkt den Blutzuckerspiegel.

Haut und Haare: Reinigt die Haut. Lindert Hautausschlag, Akne, Furunkel, Geschwüre, etc. Gut bei fettiger Haut und fettigem Haar. Stärkt Haare, Nägel und Knorpel. Äußerlich als Tonikum für die Kopfhaut.

Immunsystem: Bei Frühjahrsmüdigkeit und zur Rekonvaleszenz. Stärkend, aufbauend, reinigend, anregend und entsäuernd. Antiallergisch.

Harnwege: Regt die Nierentätigkeit an. Lindernd bei Gicht, Flüssigkeitsansammlungen (Ödemen) und rheumatischen Beschwerden.

Verdauung: Regt die Organe des Verdauungsapparats an.

Die Wurzel ist gut bei

vergrößerter Prostata: Hemmt das Wachstum und wirkt entzündungshemmend.

Verwendung

Tinktur: Junge Blätter

Aufguss und Suppe: Frische, hellgrüne Triebspitzen mit jungen Blättern

Wirksame Inhaltsstoffe

Gerbstoffe, Vitamin A, B, C, D, E und K, organische Säuren (einschließlich Ameisensäure), Chlorophyll, Bitterstoffe, Saponine, Xanthophyll, Histamin, Mineralstoffe wie Kalium, Kalzium, Silicium, Eisen, Natrium, Magnesium, Schwefel, Chlor, Phosphor, Mangan

WEISSE TAUBNESSEL

(Lamium album)

Familie: Lamiaceae (Lippenblütler)

Die Weiße Taubnessel wächst oft in der Nähe der Brennnessel und sieht ihr auch ähnlich. Allerdings hat die Taubnessel weiße Blüten und betäubt durch die Brennnessel verursachte Hautreizungen: Einfach mit einem Taubnesselblatt darüberreiben, und der Schmerz lässt nach. Bei innerlicher Anwendung beruhigt die Taubnessel die Schleimhäute und wirkt entzündungshemmend. Sie lindert Beschwerden des Rachens, der Stimmbänder und der weiblichen Fortpflanzungsorgane.

Gut für/bei

Frauenbeschwerden: Beruhigend, krampflösend und entzündungshemmend. Stärkt die Gebärmutter. Reguliert die Menstruation. Für Spülungen bei weißlichem Ausfluss. Bei Beschwerden in den Wechseljahren.

Verdauung: Krampflösend und beruhigend bei Verdauungsbeschwerden und Durchfall.

Blut: Reinigend und kräftigend. Bei Anämie und Entzündungen.

Atemwege: Bei Erkrankungen des Kehlkopfes oder der Stimmbänder.

Nieren/Blase: Bei Nierenbeschwerden und Blasenentzündung.

Haut: Bei trockenen Ekzemen. Fördert die Wundheilung durch Xanthophyll.

Allergie: Enthält Histamin und kann daher eine allergische Reaktion hervorrufen. Kann andererseits Heuschnupfen und anderen Allergien vorbeugen.

Verwendung

Tinktur: Frische, blühende Triebspitzen

Aufguss, Shakes und Salate: Frische Blätter und Blüten

Aufguss: Blühende Triebspitzen. Die Trocknung dauert lange.

Wirksame Inhaltsstoffe

Schleimstoffe, Gerbstoffe, ätherisches Öl, Bitterstoffe, Saponine, B-Vitamine, viel Vitamin C, Xanthophyll, Histamin, Kalium

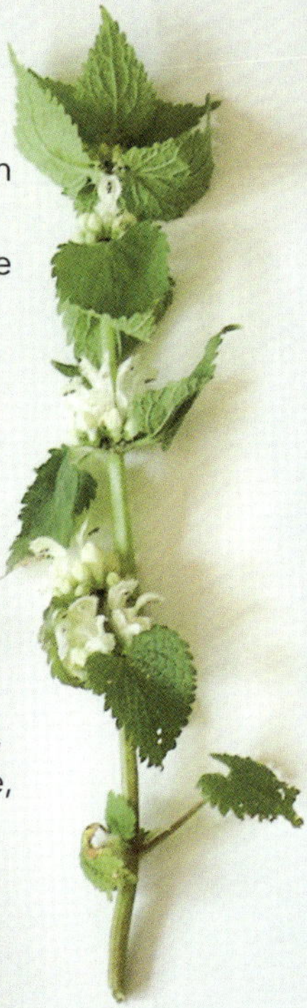

GÄNSEBLÜMCHEN

(Bellis perennis)

Familie: Asteraceae (Korbblütler)

Diese Blume besitzt zahlreiche medizinische Eigenschaften. Blüte, Stängel und Blatt sind essbar. Gänseblümchen wirken blutreinigend und blutverdünnend und eignen sich sehr gut zur Behandlung von Kinderkrankheiten mit Hautausschlägen. Gänseblümchen sind außerdem hilfreich, um die Darmflora nach einer Antibiotika-Behandlung wieder aufzubauen.

Gut für

Atemwege: Schleimlösend, hilfreich bei Bronchitis und Kehlkopfentzündung.

Blut: Blutreinigend, leicht blutverdünnend. Bei Gefäßkrämpfen, Gefäßverengungen und Krampfadern. Hilfreich für die Durchblutung der Muskeln.

Haut: Lindert Schmerzen und Juckreiz und wirkt entzündungshemmend. Wirksam bei Quetschungen und Blutergüssen. Entzündungshemmend und bakterizid bei schwer heilenden Wunden. Für Hautwaschungen oder Kompressen bei Kindern mit Ausschlag bei Röteln, Masern, Dreitagefieber und Windpocken.

Verdauung: Fördert die Regeneration der Darmflora nach einer Antibiotika-Behandlung. Regt den Appetit und die Lebertätigkeit an.

Blase und Nieren: Kräftigend. Harn- und schweißtreibend bei Ödemen, schlechter Nierenfunktion, Rheuma und Gicht.

Verwendung

Tinktur: Blüten sowie einige Stiele und Blätter

Aufguss: Blüten

Öl: Blüten in einem Trägeröl ziehen lassen.

Kompresse: Tinktur verdünnen (40 Tropfen auf 1 Liter abgekochtes, abgekühltes Wasser). Unverdünnte Tinktur kann als Tonikum verwendet werden.

Wirksame Inhaltsstoffe

Saponine, Schleimstoffe, Gerbstoffe, Bitterstoffe, Flavone, ätherisches Öl, Vitamin C, Kalzium, Magnesium, organische Säuren, Inulin

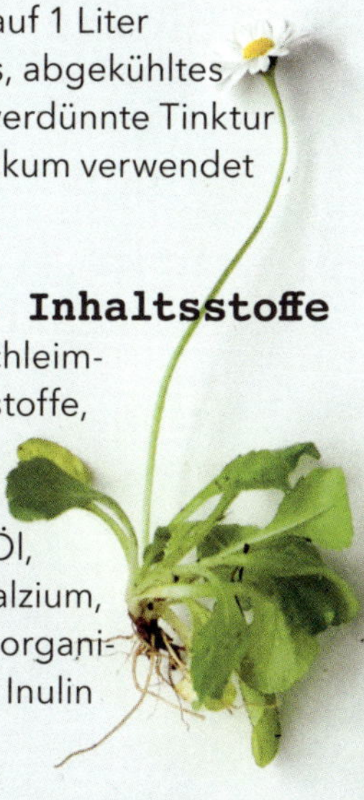

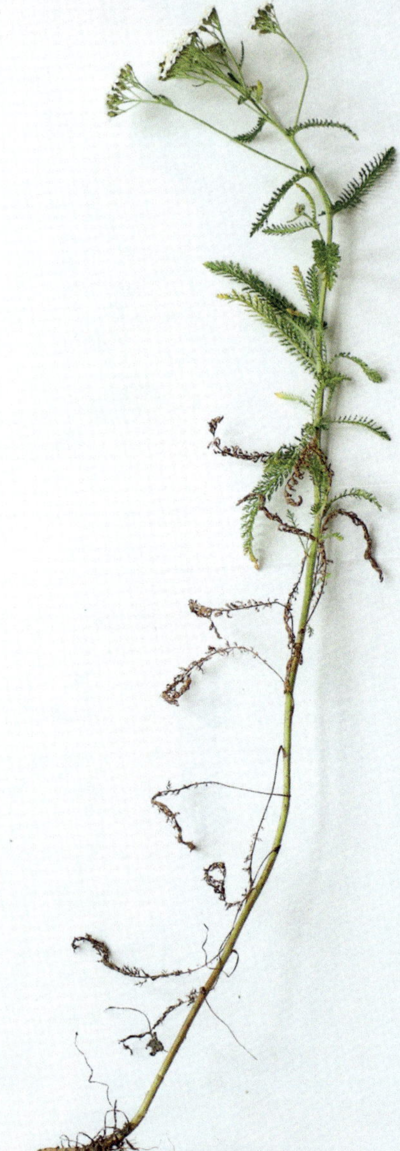

SCHAFGARBE

(Achillea millefolium)

Familie: Asteraceae (Korbblütler)

Die Blattstruktur ähnelt entfernt unserem Kreislaufsystem, und dafür ist sie auch gut: Schafgarbe besitzt vor allem blutungsstillende und wundheilende Wirkung. Sie ist ein echtes Erste-Hilfe-Kraut, das für Schürfwunden nach einem Sturz verwendet werden kann. Der Name Achillea stammt von Achilles, der die Wunden seiner Männer mit Schafgarbe behandelte. Die Pflanze ist hilfreich bei Menstruationsbeschwerden. Sie ist sehr mineralstoffreich, also gut, um im Frühjahr neue Kraft zu tanken.

Gut für

Verdauung: Fördert die Verdauung und die Magenfunktion. Bei schlechtem oder fehlendem Appetit (Anorexie), empfindlichem Magen, nervösen Verdauungsbeschwerden, Übelkeit, Darmträgheit und Magen-Darm-Entzündungen. Entzündungshemmend und antibakteriell.

Blut und Blutgefäße: Regt die Durchblutung an und reinigt das Blut. Senkt den Blutdruck und stärkt/erweitert die Blutgefäße. Hilfreich bei Krampfadern, Hämorrhoiden, Beingeschwüren sowie inneren und äußeren Verletzungen.

Hormonhaushalt: Entkrampft die Gebärmutter. Lindernd bei schmerzhafter, starker oder unregelmäßiger Menstruation, bei PMS und Wechseljahrsbeschwerden. Nicht während der Schwangerschaft anwenden. Nach der Geburt fördert Schafgarbe die Erholung und Heilung.

Nervensystem: Beruhigt und stärkt das Nervensystem. Bei nervösen Beschwerden wie Kopfschmerzen, Stress, Herzklopfen und Bluthochdruck.

Äußerlich: Bei blutenden Wunden, Nasenbluten, Hämorrhoiden und als Bad bei Menstruationsschmerzen.

Verwendung

Tinktur: Blühende Triebspitzen

Aufguss: Ganze blühende Pflanze

Salbe: Öliger Auszug aus Blüten und Blättern als Basis.

Frisch: Die jungen Blätter kann man im Frühjahr gut roh essen.

Wirksame Inhaltsstoffe

Ätherisches Öl, Flavonoide, Alkaloide, Phenolsäuren, Gerbstoffe, Cumarin, Kalium, Natrium, Kalzium, Phosphor, Vitamin B1, B2, C, Cholin

SPITZWEGERICH UND BREITWEGERICH

(*Plantago lanceolata* und *Plantago major*)

Familie: Plantaginaceae (Wegerichgewächse)

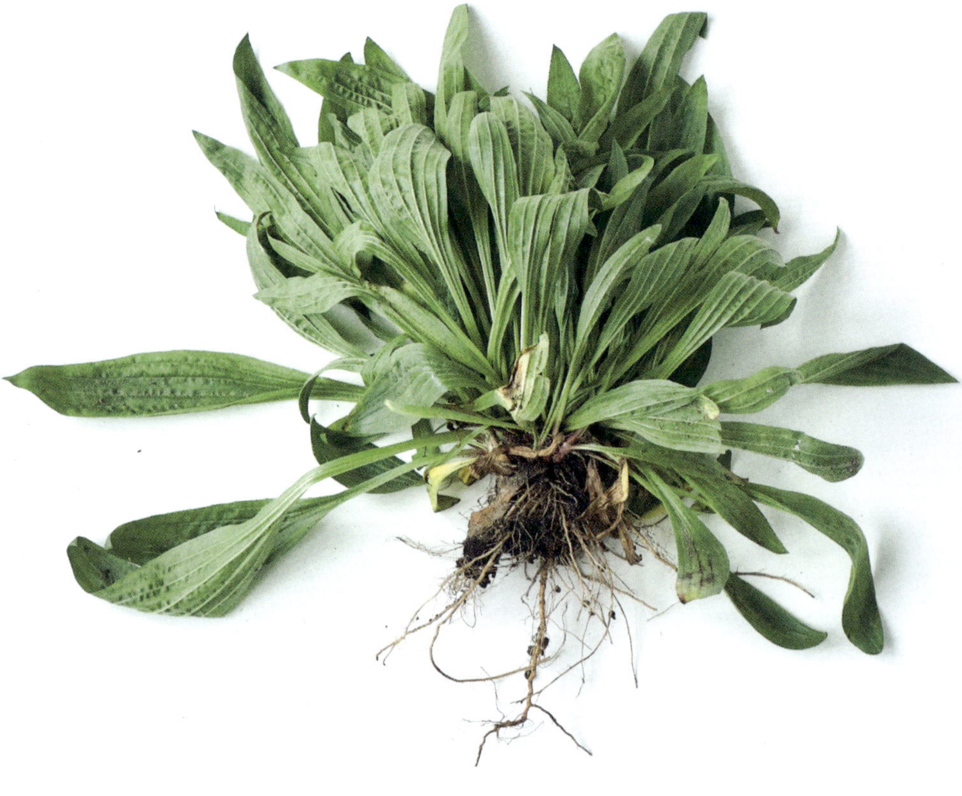

Beide Wegericharten sind bewährte Heilpflanzen bei Atemwegserkrankungen und Allergien. Wegen ihrer blutreinigenden Eigenschaften werden sie auch für Frühjahrskuren eingesetzt.

Gut für

Atemwege: Bewährtes Heilkraut für die Atemwege. Beruhigend und antibakteriell bei Bronchitis, trockenem Reizhusten und Erkältungen. Lindernd bei Schnupfen, Nebenhöhlenentzündung, Hals- und Mandelentzündung, Mittelohrentzündung und Heuschnupfen. Entzündungshemmend. Zum Tupfen und Spülen bei Entzündungen von Zahnfleisch und Zähnen sowie bei Zahnschmerzen.
Haut: Blutungshemmend. Bei blutenden Wunden, Abschürfungen, Schnitten und Insektenstichen.
Blut: Blutreinigend und blutbildend. Bei Entzündungen, Heuschnupfen, Anämie.
Verdauung: Regeneriert die Darmschleimhaut, wirkt entzündungshemmend. Bei Magenschleimhautentzündung, anderen Entzündungen des Magens und des Darms, Magen- und Darmgeschwüren sowie weiteren Darmerkrankungen. Auch bei Verstopfung.

BREITWEGERICH

besitzt alle oben genannten Eigenschaften und ist außerdem gut für das Nervensystem.

Nervensystem: Beruhigend und stärkend. Bei Stress, Schwäche, chronischer Erschöpfung und Burnout. Reich an Mineralien.

Plantago psyllium syn. afra, Flohsamenkraut

Die Samen enthalten viele Schleimstoffe (sogar mehr als Leinsamen) und eignen sich gut, um die Verdauung zu regulieren.

Verwendung

Tinktur: Wird während der Blütezeit aus den Blättern des Spitzwegerichs hergestellt.
Aufguss: Reife Blätter schnell trocknen und möglichst wenig berühren. Danach grob zerbröseln.
Frisch: Junge Blätter eignen sich für Salate, Smoothies und Aufgüsse.

Wirksame Inhaltsstoffe

Gerbstoffe, Schleimstoffe (in den Samen und Samenschalen), Mineralstoffe wie Schwefel, Eisen, Kalium, Phosphor, Natrium, Silizium und Zink, Vitamin B und C, Glycosid Aucubin, Xanthophyll und Harz, Bitterstoffe, organische Säuren, Alkaloide (im Breitwegerich)

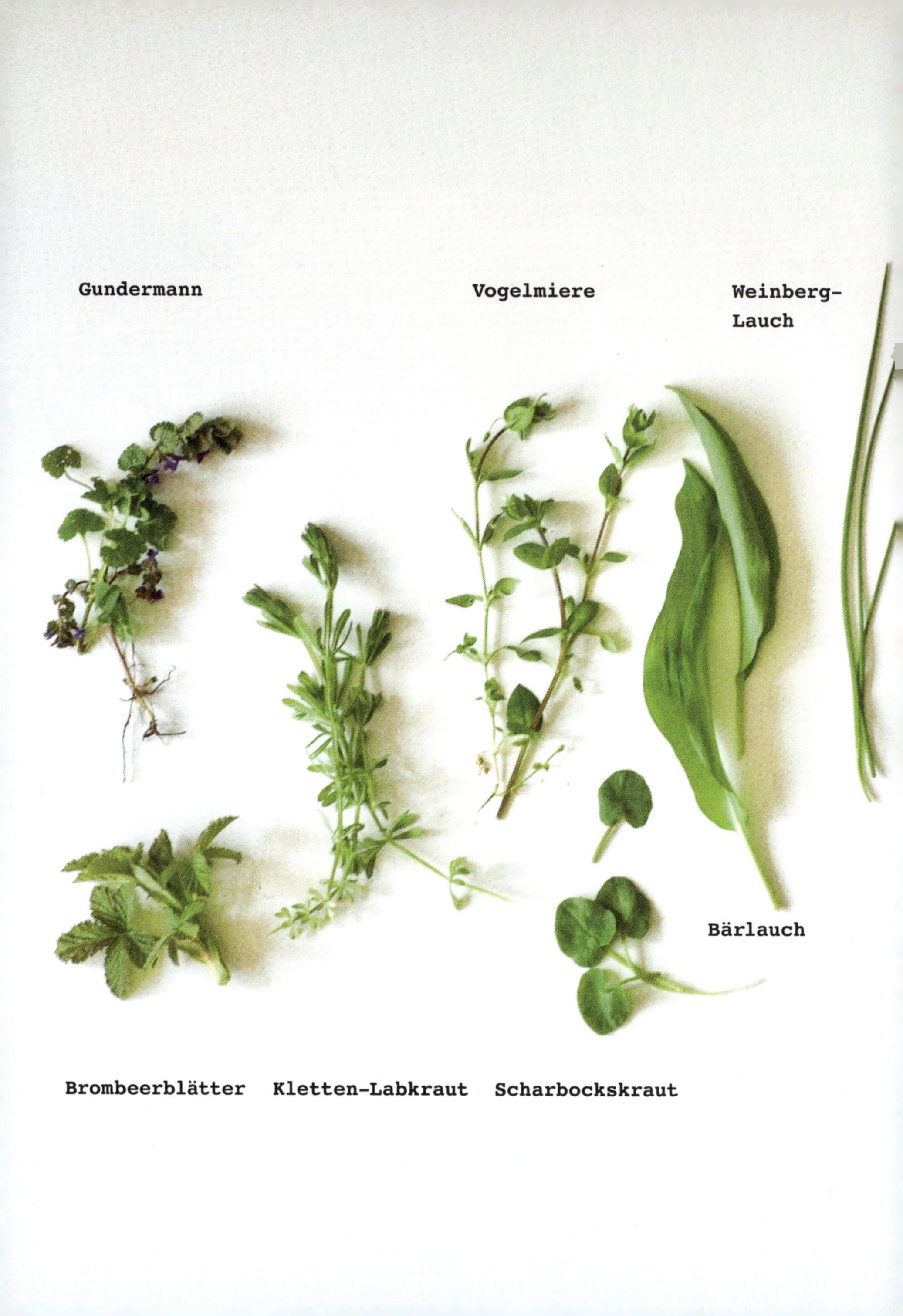
Gundermann
Vogelmiere
Weinberg-
Lauch
Bärlauch
Brombeerblätter
Kletten-Labkraut
Scharbockskraut

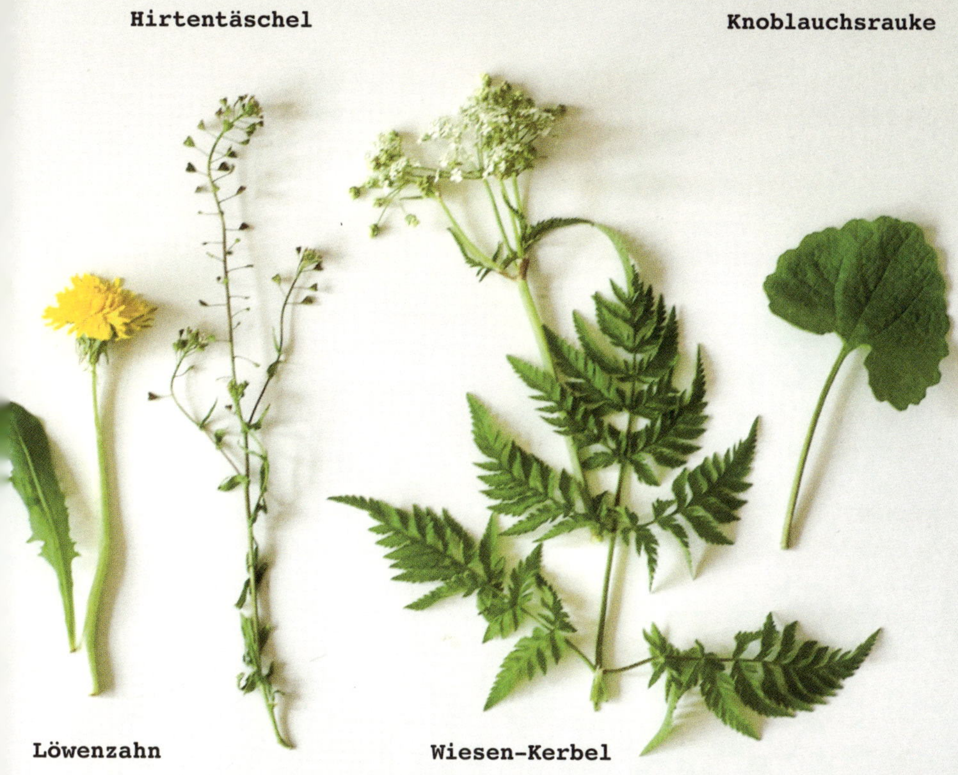
Hirtentäschel
Knoblauchsrauke
Löwenzahn
Wiesen-Kerbel

Gundermann

– Glechoma hederaceae

Gundermann hilft, die Nieren zu stärken und zu reinigen. Die anregende und entsäuernde Pflanze ist reich an B-Vitaminen.

Kletten-Labkraut

– Galium aparine

Bindet Stoffwechselendprodukte und unterstützt deren Ausscheidung. Hilfreich bei Harnwegsinfekten, Blasen- und Nierensteinen, geschwollenen Drüsen, unreiner Haut und zur inneren Reinigung des Körpers.

Brombeerblätter

– Rubus fruticosus

Nicht nur die Früchte sind essbar, sondern auch die Blätter der Brombeere sind sehr nährstoffreich. Sie wirken kräftigend und blutreinigend, anregend und harmonisierend. Zudem sind sie reich an Vitamin C und Mineralien wie Eisen und Kalzium.

Vogelmiere

– Stellaria media

Vogelmiere hat herrlich zarte, frische hellgrüne Blätter, die viel Vitamin C und weitere Nährstoffe enthalten. Bei Erschöpfung und zur Erholung nach Krankheiten.

Scharbockskraut

– Ficaria verna

Vor der Blüte können die Blätter des Scharbockskrauts gegessen werden. Sie enthalten Vitamin C und wurden früher gegen Skorbut eingesetzt. Sobald Scharbockskraut blüht, bildet sich in den Blättern der giftige Stoff Protoanemonin. Das Blatt schmeckt dann bitter und ist nicht mehr genießbar.

Bärlauch

– Allium ursinum

Gut für die Verdauung und die Darmflora, außerdem antiseptisch (bakterizid) und fungizid. Stärkt die Blutgefäße und lindert Erschöpfung. Besonders im Frühling schmeckt Bärlauch köstlich! Er ist reich an Vitamin C und enthält Mineralien wie Eisen, Schwefel, Mangan, Magnesium und Jod.

Weinberg-Lauch

– Allium vienale

Er sieht aus wie Schnittlauch und ist - wie Bärlauch - gut für die Verdauung. Er wirkt bakterizid und fungizid.

Löwenzahn

– Taraxacum officinale

Löwenzahn enthält viele Bitterstoffe, die Vitamine A, B, C und D sowie Mineralien wie Kalzium, Natrium, Kalium, Silizium und Eisen. Er wirkt stärkend, aufbauend und harntreibend. Bei Frühjahrsmüdigkeit, Blutarmut, Melancholie und Antriebsschwäche.

Wiesen-Kerbel

– Anthriscus sylvestris

Auch dies ist ein tolles Kraut für Frühjahrskuren. Die zarten, grünen Blätter sind reich an Mineralien und wirken blutreinigend. Auch die Blüten und Wurzeln sind essbar. Allerdings ist bei diesem Doldengewächs Vorsicht geboten, denn es gibt giftige Sorten wie den Hecken-Kälberkopf und den Gefleckten Schierling, die ihm recht ähnlich sehen. Achten Sie neben dem Aussehen auch auf den Geruch und sammeln Sie nur, wenn Sie sicher sind, dass Sie es mit dem Wiesen-Kerbel zu tun zu haben.

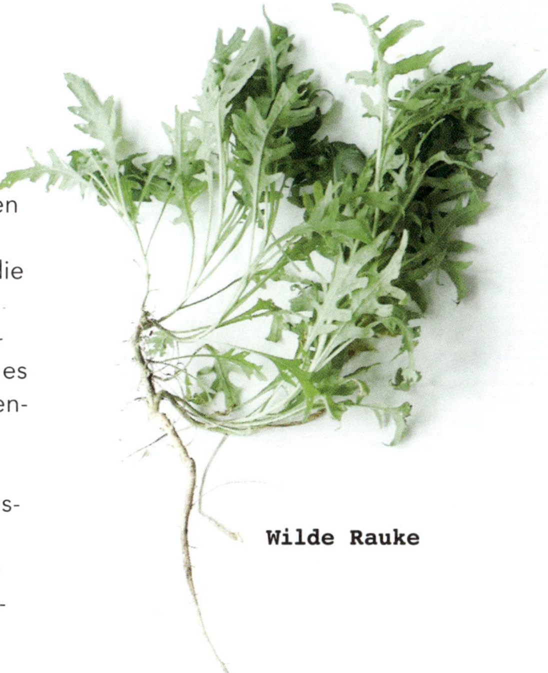

Wilde Rauke

Giersch

– Aegopodium podagrium

Obwohl die meisten Menschen Giersch in ihrem Garten erbittert bekämpfen, ist er eine nährstoffreiche Heilpflanze. Giersch regt die Nierentätigkeit an und wirkt harntreibend. Er fördert die Ausscheidung von Giftstoffen und lindert Blasenentzündung. Auch bei Übersäuerungskrankheiten wie Rheuma und Gicht hat er sich bewährt. Wirkt leicht abführend. Verwendet werden die jungen Blätter. Sie enthalten die Vitamine A und C sowie die Mineralstoffe Kalium, Kalzium und Magnesium.

Wilde Rauke

– Diptolaxis tenuifolia

Im Gegensatz zur einjährigen weiß blühenden Kulturform (*Eruca sativa*) hat die Wilde Rauke gelbe Kreuzblüten. Sie ist oft an Wegrändern und in Dünen zu finden. Sie enthält viele Senfölglycoside und schmeckt deutlich schärfer als die Kulturform. Sie ist reich an Vitamin K, das gut für die Knochenbildung und die Reparatur von Neuronen ist, und fördert die Verdauung.

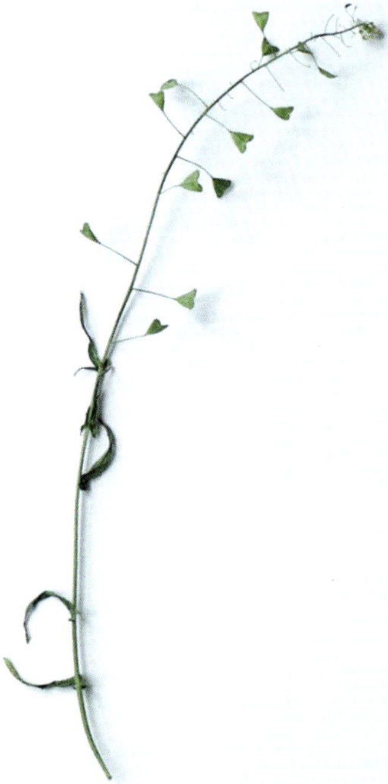

HIRTENTÄSCHEL

(Capsella bursa-pastoris)

Familie: Brassicaceae (Kreuzblütler)

Die Hirtentäschel ist eine kleine, unauffällige Pflanze mit herzförmigen Früchten. Die ganze Pflanze enthält zahlreiche anregende Substanzen. Sie ist gut für Blut, Herz, den Bewegungsapparat, das Harnsystem, die weiblichen Fortpflanzungsorgane und die Verdauung.

Gut für

Blut und Kreislauf: Adstringierend und reinigend bei starker Menstruation, inneren Blutungen, Nasenbluten, blutenden Hämorrhoiden (dann Sitzbad). Reguliert den Blutdruck und weitet die Blutgefäße. Bei hohem oder niedrigem Blutdruck, bei Krampfadern und Hämorrhoiden.

Nieren und Blase: Hilft bei Harnwegsinfektionen mit Blut im Urin, Nierensteinen und Ödemen. Muskelstärkend, empfehlenswert bei schwacher Beckenboden- und Blasenmuskulatur.

Weibliche Fortpflanzungsorgane: Reguliert die Menstruation und den Hormonhaushalt. Wirkt außerdem beruhigend. Bei Schwäche der Beckenbodenmuskulatur, der Gebärmuttermuskulatur und der Bänder.

Verdauung: Die Senfölglycoside regen den Appetit an. Fördert die Verdauung. Hilfreich auch bei Durchfall.

Verwendung

Tinktur: Ganze blühende Pflanze mit Wurzel. Für Aufgüsse die oberirdischen Teile zur Blütezeit sammeln.

Wirksame Inhaltsstoffe

Gerbstoffe, Saponine, Flavone, Senfölglycoside, Tyramin und Histamin, organische Säuren, Vitamin B, C und K. Mineralien wie Kalium, Natrium, Kalzium, Phosphor, Schwefel, Silizium, Zink, Eisen

VOGELMIERE

(Stellaria media)

Familie: Caryophyllaceae (Nelkengewächse)

Die Vogelmiere oder Sternmiere ist ein sehr verbreitetes Kraut. Sie wächst in Töpfen, an Mauern und sät sich leicht in Gärten aus. Die zarten Blätter schmecken ähnlich wie Feldsalat und sind reich an Vitamin C und Mineralien. Vogelmiere wird innerlich und äußerlich gegen Hautbeschwerden eingesetzt, aber auch als Tonikum bei Müdigkeit, Herzrasen und zur Rekonvaleszenz.

Gut für

Haut: Beruhigend, kühlend, entzündungshemmend und adstringierend bei Juckreiz und Hautreizungen, Entzündungen und offenen Wunden. Lindert Ekzeme, Psoriasis, Entzündungen, Schwellungen, Furunkel, Mitesser und Abszesse.

Immunsystem: Stärkung bei Ermüdung und Rekonvaleszenz.

Blase/Nieren: Beruhigend und diuretisch (harntreibend). Lindernd bei Rheumatismus und Gicht.

Magen/Darm: Lindernd bei Entzündungen des Magens und zu viel Magensäure.

Verwendung

Oberirdische Teile, am besten frisch. Roh verzehren oder für einen Aufguss oder eine Tinktur verwenden.

Wirksame Inhaltsstoffe

Saponine, das Flavonoid Rutin, Vitamin C, Cumarin, Triterpene, Öle sowie Mineralien wie Silizium, Magnesium, Kalium

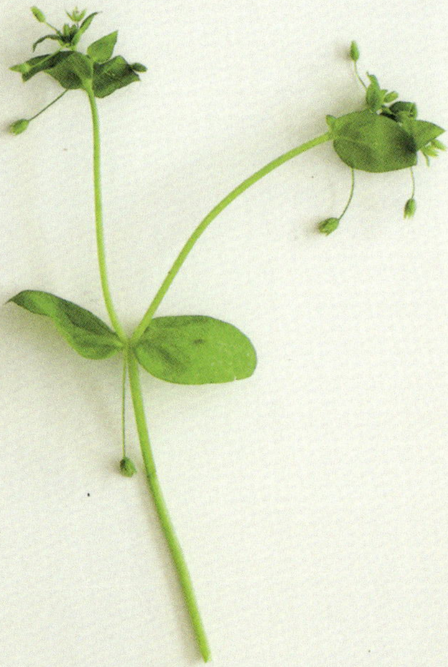

KLETTEN-LABKRAUT

(Galium aparine)

Familie: Rubiaceae (Rötegewächse, Krappgewächse)

Bindet Stoffwechselendprodukte und fördert deren Ausscheidung. Hilfreich bei Harnwegsinfekten, geschwollenen Drüsen und unreiner Haut. Zur inneren Reinigung des Körpers. Blutreinigend und entzündungshemmend.

Gut für

Lymphsystem: Lässt Lymphknoten abschwellen. Bei geschwollenen Drüsen, Mandelentzündung und Nasenpolypen.

Harnwege: Harntreibend. Beugt Nierensteinen vor und fördert deren Ausscheidung, lindert Blasenentzündung.

Haut: Ekzeme, Psoriasis. Lindert Geschwüre und fördert die Wundheilung.

Blut: Blutreinigend und entzündungshemmend.

Verwendung

Tinktur: Blätter und Blüten

Aufguss: Oberirdische Teile

Frisch: Den Saft aus den Blättern pressen und an Suppen oder Smoothies geben.

Wirksame Inhaltsstoffe

Bittere Iridoide, organische Säuren, Gerbstoffe, Cumarin, roter Farbstoff, Flavonoide

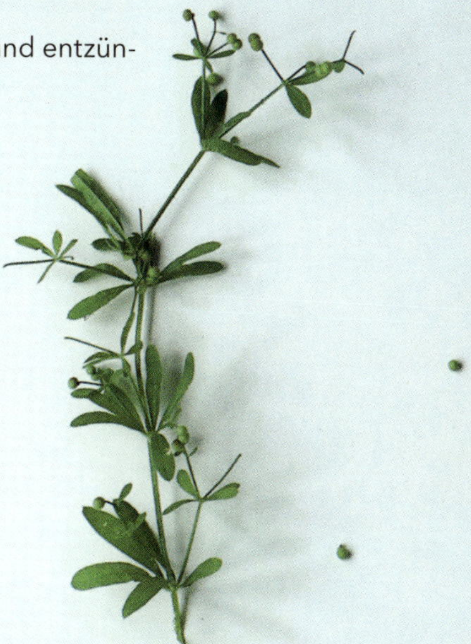

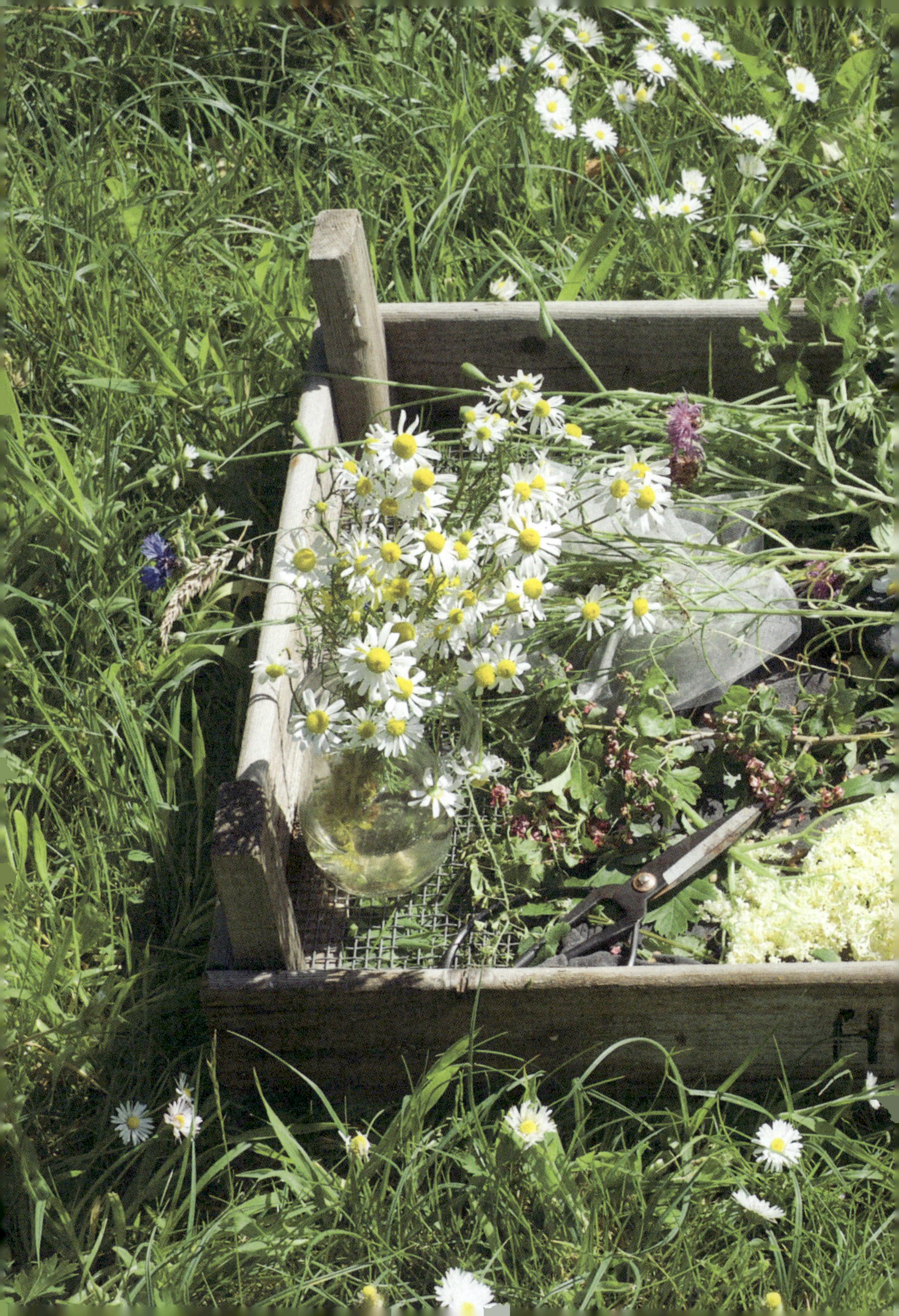

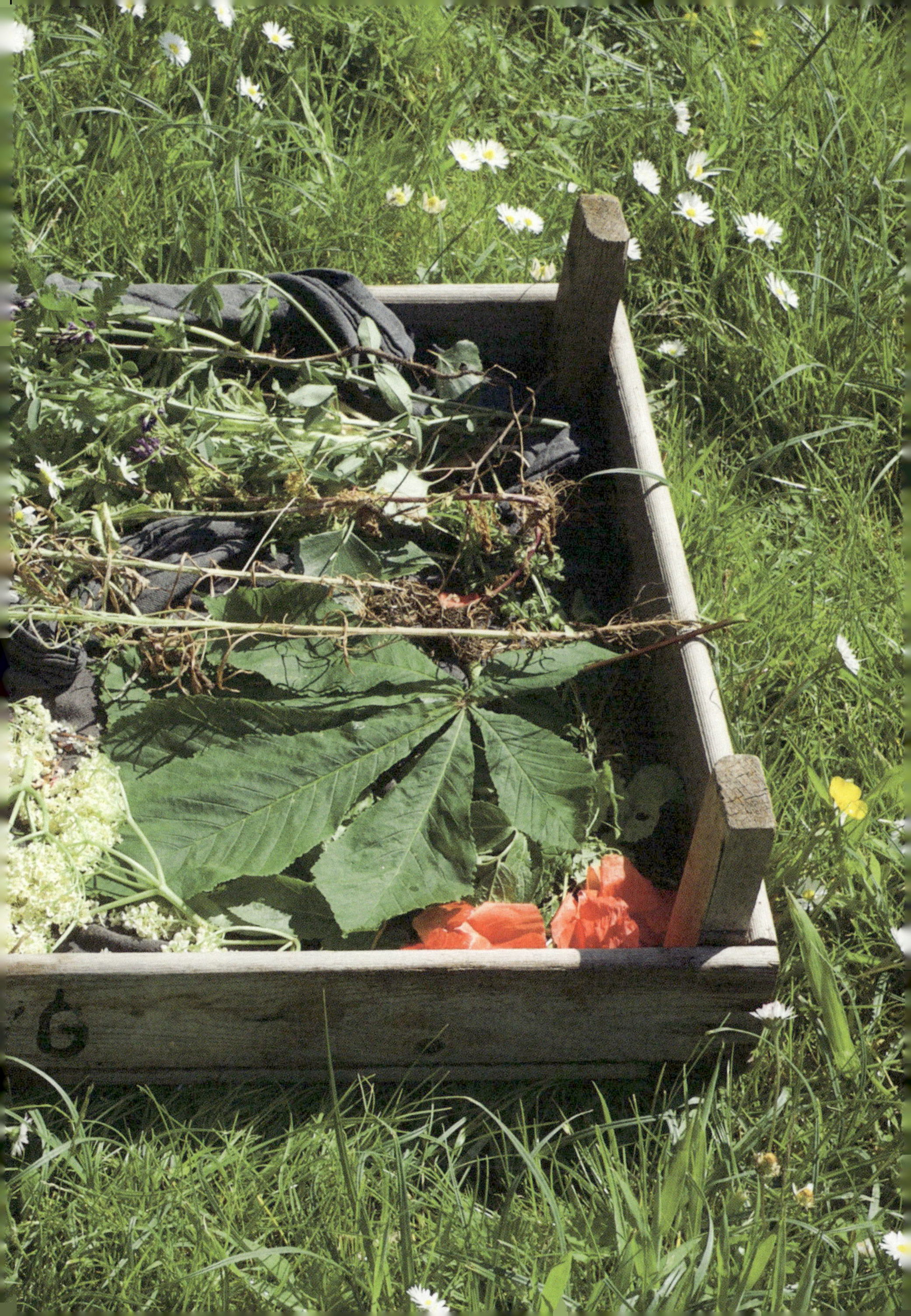

LÖWENZAHN

(Taraxacum officinale)

Familie: Asteraceae (Korbblütler)

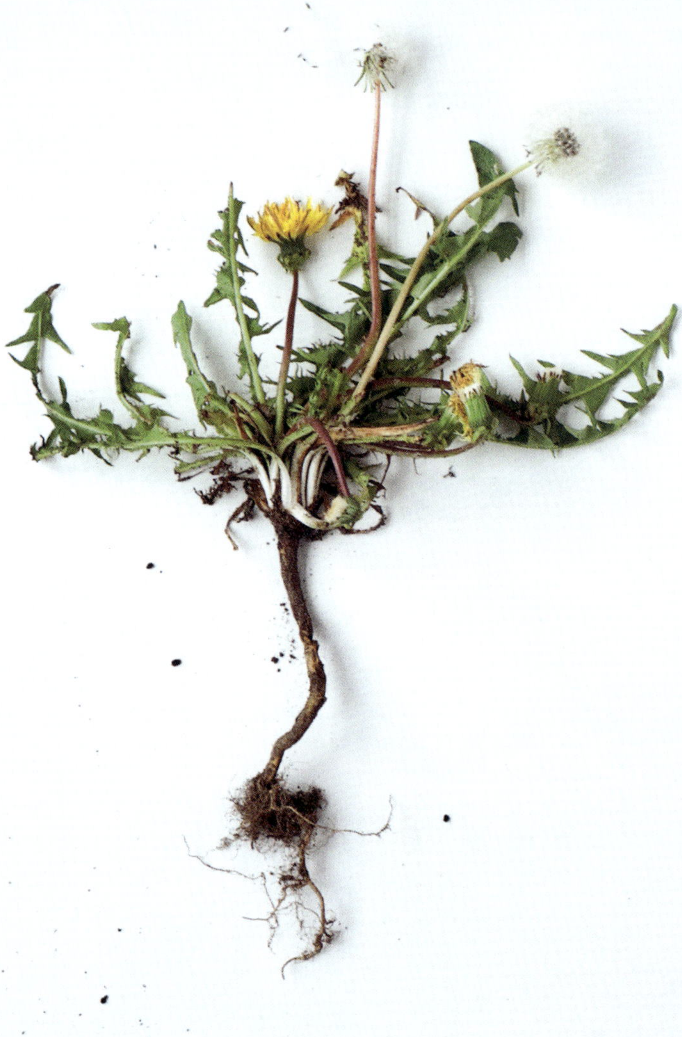

Alle Teile des Löwenzahns sind essbar: Wurzel, Stängel, Blatt und Blüte. Die Blüte wurde früher bei Blasenentzündungen verabreicht. Die ganze Pflanze ist sehr nützlich für Leber, Gallenblase und Magen. Ich persönlich habe die Erfahrung gemacht, dass sich nach dem Verzehr eines Blattes, eines Stängels oder einer Blüte mein Blutzuckerspiegel wieder normalisiert. Löwenzahn eignet sich hervorragend für kräftigende, reinigende Frühjahrskuren. Er regt den Stoffwechsel an, und seine Bitterstoffe fördern die Verdauung. Er stimuliert die Tätigkeit von Leber, Galle und Bauchspeicheldrüse. Sein Mangan bewirkt, dass Enzyme das Nervensystem und den Fettstoffwechsel aktivieren.

Gut für

Verdauung: Fördert die Tätigkeit von Leber und Galle. Beugt Gallensteinen vor. Regt den Appetit an. Bei Leberschwäche, Gelbsucht, Magensaftmangel, Blähungen, Völlegefühl und schwacher Pankreasfunktion. Mild abführend. Enthält den präbiotischen Ballaststoff Inulin, der die Darmflora stärkt.

Harnwege: Regt die Ausscheidung von Natrium an, ohne die Nieren zu reizen und zu viel Kalium zu verlieren. Harntreibend und reinigend. Gegen Flüssigkeitsansammlung (Ödeme), Blasenentzündung, Nierensteine und Rheumatismus.

Immunsystem: Gut für stärkende und aufbauende Frühjahrskuren. Gegen Frühjahrsmüdigkeit, Blutarmut, Melancholie und geringe Lebensfreude. Stärkt die Abwehrkräfte und reguliert den Blutzuckerspiegel.

Augen: Fehlsichtigkeit, Überanstrengung der Augen, Katarakt.

Haut: Leicht tumorhemmend. Warzen mit dem weißen Milchsaft betupfen.

Verwendung

Tinktur: Die Wurzel verwenden. Vorzugsweise im Frühjahr (im Herbst enthält sie viel Inulin, aber auch mehr Stärke, wodurch sie den weißlichen Belag bekommt).

Aufguss: Im Frühjahr die jungen Blätter pflücken. Die Blüten frisch verwenden, bevor sich der Flaum bildet. Sie können die Blüten mitsamt den Blättern für Aufgüsse und Smoothies verwenden oder daraus Wein, Bier, Sirup oder Konfitüre herstellen. Die Knospen können wie Kapern eingelegt werden.

Wirksame Inhaltsstoffe

Bitterstoffe, Phytosterole, Fettsäuren, Inulin, Flavonoide, Phenolsäuren und Mineralstoffe wie Kalium, Kalzium, Chrom, Magnesium und weitere. Cholin und Vitamine wie Betakarotin, B1, B2, B3, C

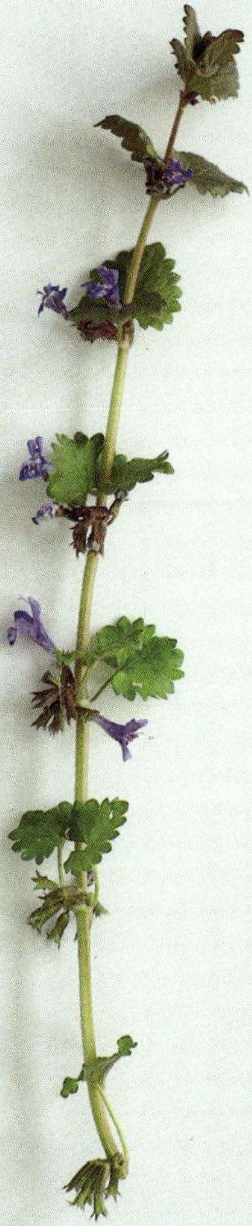

GUNDERMANN

(Glechoma hederaceae)

Familie: Lamiaceae (Lippenblütler)

Gundermann ist eine kriechende Pflanze, die früher zur Behandlung von Wunden eingesetzt wurde. In akuten Fällen kann man einfach einige Blätter zerkauen und den Brei direkt auf die Wunde auftragen. Hilft auch bei Insektenstichen und nach Brennnesselkontakt.
Gundermann ist gut für die Nieren und hilft, eine Übersäuerung des Körpers (und die damit verbundenen Beschwerden wie Entzündungen und Gicht/Rheuma) zu verhindern. Lindernd bei Völlegefühl, Bronchitis, Husten und Entzündungen. Bei Ohrentzündungen einen Tropfen Tinktur oder Gundermannöl auf einen Wattebausch ins Ohr geben und das Außenohr damit betupfen. Bei akuten Ohrenschmerzen können Sie sogar frisch zerdrückte Blätter ins Ohr geben.

Gut für

Atemwege: Wirkt entzündungshemmend und löst den Schleim. Bei Husten, Bronchitis, (chronischen) Ohrinfektionen. Vorbeugend bei Heuschnupfen.
Harnwege und Nieren: Harntreibend, stimulierend und entsäuernd. Bei Harnwegsinfekten, Nierensteinen, Ödemen, Nephritis.
Nervensystem: Beruhigend und abschwellend. Bei nervlich bedingtem Durchfall.

Verwendung

Tinktur: Ganze blühende Pflanze
Aufguss: Oberirdische Teile. Frische Blätter können im Frühjahr für Aufgüsse, Salate und Pesto verwendet werden.

Wirksame Inhaltsstoffe

Bitterstoffe (Glechomin), Gerbstoffe, ätherisches Öl, organische Säuren, Saponin, die Mineralien Kalium, Kalzium und Silizium. B-Vitamine und Vitamin C

KNOBLAUCHSRAUKE

(Allaria petiolata)

Familie: Brassicaceae
(Kreuzblütler)

Knoblauchsrauke trägt ihren Namen wegen ihres Geschmacks, der an Knoblauch und Senf erinnert. Sie gehört zur Familie der Kreuzblütler, trägt weiße Blüten und enthält Senfölglycoside. Die Knoblauchsrauke stärkt das Immunsystem und ist gut für die Atemwege und die Verdauung. Enthält die Vitamine A und C.

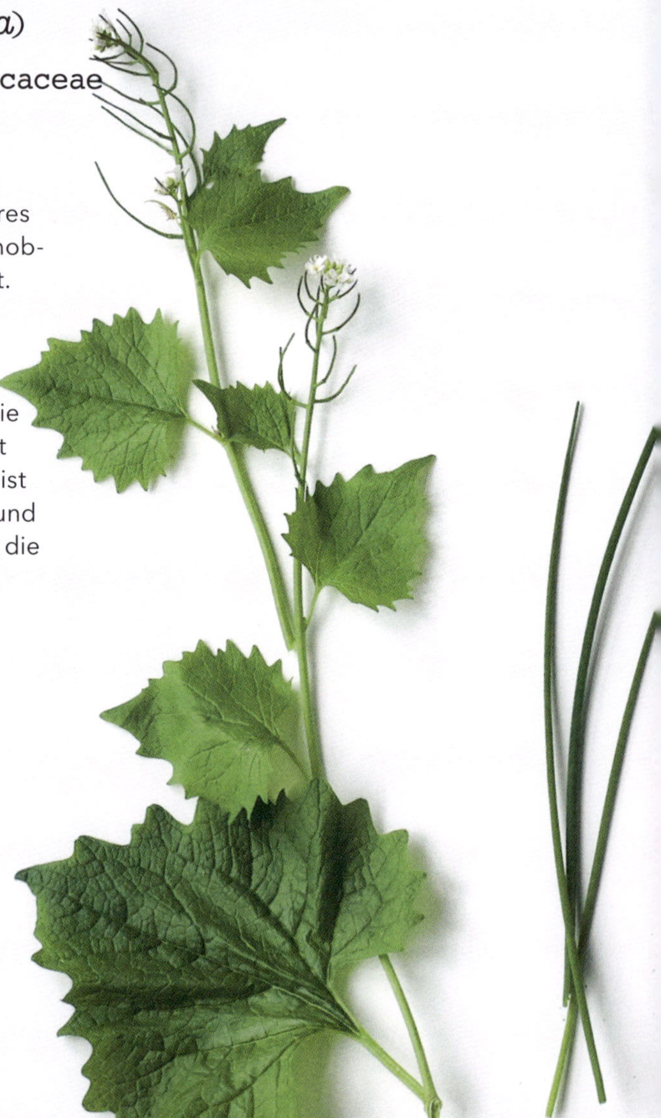

Knoblauchsrauke **Weinberg-Lauch**

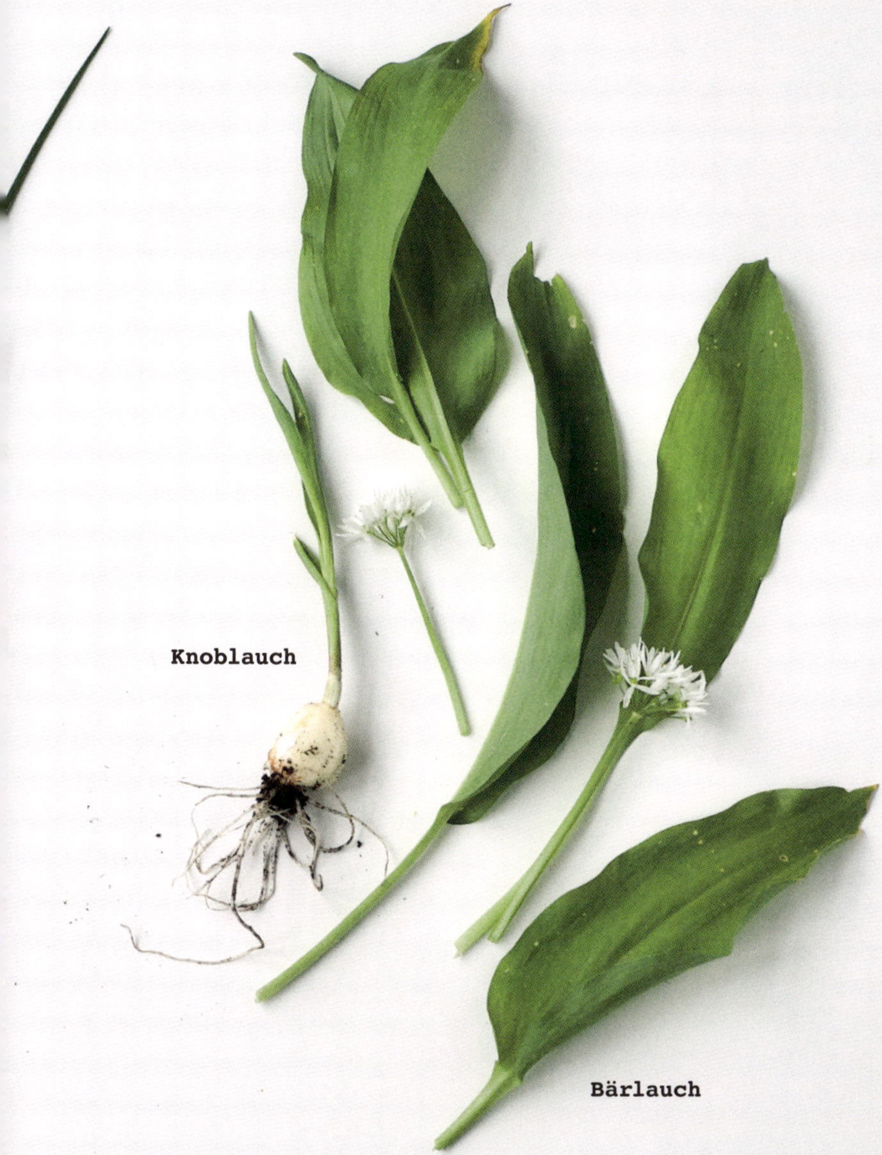
Knoblauch
Bärlauch

BÄRLAUCH

(Allium ursinum)

Familie: Amaryllidaceae (Amaryllisgewächse)

Bärlauch wächst nur von März bis Mitte Mai, was schade ist, denn er ist sehr lecker und gesund! Es ist mit Knoblauch und der Zwiebel verwandt und schmeckt etwas milder, aber immer noch schön würzig. Er fördert die Verdauung, stärkt die Darmflora und wirkt antiseptisch (bakterizid) und fungizid. Außerdem ist er gut für Herz und Blutgefäße und vertreibt Müdigkeit, was besonders im Frühjahr ein Gewinn ist. Bärlauch ist sehr reich an Vitamin C (100 g frischer Bärlauch enthalten 150 mg Vitamin C) und enthält außerdem viele Mineralstoffe wie Eisen, Schwefel, Mangan, Magnesium und Jod.

Gut für

Immunsystem: Enthält viel Vitamin C und Eisen, die beide das Immunsystem stärken. Hilfreich bei Frühjahrsmüdigkeit.

Herz/Blut: Leicht gefäßerweiternd. Hilfreich bei Arteriosklerose und Herzbeschwerden.

Verdauung: Bei Verdauungsstörungen und Blähungen. Gegen Wurmbefall. Reinigt Galle und Leber und wirkt sich dadurch positiv auf die Haut aus. Fördert die Regeneration der Darmflora.

Verwendung

Oberirdische Teile:
Ganze Blätter können in Salaten oder als Pesto verzehrt werden. Sie können auch eine Tinktur aus der ganzen Pflanze herstellen.

Übermäßiger Verzehr kann, wie bei Knoblauch, zu Übelkeit und Erbrechen/Durchfall führen. Achtung: Verwechslungsgefahr mit dem giftigen Maiglöckchen, das etwas später blüht, aber oft neben Bärlauch wächst! Test: Das Maiglöckchen riecht nicht nach Knoblauch.

Wirksame Inhaltsstoffe

Schwefelhaltiges ätherisches Öl, Flavonoide, Saponine, Fructane, viel Vitamin C, viel Eisen, aber auch Schwefel, Mangan, Magnesium

Weinberg-Lauch und Schnittlauch haben dieselben Eigenschaften, sind aber etwas milder in der Wirkung.

KNOBLAUCH

(Allium sativum)

Familie: Amaryllidaceae (Amaryllisgewächse)

Jeder kennt Knoblauch, aber nicht jeder weiß, wie enorm gesund er ist. Mein Großvater aß täglich eine Knoblauchzehe, um sein Herz und seine Blutgefäße zu stärken. Tatsächlich ist Knoblauch sehr herzgesund. Zudem stärkt er das Immunsystem und wirkt gegen Viren, Bakterien, Pilze und Parasiten.

Gut für

Herz und Gefäße: Wirkt stärkend.

Immunsystem: Stärkt das Immunsystem. Wirksam gegen Bakterien, Viren, Pilze und Parasiten.

Verdauung: Regt den Appetit und die Magentätigkeit an. Bei Magen-Darm-Beschwerden, Verstopfung und Beschwerden von Galle und Leber.

Verwendung

Ganze Knolle/Zehen

Pulver: In Scheiben schneiden und bei maximal 50 °C 3–4 Tage trocknen. Dann im Mörser mahlen.

Blätter: Frisch verzehren.

Samen: Ganz verzehren.

Wirksame Inhaltsstoffe

Fructose und Inulin, organische Schwefelverbindungen (geschmacks-/geruchsgebend), ätherische Öle, Saponine, Mineralstoffe wie Kalium, Schwefel, Phosphor und Zink. Flavonoide, Vitamin B1, B2, B3, B6, B9 (Folsäure), C und E. Enzyme, Proteine, Aminosäuren

STARK REINIGENDE KRÄUTER

Wenn ich eine reinigende Frühjahrskur durchführe, ernähre ich mich einige Tage frugal – nur von Obst, Gemüse, Linsen und Reis. Auf Kaffee, schwarzen Tee, Alkohol, Fleisch und (weiße) Weizenmehlprodukte verzichte ich. Dazu nutze ich reinigende Heilpflanzen wie Linde und Holunder.

Starke Reinigungswirkung: Vor allem Birke, Brombeere, Brennnessel, Wegwarte, Ringelblume, Goldrute, Gänseblümchen, Löwenzahn und Rosmarin.

Milde Reinigungswirkung: Beispielsweise Linde, Holunder, Odermennig, Himbeere, Schafgarbe, Acker-Schachtelhalm und Wilde Malve.

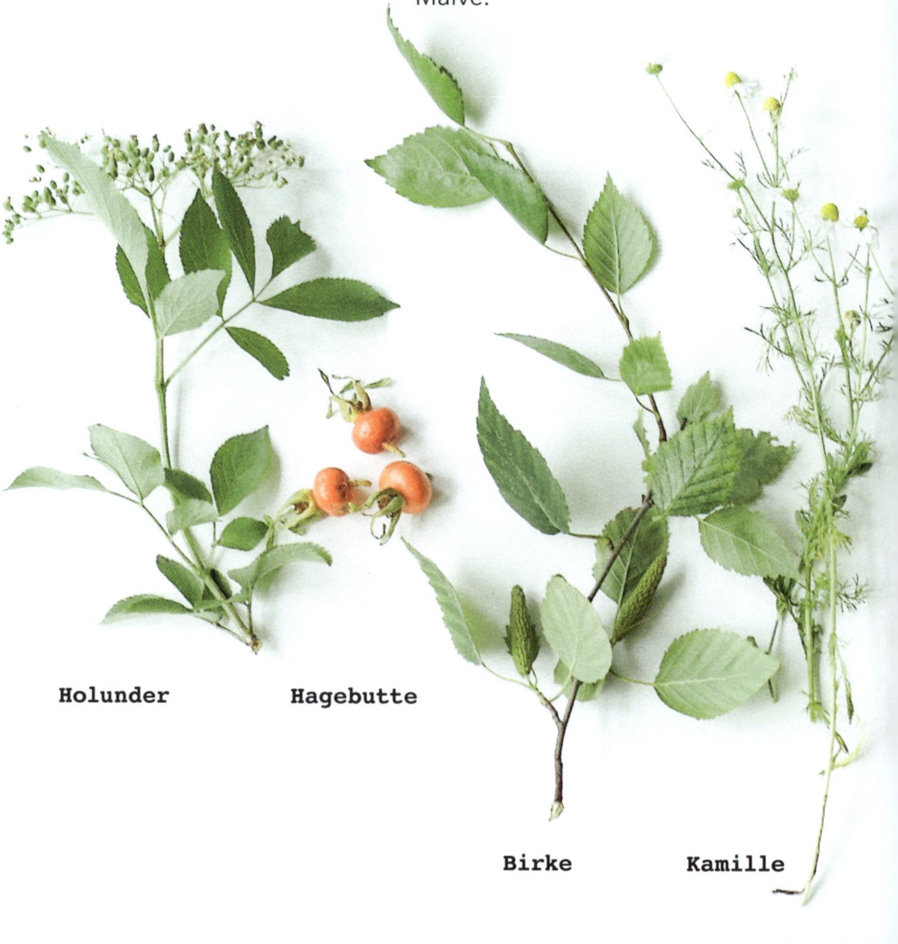

Die Reinigungswirkung kann über die Leber oder die Nieren erfolgen. Zur Anregung der **Leber** eignen sich beispielsweise bittere Kräuter wie Odermennig, Löwenzahn und Mariendistel. Aber auch Wegwarte, Salbei, Liebstöckel, Orangenblüten und Johanniskraut können gut verwendet werden.

Zu den Kräutern, die die **Nieren** anregen, zählen zum Beispiel Brennnessel, Goldrute, Acker-Schachtelhalm, Sellerie, Mädesüß, Löwenzahn und Liebstöckel. Selbstverständlich können Sie auch eine Aufgussmischung aus den oben genannten Kräutern herstellen, die beide Organe anregt.

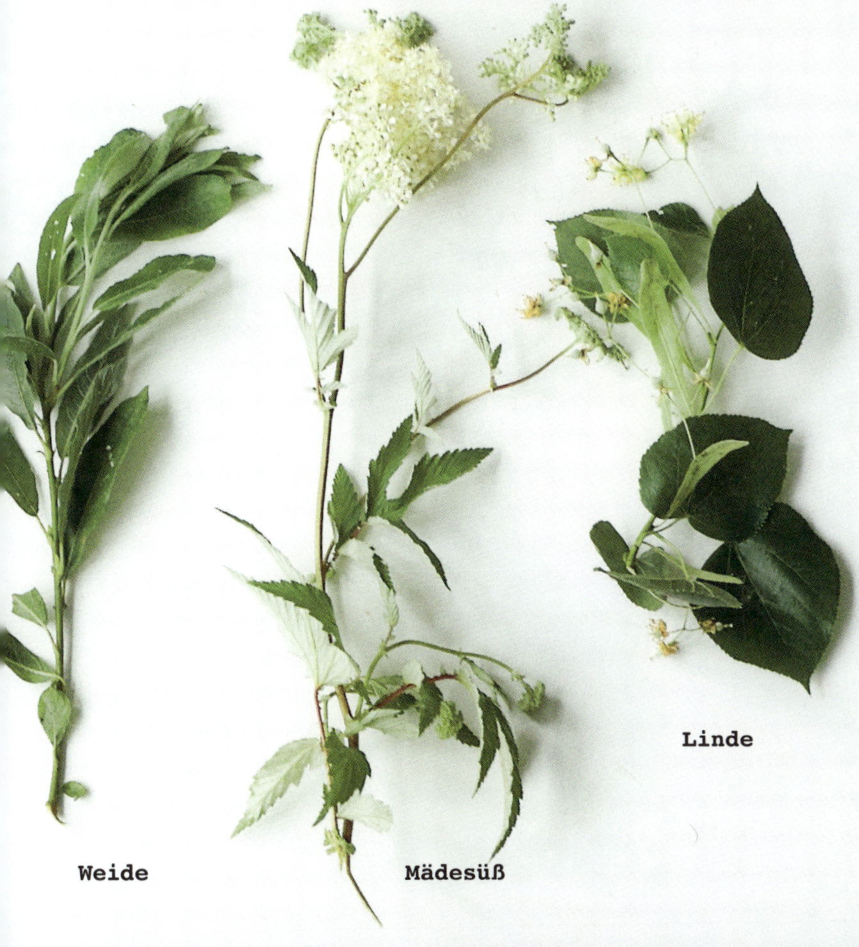

Linde

Weide

Mädesüß

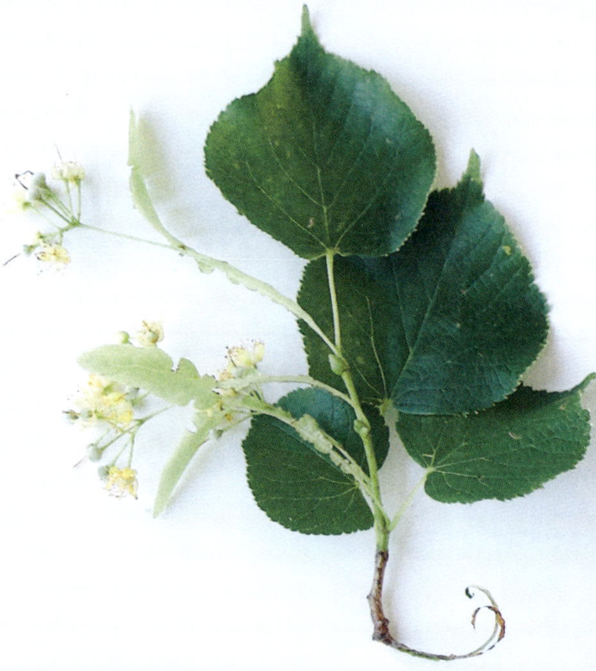

LINDE

(Tilia)

Familie: Tiliaceae (Lindengewächse)

Lindenblüten wirken blutreinigend, schweiß- und harntreibend. Traditionell werden sie bei Grippe und Erkältungen eingesetzt. Ein Lindenblütenaufguss schmeckt köstlich und ist eine bewährte Einschlafhilfe. Die harntreibende Wirkung ist bei Entzündungen von Vorteil.

Blüten – gut bei/für

Grippe und Erkältung: Harntreibend und fieberregulierend. Beruhigt die Schleimhäute der Atemwege.

Nervensystem und Schlaf: Beruhigt und fördert den Schlaf. Bei Unruhe, Nervosität, Schlaflosigkeit (besonders bei Kindern), ADHS, Angst, nervöser Anspannung, Herzklopfen und hohem Blutdruck.

Rinde – gut für

Verdauung: Regt die Leber- und Gallentätigkeit an, fördert die Verdauung.

Harnwege: Wirkt durch die Aktivierung der Nieren harntreibend und reinigend. Hilfreich bei Ödemen und unzureichender Harnausscheidung.

Blut und Gefäße: Erweitert die Blutgefäße und die Herzkranzgefäße. Wirkt blutverdünnend.

Bewegungsapparat: Reduziert den Harnsäurespiegel und wirkt wärmend. Bei Muskelbeschwerden und Rheumatismus.

Verwendung

Tinktur: Die Blütentrauben samt Hochblatt ernten, wenn die Blüten geöffnet sind. Ergibt eine leicht zähflüssige Tinktur.

Aufguss: Blüten, junge Blätter und Rinde können verwendet werden. Blüten und Blätter können frisch oder getrocknet aufgegossen werden. Getrocknete Rinde ist ein Jahr lang haltbar. 8 Stunden vor Gebrauch in kaltem Wasser einweichen, dann kurz abkochen.

Wirksame Inhaltsstoffe

Ätherisches Öl, Gerbstoffe, Schleimstoffe, Flavone, Saponine, Kalzium, Magnesium, Vitamin B, C und E, Zucker, Cumarin in der Rinde

HOLUNDER

(Sambucus nigra)

Familie: Adoxaceae (Moschuskrautgewächse)

Früher wuchs auf jedem Gehöft ein Holunderstrauch, denn dadurch hatten die Menschen ganzjährig Nahrung und Heilmittel griffbereit. Tatsächlich hat der Strauch viel zu bieten: duftende Blüten im Frühjahr und aromatische Beeren im Herbst. Die Blüten wirken harn- und schweißtreibend und fiebersenkend, die Beeren sind blutreinigend und stärkend. Die Beeren dürfen nicht roh gegessen werden, da die Blausäure in den Samen Übelkeit und Erbrechen verursacht. Gekocht sind sie unbedenklich.

Blüten – gut für

Immunsystem: Erhöht die Widerstandskraft gegen Infektionskrankheiten. Wirkt antibakteriell und antiviral. Enthält Antioxidantien.

Fieber und Grippe: Regulierend, schweiß- und harntreibend.

Atemwege: Adstringierend und entzündungshemmend bei Erkältungen, Bronchitis, Husten, trockenem Husten, Heuschnupfen, Halsschmerzen, Mandelentzündung und Heiserkeit.

Blut: Mild reinigend, aufbauend und blutbildend. Zum Abbau von Giftstoffen und bei Blutarmut. Lindernd bei Infektionen.

Beeren – gut für

Abwehrkräfte: Schweißtreibend, beugt viralen und bakteriellen Infektionen vor. Stimuliert das Immunsystem. Entzündungshemmend und blutreinigend. Hilfreich bei Grippe, Erkältungen und Fieber.

Verwendung

Tinktur: Blüten

Aufguss: Blüten. Auf Backpapier trocknen (riecht zuerst blumig, dann nach Katzenurin und danach wieder angenehm). Die Blüten können frisch für Aufgüsse, Limonade oder Sirup verwendet werden, und man kann sie nach Tempura-Art frittieren.

Junge Blätter: Im Frühjahr zur Reinigung.

Beeren: Zur Saftgewinnung eine Weile kochen, dann durch ein Sieb gießen. Auch für Konfitüre/Gelee. Der **Saft** - mit etwas Honig und Zitrone verrührt - ist ein bewährtes Mittel bei Erkältung.

Blüte und Blatt können äußerlich zur Wundheilung und bei Entzündungen verwendet werden.

Inhaltsstoffe der Blüten

Flavonoide, Gerbstoffe, Schleimstoffe, Triterpene, Phenolsäuren, ätherische Öle, organische Säuren (Äpfel-, Essig-, Weinsäure), Zucker

Inhaltsstoffe der Beeren

Flavonoid Rutin, Proteine, Blausäureglycoside, Alkaloid Sambucin, Vitamine B und C, Kalium, Kalzium, organische Säuren (Apfel-, Essig-, Weinsäure), Zucker, Cholin, Vitamine A, B1, B2, B3, B6 und C, Kalzium, Eisen und Phosphor

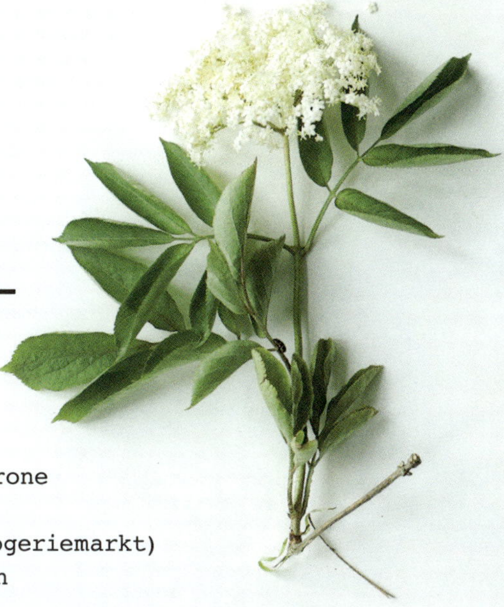

STÄRKENDER HOLUNDERBLÜTEN-SIRUP MIT LINDENBLÜTENTEE

ca. 15 Holunderblütendolden
1 l kochendes Wasser
Schale und Saft von ½ Biozitrone
300 g Zucker
½ TL Zitronensäurepulver (Drogeriemarkt)
Lindenblütentee zum Verdünnen

Die Holunderbeeren in das kochende Wasser geben, Zitronensaft und -schale hinzufügen und über Nacht stehen lassen. Die Flüssigkeit durch ein Sieb in einen Topf gießen, mit Zucker und Zitronensäure verrühren.
Bei schwacher Hitze erwärmen und rühren, bis Zucker und Zitronensäure aufgelöst sind. Inzwischen den Lindenblütentee aufgießen. Den Holunderblütensirup mit heißem Lindenblütentee verdünnen.

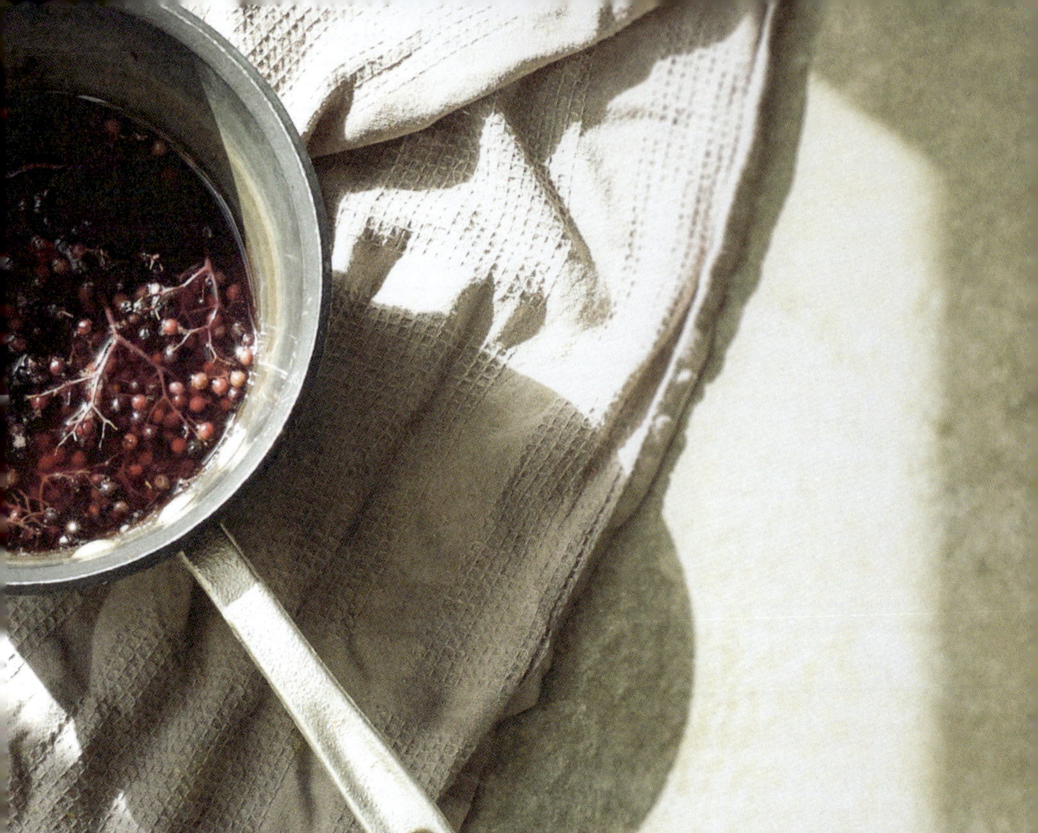

HOLUNDERBEERSAFT

ca. 15 Holunderbeerdolden
eventuell Brombeeren zum Auffüllen
200 g Palm- oder Rohrohrzucker
1 l Wasser

Die Beeren abspülen und mit dem Wasser in einem Topf zum Kochen bringen. Den Zucker zugeben und 20 Minuten köcheln.
Durch ein Sieb gießen und die Beeren gut ausdrücken, um keinen Saft zu verschwenden.
Den Saft in saubere Flaschen füllen.

SILBER-WEIDE

(Salix alba)

Familie: Salicaceae (Weidengewächse)

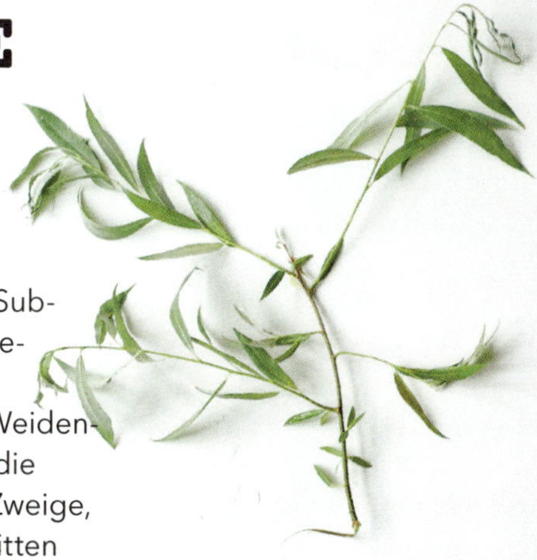

Die Rinde der Weide enthält Salicin, eine Substanz, die vom Körper in Salicylsäure umgewandelt wird und entzündungshemmend und schmerzlindernd wirkt. Es gibt viele Weidenarten, aber wir verwenden hauptsächlich die Silber-Weide. Ich persönlich sammle nur Zweige, die ohnehin bei Pflegearbeiten abgeschnitten wurden. Die Weide reinigt das Blut und leitet die Feuchtigkeit ab. Die vom Körper umgewandelte Salicylsäure wirkt schmerzlindernd, blutverdünnend und entzündungshemmend. Die chemische Variante davon ist auch in Aspirin enthalten. Silber-Weide enthält außerdem stärkendes Vitamin C.

Gut für

Nervensystem/Bewegungsapparat: Entzündungshemmend und schmerzlindernd. Bei Kopf-, Nerven- und Rückenschmerzen, Arthritis, Gicht und Muskelschmerzen.
Harnwege: Regt die Nierentätigkeit an und fördert die Ausscheidung von Harnsäure. Hilfreich bei Gicht.
Haut: Reinigend, entzündungshemmend, adstringierend, antiinfektiös und wundheilend. Auch gegen Warzen.

Verwendung

Tinktur: Rinde und Bast im Frühjahr ernten und zur Herstellung der Tinktur in Stücke schneiden.
Aufguss: Ausgewachsene Blätter und Rinde. Die Rinde trocknen. Dann 1 Teelöffel gehackte Rinde 2–3 Stunden in ½ Liter Wasser einweichen. Aufkochen und eine Weile ziehen lassen. Über den Tag verteilt trinken.
Die Rindenabkochung und die Tinktur helfen bei chronischen Schmerzen, Kopfschmerzen und Migräne. Das Kauen eines Stücks Rinde oder eines Zweigs verschafft schnelle Linderung.

Wirksame Inhaltsstoffe

Gerbstoffe, Glucosid, Salicin, Flavonoide, Vitamin C, Kalium, Silizium

MÄDESÜSS

(Filipendula ulmaria)

Familie: Rosaceae (Rosengewächse)

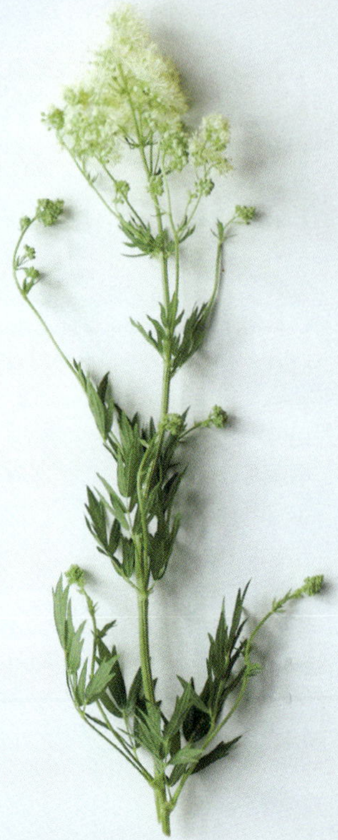

Die angenehm duftende Pflanze wächst oft in Wassernähe, neben Rohrkolben und Baldrian. Sie kann bis zu 1,5 Meter hoch werden. Der Geruch ist auf den Inhaltsstoff Monotropin zurückzuführen. Mädesüß wirkt antiseptisch. Die Pflanze enthält Salicin, das im Körper in Salicylsäure umgewandelt wird und schmerzlindernd wirkt.

Gut für

Immunsystem: Stärkt die Abwehrkräfte. Wirkt schweiß- und harntreibend, schmerzlindernd und entzündungshemmend. Gut bei Anämie und rheumatoider Arthritis.

Blut und Blutgefäße: Blutreinigend, gefäßerweiternd und abschwellend. Hilfreich bei entzündlichen Erkrankungen und Migräne.

Nervensystem: Beruhigend und krampflösend. Bei Gürtelrose, Nervenschmerzen und nervlich bedingtem Hautausschlag.

Weibliche Fortpflanzungsorgane: Reinigend und kräftigend, entzündungshemmend. Bei Wechseljahrsbeschwerden und Ausfluss.

Verwendung

Tinktur: Im Frühjahr Wurzel, im Sommer eine kleine Menge Blüten und Blätter. Beide Tinkturen mischen.

Aufguss: Blühende Triebspitzen, Stiele und Blätter. Blüten können frisch verwendet werden.

Äußerlich (Gürtelrose und Windpocken): Kompressen mit Tee oder verdünnter Tinktur.

Wirksame Inhaltsstoffe

Ätherische Öle, Flavonoide, Gerbstoffe, Schleimstoffe, Mineralien wie Kalzium, Eisen, Kalium, Mangan, Silizium, Phosphor und Schwefel. Vitamin C, organische Säuren, Glucoside (Monotropin und Salicin), Cumarin

ECHTE KAMILLE

(Matricaria chamomilla)

Familie: Asteraceae (Korbblütler)

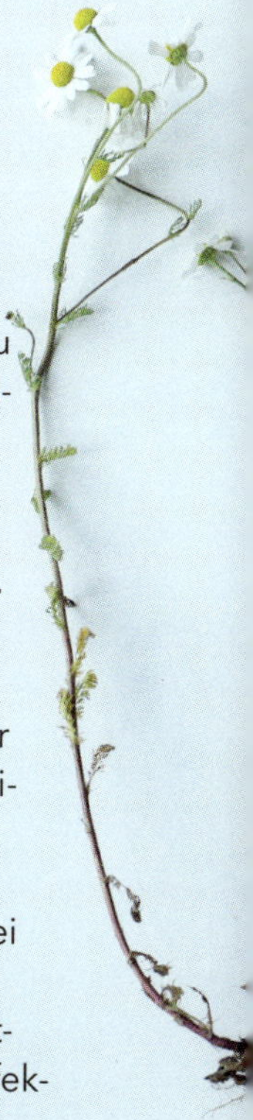

Die Echte Kamille ist vielseitig einsetzbar. Sie wirkt entzündungshemmend, krampflösend und beruhigend. Es gibt viele Korbblütler mit ähnlichem Aussehen. Die Echte Kamille ist an einer Vertiefung am Blütenboden (wie eine Bauchhöhle) und an ihrem typischen Geruch zu erkennen. Kamille eignet sich auch für Kinder, sollte aber, wie alle Heilpflanzen, nicht über längere Zeit verwendet werden. Die Blüte sieht dem Mutterkraut sehr ähnlich (siehe Seite 171).

Gut für

Verdauung: Lindert entzündliche Prozesse im Magen-Darm-Trakt: bei Entzündungen der Magen- und Darmschleimhaut, Magenschmerzen, zu viel Magensäure, Magengeschwüren und Koliken. Regt die Verdauung an. Wirksam gegen Candida.

Nervensystem: Wohltuend und beruhigend bei Stress, Angstzuständen, ADHS, Krämpfen, Erschöpfung, Schlaflosigkeit (mit Unruhe und Albträumen), Mangel an Lebensfreude und Antriebslosigkeit, Kopfschmerzen und Überforderung. Verleiht Ruhe und Gelassenheit.

Entzündungen: Entzündungshemmend und schmerzlindernd. Bei Fieber, Kinderkrankheiten, Grippe, Erkältungen, Nebenhöhlen-, Blasen-, Augen- und Zahnwurzelentzündungen. Beim Zahndurchbruch.

Weibliche Fortpflanzungsorgane: Krampflösend, beruhigend. Bei Menstruationsschmerzen, Gebärmutter- oder Eierstockentzündung: Bauchwickel und Sitzbad mit Kamille.

Äußerlich: Entzündungshemmend und antiseptisch, bei schlecht heilenden Wunden, Wundliegen, Ekzemen und entzündeter Haut. Auch bei Pilzinfektionen, besonders in Kombination mit Teebaumöl.

Verwendung

Tinktur, Aufguss und Öl: Blüten

Wirksame Inhaltsstoffe

Ätherisches Öl, Chamazulen, Bitterstoffe, Gerbstoffe, Schleimstoffe, Methylsalicylat, Cumarin, Flavonoide, Mineralstoffe wie Kalzium, Phosphor und Schwefel, Vitamine B und C

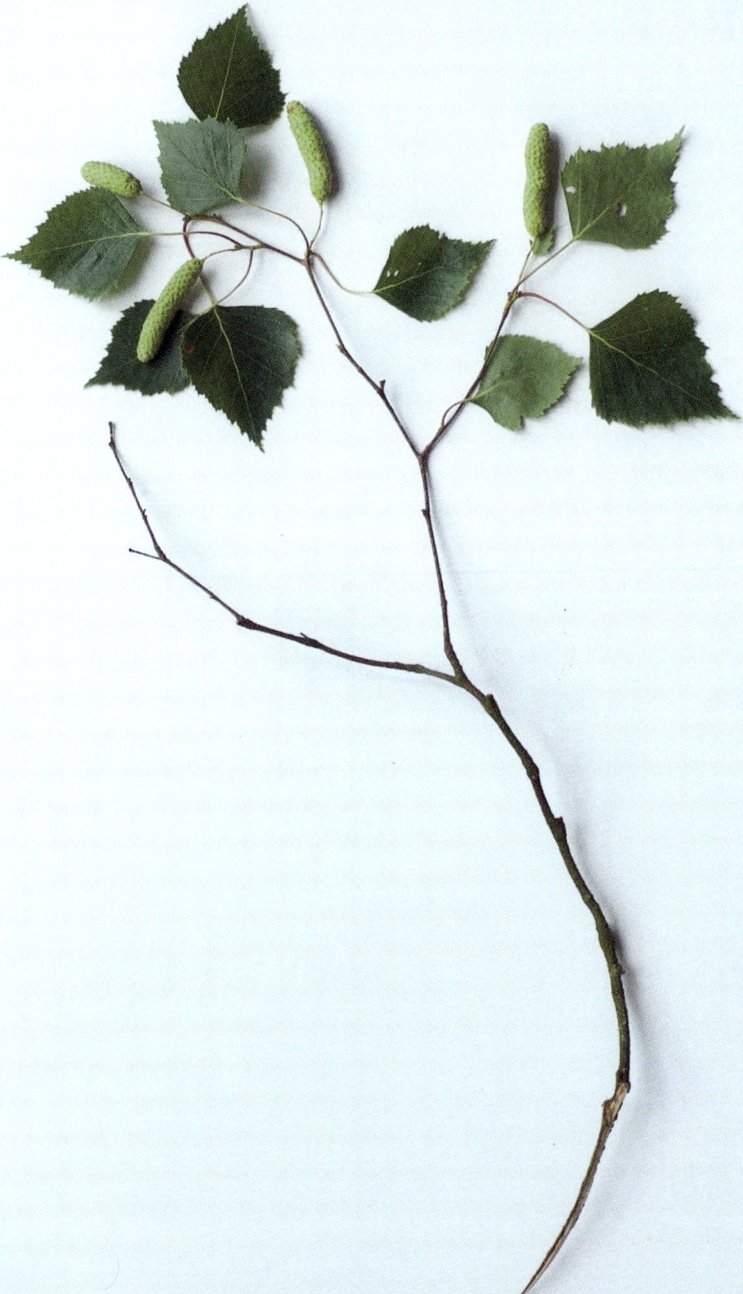

BIRKE

(Betula)

Familie: Betulaceae (Birkengewächse)

Die hübsche Birke mit ihrem weißen Stamm und den hellgrünen, tanzenden Blättern wirkt stark reinigend. Dies gilt sowohl für die Hänge-Birke (*Betula pendula*) als auch für die Moor-Birke (*Betula pubescens*). Zur Anwendung als Frühjahrskur, bei Erschöpfung und Müdigkeit.

Gut für

Harnwege: Harntreibend. Erhöht die Durchspülung der Harnwege. Reinigend und mild anregend. Gegen Blasenentzündung, kleine Nieren- und Blasensteine. Wirkt mild gegen Nierenbeckenentzündung.

Bewegungsapparat: Reinigt und stärkt den ganzen Körper. Fördert den Harnsäureabbau und ist darum hilfreich bei Gicht, Rheuma und anderen Übersäuerungsbeschwerden.

Haut: Reinigt und heilt. Lindernd bei Ekzemen, Psoriasis, schlecht heilenden Wunden, Wundrose, Beingeschwüren, Windeldermatitis. Auch bei Haarausfall und Schuppenbildung. Salbe mit Acker-Schachtelhalm und Teebaumöl gegen Schwimmerekzem.

Verwendung

Junge Blätter im Mai/Juni pflücken, wenn sie noch frisch und hellgrün sind.

Tinktur: Blatt und Rinde (einschließlich Harz). Die Blätter auch für Aufguss verwenden.

Harz: Aus der Rinde wird eine Art Harz gewonnen, das in Salbe und Tinktur verwendet werden kann.

Birkenwasser: Stärkende Frühjahrskur. Ernten Sie nur bei abnehmendem Mond, damit der Baum nicht ausblutet. Die Wunde mit Baumwachs verschließen. Der Saft ist nur kurz haltbar.

Wirksame Inhaltsstoffe

Gerbstoffe, Saponine, Flavone, ätherisches Öl, Betulin, Harz, die Mineralstoffe Kalzium und Kalium, Vitamin C, Apfel- und Zitronensäure

HAGEBUTTE

(Frucht der *Rosa canina*)

Familie: Rosaceae (Rosengewächse)

Die Hunds-Rose ist eine Wildrose, die auch als Heckenrose bekannt ist. Ihre Früchte heißen Hagebutten und sind reich an Vitamin C. Sie können täglich 6–8 Hagebutten essen oder daraus Konfitüre oder Kompott zubereiten. Um die Hagebutten zu trocknen, schneiden Sie sie auf und entfernen die Samen und Härchen. Das Fruchtfleisch wird dann bei ca. 40 °C getrocknet. Die Samen sind ein bewährtes Mittel gegen Blasenentzündung, und das aus ihnen gepresste Öl pflegt die Haut.

Gut für

Immunsystem: Reich an antioxidativem Vitamin C. Entzündungshemmend, mild abführend, leicht harntreibend, blutreinigend, tonisierend.

Bewegungsapparat: Entzündungshemmend und schmerzlindernd bei Osteoarthritis, Arthritis und Rheumatismus. Vorbeugend gegen Nieren- und Blasensteine. Tonikum für die Nieren.

Verdauung: Stärkt den Magen und reguliert die Verdauung. Mild abführend, kann auch bei Durchfall eingesetzt werden.

Harnwege: Die Samen wirken harntreibend und blutreinigend.

Äußerlich: Adstringierend, blutungsstillend und wundheilend.

Verwendung

Tinktur: Frische oder getrocknete Hagebutten

Dekokt: Frische, zerkleinerte Hagebutten ohne Samen und Härchen 10 Minuten kochen, dann abseihen.

Aufguss: Getrocknete Samen oder Hagebutten

Wirksame Inhaltsstoffe in den Hagebutten

Vitamin C, Flavonoide (einschließlich Rutin), Glucoside, Fruchtsäuren, Gerbstoffe, Anthocyane, Kohlenhydrate, Pektin, Carotinoide, Vitamine B1, B2, B3, B5, K und E

Wirksame Inhaltsstoffe in den Samen

Öle und ungesättigte Fettsäuren, ätherische Öle, Vitamine A und E, Spuren von C, Anthocyane, anorganische Verbindungen, Vanillin

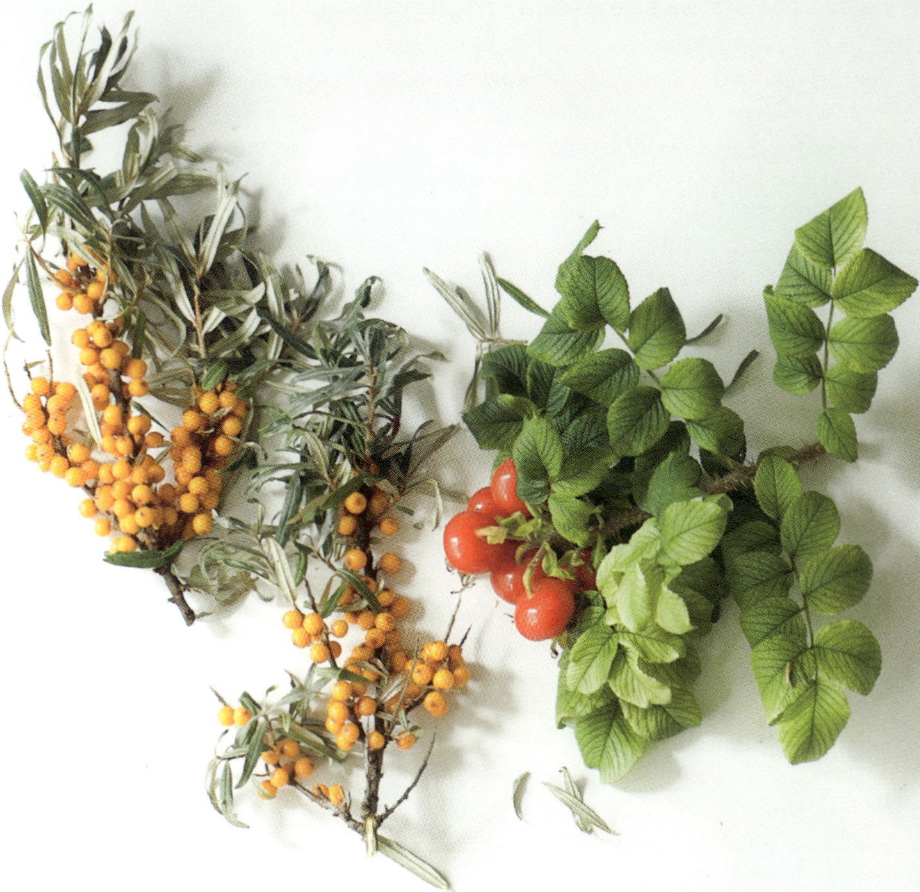

Sanddorn Hagebutten

SANDDORN

(Hippophae rhamnoides)

Familie: Elaeagnaceae (Ölweidengewächse)

Sanddornbeeren findet man in den Dünen oder an den Dünenrändern auf dem Weg zum Meer. Sie enthalten sehr viel Vitamin C, stärken die Abwehrkräfte, vertreiben Müdigkeit und helfen bei der Erholung nach Krankheiten. Die enthaltenen Antioxidantien stärken Herz und Gefäße. Die Beeren können beispielsweise zu Saft verarbeitet werden. Das aus den Samen gepresste Öl ist reich an Omega-7-Fettsäuren, die die Erneuerung und Verjüngung von Haut und Schleimhaut fördern. Zum Ernten brechen Sie am besten ganze Zweige voller Beeren ab und legen diese in den Gefrierschrank. Die gefrorenen Beeren lassen sich relativ leicht abrubbeln. Die Zweige wachsen am Strauch sehr schnell nach.

HAGEBUTTEN-SANDDORN-ELIXIER

ca. 15 Hagebutten und 50 Sanddornbeeren
500 ml Wasser
50 g Zucker oder Honig (nach Belieben)

Die Hagebutten aufschneiden und die Kerne entfernen. (Vorsicht, die Härchen können die Schleimhäute von Augen, Mund und Rachen reizen).
Geputzte Hagebutten und Sanddornbeeren mit dem Wasser in einen Topf geben und 15 Minuten köcheln.
Durch ein Sieb gießen und die Flüssigkeit auffangen. Das Fruchtfleisch der Hagebutten und Sanddornbeeren durch das Sieb streichen, um keinen Saft zu verschwenden.
Den Saft wieder langsam erhitzen und den Zucker darin unter Rühren auflösen. In eine Flasche füllen, verschließen und exakt beschriften. Haltbarkeit: ca. 6 Monate.
Das Elixier kann auch ohne Zucker zubereitet werden. Dann ist es deutlich saurer und nicht so lange haltbar.

KRÄUTER ZUR STÄRKUNG DES IMMUNSYSTEMS

Kräuter zur Stärkung des Immunsystems werden meist über einen längeren Zeitraum angewandt. Ich pflücke regelmäßig Brennnessel und bereite daraus einen Aufguss zu. Weitere stärkende Pflanzen sind Acker-Schachtelhalm, Schmalblättriges Weidenröschen, Brombeerblätter, Odermennig, Quecke, Kapuzinerkresse, Kiefer und Tanne, Holunder, Echinacea, Brunnenkresse, Früchte wie Schwarze Johannisbeere, Hagebutte, Moosbeere und Sanddorn.

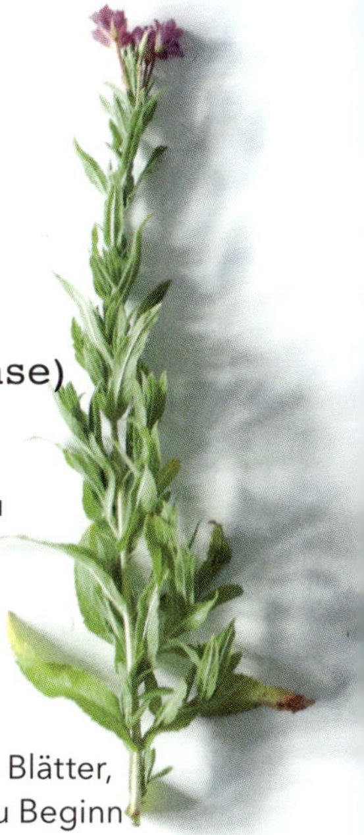

SCHMALBLÄTTRIGES WEIDENRÖSCHEN

(Epilobium angustifolium)

Familie: Onagraceae (Nachtkerzengewächse)

Das Schmalblättrige Weidenröschen kommt in mehreren Sorten vor und ist meist an Waldrändern oder am Wasser zu finden. Die hohe Pflanze trägt kleine rosa Blüten. Sie stärkt die Abwehrkräfte, enthält viele Mineralien und Vitamine und wirkt blutreinigend und kreislaufstabilisierend.

Gut für

Blut und Blutkreislauf: Entzündungshemmend, reinigend und regulierend, blutbildend und aufbauend. Bei Anämie und allgemeiner Schwäche.

Harnwege: Reinigend und stärkend. Bei Blasenentzündung und gutartigen Prostataproblemen wie einer vergrößerten Prostata.

Immunsystem: Kann über einen längeren Zeitraum angewendet werden.

Verwendung

Nur für Aufguss: Blätter, Stängel und Blüten zu Beginn der Blütezeit sammeln. Zur Langzeitanwendung geeignet. Kann bei empfindlicher Haut auch äußerlich angewendet werden.

Wirksame Inhaltsstoffe

Phytosterole, Flavonoide, Gerbstoffe, Schleimstoffe, Vitamin C, Mineralien wie Eisen und Kalzium, organische Säuren

BROMBEERE

(Rubus fruticosus)

Familie: Rosaceae (Rosengewächse)

Fast jeder weiß, dass Brombeeren reich an Vitamin C und damit sehr gesund sind. Aber auch die Blätter, die adstringierende Substanzen enthalten, wirken reinigend und aufbauend. Die Brombeere ist eine wertvolle, vielseitige Pflanze.

Gut für

Immunsystem: Aufbauend und reinigend. Bei Erkältung, Grippe, Durchfall, Halsentzündung und Fieber. Außerdem bei Störungen des Lymphsystems und bei geschwollenen Drüsen.

Verdauung: Gegen Durchfall, Entzündungen des Darms oder des Mundraums. Bei entzündetem Zahnfleisch, Polypen und Rachenentzündungen auf einem Blatt kauen oder mit Brombeertinktur gurgeln bzw. die gereizte Stelle betupfen.

Blut: Blutreinigend und blutbildend. Auch zur Blutstillung und Wundreinigung. Lindernd bei Gicht und rheumatischen Beschwerden.

Harnwege: Anregend und adstringierend. Brombeere fördert den Abbau und die Ausscheidung von Nierensteinen.

Verwendung

Tinktur und Aufguss: Blätter. Zur Langzeitanwendung geeignet. Bei Wunden und Reizungen im Mund junge Blätter ohne Stacheln kauen.

Wirksame Inhaltsstoffe

Gerbstoffe, Bitterstoffe, Schleimstoffe, Zitronen- und Apfelsäure, Vitamine A und C, Eisen, Kalium und Phosphor, Flavone

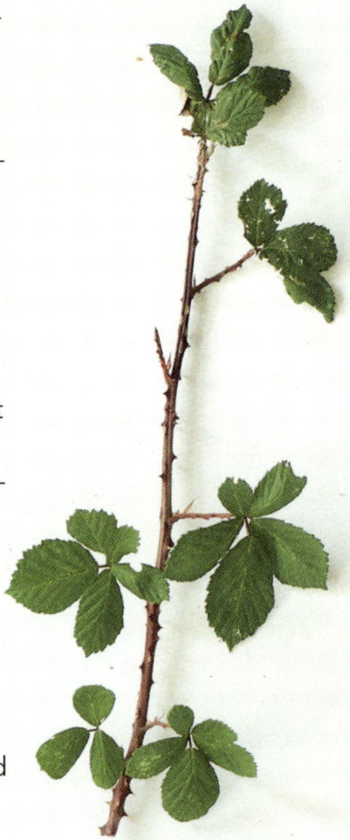

ODERMENNIG

(*Agrimonia*)

Familie: Rosaceae (Rosengewächse)

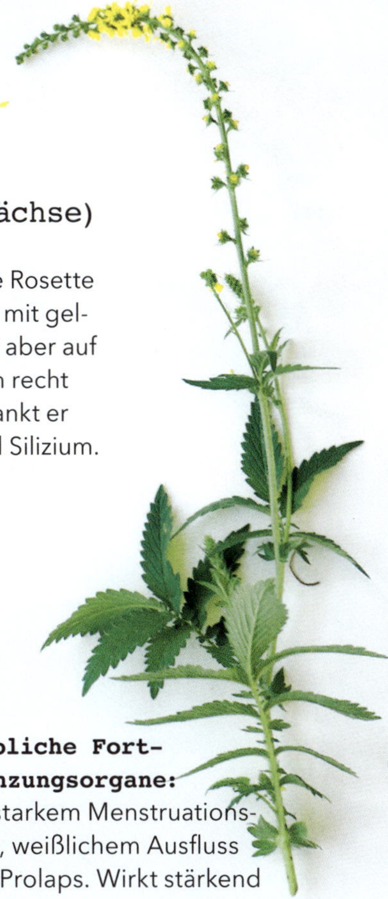

Der Odermennig bildet eine bodenständige Rosette aus gekerbten Blättern und eine hohe Rispe mit gelben Blüten. Er ist nicht sehr bekannt, kommt aber auf sonnigen Magerwiesen und an Waldrändern recht häufig vor. Seine aufbauende Wirkung verdankt er vor allem seinem Gehalt an B-Vitaminen und Silizium.

Gut für

Immunsystem: Aufbauend und heilend durch B-Vitamine, Eisen und Silizium. Regt den Stoffwechsel an und beruhigt das Nervensystem. Kann bei Diabetes unterstützen.

Verdauung: Regt leicht Darm, Leber und Bauchspeicheldrüse an. Stärkt die Leberfunktion. Bei Darmbeschwerden und Durchfall durch nervliche Anspannung.

Harnwege: Leicht harntreibend. Stärkt die Schleimhaut der Harnwege. Lindert Blasenentzündung. Beugt Nierensteinen, Blasenschwäche und rheumatischen Erkrankungen vor.

Haut: Gegen Geschwüre, Zysten, Polypen und trockene Ekzeme. Silizium fördert Regeneration und Aufbau von Haut und Haaren.

Atemwege: Bei Atemwegsbeschwerden wie Erkältung, Bronchitis, Ohrenentzündung, Streptokokken oder Mandelentzündung. Bei Heuschnupfen und Morbus Menière.

Weibliche Fortpflanzungsorgane: Bei starkem Menstruationsfluss, weißlichem Ausfluss und Prolaps. Wirkt stärkend bei allgemeiner Schwäche.

Verwendung

Tinktur und Aufguss: Ganze blühende Pflanze: Blatt, Blüte und Stängel

Die Blütenstände oberhalb der stacheligen Früchte ernten. Zur Langzeitanwendung geeignet.

Wirksame Inhaltsstoffe

Gerbstoffe, Bitterstoffe, ätherisches Öl, Vitamine B, C und K, Silizium, Eisen, Flavonoide und Salicylsäure

HAFER

(Avena sativa)

Familie: Poaceae (Süßgräser)

Hafer ist ein Sommergetreide, das in weiten Teilen Nordeuropas wächst. Lange Zeit wurde er nur als Nahrungsmittel angesehen, später entdeckte man seine Heilkräfte. Hafer stärkt das Nervensystem bei Stress, Burn-out und Niedergeschlagenheit. Als ich schwanger war, riet mir die Hebamme, bei Sodbrennen Haferflocken zu kauen, und es half!

Gut für

Nervensystem: Beruhigend, stärkend und anregend. Bei Stress, nervlicher Erschöpfung, Burn-out, Niedergeschlagenheit. Vor allem die Tinktur hilft beim Einschlafen.
Verdauung: Nährend und aufbauend. Verbessert den Stoffwechsel, regeneriert die Schleimhäute und wirkt mild abführend. Hilfreich bei zu viel Magensäure und zur Regulierung des Cholesterinspiegels. Bei gereizter Magen- und Darmschleimhaut, Verstopfung und Durchfall.
Hormonhaushalt: Reguliert den Blutzuckerspiegel. Enthält Phytoöstrogen, das hilfreich bei PMS und Wechseljahrsbeschwerden ist.
Haut: Lindernd und entzündungshemmend bei juckenden Hautausschlägen, trockener und rauer Haut, Ekzemen und Kinderkrankheiten mit Ausschlägen wie Windpocken. Ideal ist ein Haferbad.
Knochen, Haare und Nägel: Bei brüchigen Haaren/Nägeln, Osteoporose und Karies.

Verwendung

Tinktur: Ganze Pflanze, kurz nach der Blüte und vor der Fruchtbildung sammeln. Zur Langzeitanwendung geeignet.
Aufguss: Den Hafer mit kochendem Wasser übergießen und 4 Stunden ziehen lassen. Abseihen und trinken, eventuell mehrmals über den Tag verteilt.
Nahrungsmittel: Haferflocken, Hafermehl, Haferkleie oder Haferdrink

Wirksame Inhaltsstoffe

Stärke, Proteine, Fette, Zucker, Schleimstoffe, Saponine, Alkaloide, Phytosterole, Mineralstoffe wie Kalzium, Mangan, Eisen, Phosphor, Silizium, Kalium, Kupfer, Brom und Zink, B-Vitamine (auch Folsäure), Vitamin E und K

WEICHWEIZEN

(Triticum aestivum)

Familie: Poaceae (Süßgräser)

Vom Weizen können wir Weizengras (glutenfrei), Weizenkeime, Weizenkeimöl oder das glutenhaltige Korn verwenden.

Gut für

Allgemeine Gesundheit: Stärkend und vitalisierend bei Vitaminmangel, Müdigkeit, Rekonvaleszenz, Stress und starker geistiger Anstrengung sowie geschwächtem Immunsystem. Wertvoller Ernährungsbestandteil für ältere Menschen, Kinder und Menschen, die schwere (geistige und körperliche) Arbeit leisten. Wirkt Altersbeschwerden entgegen. Kann Beschwerden durch Strahlentherapie lindern.

Verdauung: Entgiftet und reinigt den Magen-Darm-Trakt. Bei Dickdarmentzündung (Colitis).

Blut und Gefäße: Beugt Arteriosklerose und Blutgerinnseln vor. Weizenkeimöl ist reich an antioxidativem Vitamin E. Gegen Frühjahrsmüdigkeit und Antriebsschwäche. Blutverdünnend und cholesterinsenkend.

Verwendung

Weizengras, Weizenkeime, Weizenkeimöl, Weizenkleie, Weizenkörner, Weichweizengrieß

Wirksame Inhaltsstoffe

Weizengras: Chlorophyll, Betakarotin, Vitamine B1, B2, B3, B5, B6, B9 (Folsäure), B12, C und E, ungesättigte Fettsäuren, Phytosterole

Weizenkeime: Proteine, Fette, Enzyme, Phosphor, Magnesium, Kalium, Zink, Vitamin E und B-Vitamine

Weizenkörner: Kohlenhydrate, Proteine, Fette, Kalium, Phosphor, Kalzium, Eisen, Vitamine B1, B2 und Niacin

Achtung: Weizengras ist glutenfrei und kann bei einer Glutenunverträglichkeit oder -allergie verwendet werden. Weizenkeimöl und andere Weizenprodukte enthalten Gluten und sollten von Menschen mit Glutenunverträglichkeit oder -allergie gemieden werden.

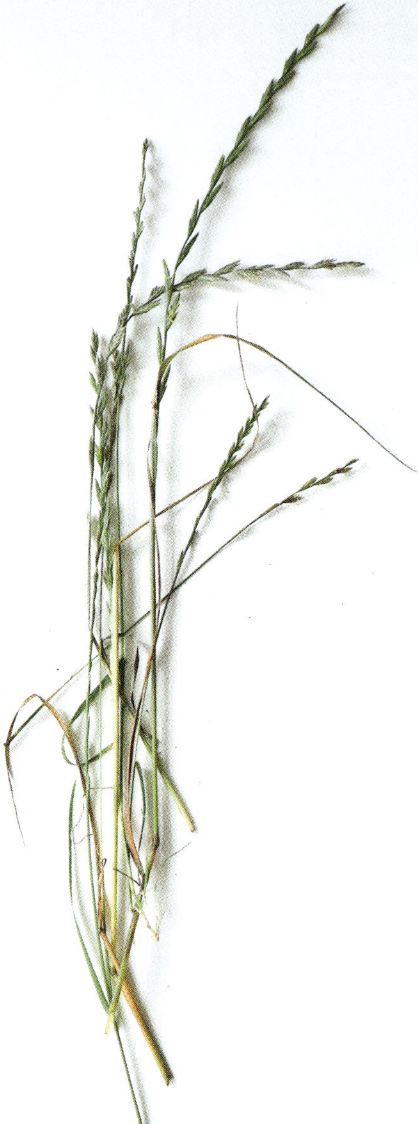

QUECKE

(Triticum repens)

Familie: Poaceae (Süßgräser)

Quecke ist ein Wildgras. Das Rhizom dieses Grases ist für seine Heilwirkung bekannt und kann sogar als natürliches Antibiotikum eingesetzt werden.

Gut für

Haut: Entwässert, reinigt und fördert die Schweißbildung. Wirkt antibiotisch. Schützt die Haut und fördert ihre Elastizität.

Verdauung: Fördert die Ausschüttung von Verdauungssäften. Bei Magen-, Leber- und Darmentzündungen. Gegen saures Aufstoßen das Rhizom kauen.

Harnwege: Leicht harntreibend. Bei Entzündungen von Niere und Blase, durch den Abbau von Harnsäure bei Rheumatismus und Gicht sowie bei Nieren- und Blasensteinen.

Blut: Bei Bluthochdruck und Arteriosklerose.

Verwendung

Das Rhizom. Tinktur, Aufguss und Creme aus der (ofengetrockneten) Wurzel herstellen, die im März oder September geerntet wird.

Wirksame Inhaltsstoffe

Polysaccharide (darunter Tricitin), Schleimstoffe, Saponine, ätherisches Öl, Silizium, Kieselsäure, Kaliumsalze, Eisen, Vitamine A und B

GROSSE KAPUZINER-KRESSE

(Tropaeolum majus)

Familie: Tropaeolaceae (Kapuzinerkressengewächse)

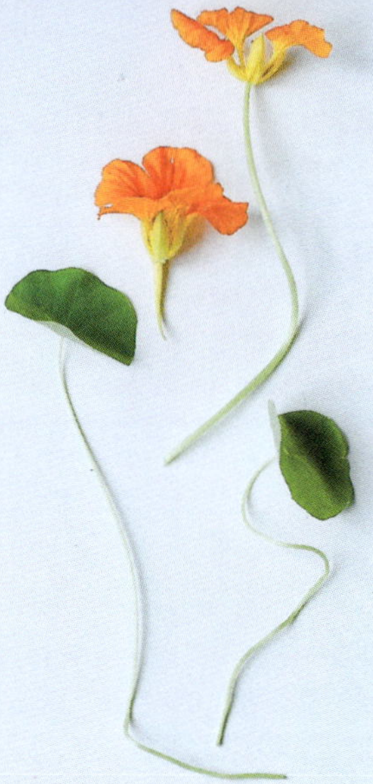

Redensartlich heißt es, wer täglich eine Blüte der Großen Kapuzinerkresse ist, wird nicht krank. Das liegt daran, dass sie ein natürliches Antibiotikum ist.

Gut für

Allgemeine Gesundheit: Bei Infekten, antiseptisch, antiviral und antimykotisch, blutreinigend, reich an Vitamin C. Bei Anämie und (Frühjahrs-)Müdigkeit.

Harnwege: Desinfizierend, antibiotisch. Schützt die Blasenschleimhaut. Vorbeugend gegen Harnwegsinfekt.

Atemwege: Antiseptisch, antibiotisch. Schützt die Schleimhäute der Atemwege.

Verdauung: Regt den Appetit an und fördert die Fettverbrennung. Bei Appetitmangel oder Übergewicht.

Haut und Haare: Der Schwefelgehalt wirkt sich positiv auf den Zustand von Haut und Haaren aus.

Hormonhaushalt: Reguliert die Schilddrüsenfunktion. Fördert die Menstruation. Aphrodisiakum.

Herz und Kreislauf: Stärkt die Herzfunktion.

Verwendung

Frische Blätter und blühende Triebspitzen. Nicht trocknen. Knospen und Samen als Zutat beim Kochen.

Wirksame Inhaltsstoffe

Senfölglycoside, Phenolsäuren (Antioxidantien), Betakarotin, Vitamine B2, B3, C und E, Bitterstoffe, ätherisches Öl, Schwefel, Enzyme, Oxalsäure

BRUNNENKRESSE

(Nasturtium officinale)

Familie: Brassicaceae (Kreuzblütler)

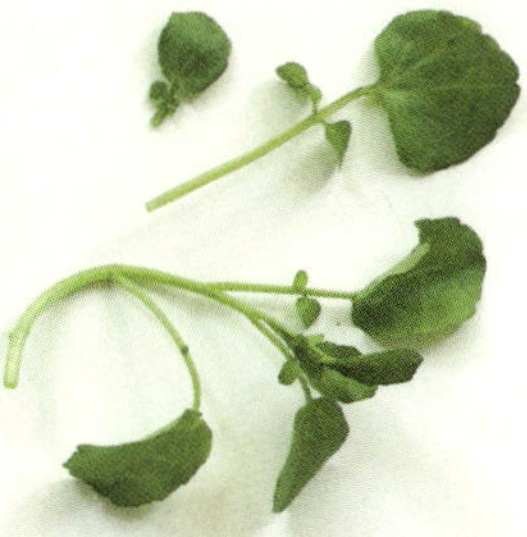

Die Echte Brunnenkresse ist eine wasserliebende Pflanze, die in und an Fließgewässern wächst. Einigen Studien zufolge besitzt sie eine bemerkenswerte Heilkraft. Sie enthält viele Vitamine und Mineralstoffe. Ihre reinigende Wirkung kommt Harnwegen, Nieren und Leber zugute.

Gut für

Abwehrkräfte: Reich an Vitaminen und Mineralien. Enthält antibiotische Substanzen. Bei Vitamin-C-Mangel, Infektionen, Kopfschmerzen, Müdigkeit, Antriebslosigkeit.

Harnwege: Harntreibend und entsäuernd. Bei Nieren- und Blasenschwäche, Rheuma, Gicht, Arthrose und Arthritis.

Atemwege: Schleimlösend. Bei langwierigen Beschwerden.

Blut: Blutreinigend. Bei Schwäche und Blutarmut. Reguliert den Blutzuckerspiegel.

Verdauung: Regt die Lebertätigkeit an und fördert die Entgiftung. Regt den Appetit und die Gallentätigkeit an. Bei Leberschwäche und Gallenbeschwerden.

Hormonhaushalt: Stimuliert die Gebärmutter (nicht während der Schwangerschaft anwenden). Entzündungshemmend. Aphrodisiakum.

Haut und Haare: Hautausschlag, Schuppen, Geschwüre.

Verwendung

Tinktur: Frische Blätter

Nahrungsmittel: Frische Blätter. Vor dem Verzehr gründlich waschen.

Haartonikum: 100 g frische Blätter mit 250 ml kochendem Wasser übergießen. Abkühlen lassen und die Haare damit spülen.

Wirksame Inhaltsstoffe

Vitamine B1, B2, B3, B6, C, D und E, Mineralien wie Kalzium, Phosphor, Kalium, Eisen, Jod, Kupfer, Magnesium, Natrium und Zink. Aminosäuren, ätherische Öle, Enzyme

SCHWARZE JOHANNISBEERE

(Ribes nigrum)

Familie: Grossulariaceae (Stachelbeergewächse)

Die Schwarze Johannisbeere wirkt aufbauend, stärkend und reinigend. Die Beeren sind reich an B-Vitaminen und Vitamin C, die auch positiv auf die Nieren wirken. Heilwirksam sind zusätzlich die Blätter. Ihre Härchen enthalten ätherische Öle, die zusammen mit den Phytohormonen das menschliche Immunsystem stärken.

Gut für

Abwehrkräfte: Entzündungshemmend. Lindert Allergien. Erhöht die Widerstandskraft und wirkt stärkend bei chronischen Erkrankungen, z. B. Autoimmunerkrankungen wie Rheuma, Arthritis, Allergie, Asthma und Ekzemen. Als Frühjahrskur, Blutreinigungskur und Schlankheitskur.

Harnwege: Harntreibend, blutreinigend und stärkend. Fördert die Ausscheidung von Harnsäure. Bei Ödemen oder schmerzhaftem Wasserlassen.

Hormonhaushalt: Stimuliert die Nierenrinde. Erhöht den Cortisolspiegel und stärkt so die Stressresistenz.

Blutgefäße: Stärkt Kapillaren und Gefäßwände. Fördert die Durchblutung. Bei Krampfadern und Hämorrhoiden. Vorbeugend gegen Arteriosklerose und Thrombose.

Verwendung

Tinktur: Junge, aber ausgewachsene Blätter

Aufguss: Getrocknete Blätter. Nicht zu viele Blätter ernten, weil sie den Beeren den nötigen Schatten geben. Keine Blätter mit Rostbefall verwenden.

Beeren: Frisch oder als Saft

Samen: Öl aus den Samen Schwarzer Johannisbeeren ist reich an ungesättigten Fettsäuren.

Wirksame Inhaltsstoffe

Gerbstoffe, organische Säuren, ätherisches Öl, Vitamine B und C, Kalium, Flavonoide, Pektin und Zucker, Omega-3-Fettsäuren

Schwarze Johannisbeeren, Heidelbeeren, Sanddornbeeren, Hagebutten, Brombeeren, Himbeeren und Preiselbeeren enthalten viele Vitamine, Mineralstoffe und Antioxidantien. Alle stärken das Immunsystem.

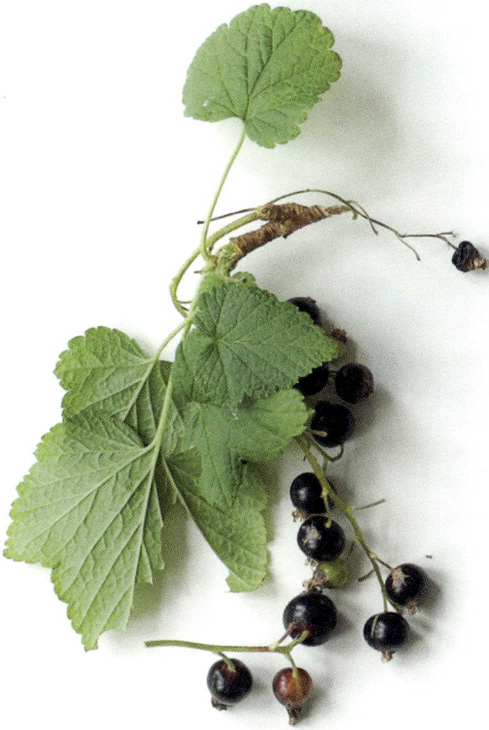

NATÜRLICHE ANTIBIOTIKA UND ADAPTOGENE

Zu den natürlichen Antibiotika zählen Akazie, Echte Aloe, Echinacea, Eukalyptus, Knoblauch, Ingwer, Honig, Wacholderbeeren, Süßholz, Salbei, Karde und Kiefer. Jede Pflanze hat ihre eigene Wirkweise. Manche bekämpfen Bakterien, andere wirken gegen Infektionen. Einige sind hilfreich bei Atemwegsbeschwerden, andere bei Hautinfektionen. Details zu den Eigenschaften und der Anwendung finden Sie in den Pflanzenporträts. Derzeit beschäftigen sich viele Forscher mit Adaptogenen. Dabei handelt es sich um Pflanzenstoffe, die die Anpassungsfähigkeit des Körpers an die Umwelt, vor allem an emotionalen Stress, verbessern. Beispiele sind Ginseng, Noni, Schisandra, Rosenwurz, Ashwaganda, Tulsi, Ginkgo, Gotu Kola

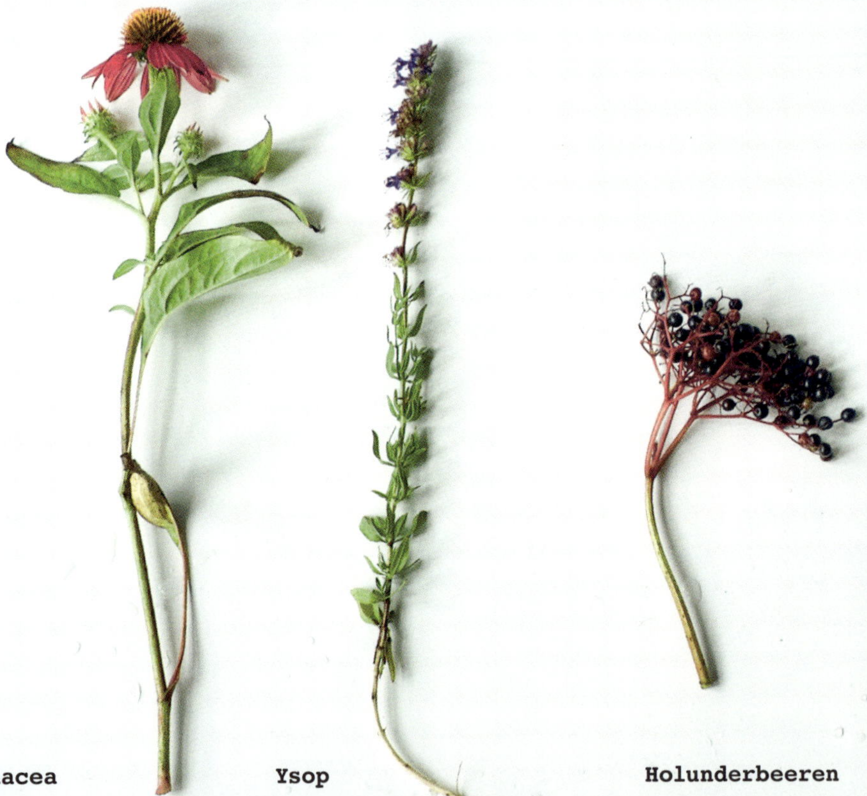

Echinacea **Ysop** **Holunderbeeren**

und Pilze wie Löwenmähne, Shiitake, Chaga und Reishi. Auch sie wirken jeweils unterschiedlich. Sie können die Stressresistenz oder die Ausdauer verbessern, die Gehirnfunktion oder das Immunsystem stärken.
Ashwaganda, Rosenwurzeln und Tulsi verbessern die Stressresistenz.
Löwenmähne, Gotu Kola, Ginkgo und Tulsi stärken die Herzfunktion.
Macuna, Suma und Maca spenden Energie.
Koreanischer Ginseng, Reishi und Echinacea stärken das Immunsystem.
Schisandra und Chaga wirken gegen Abgeschlagenheit.

Achtung: Verwenden Sie Adaptogene niemals eigenmächtig, sondern lassen Sie sich von einem Experten beraten. Bei starken Beschwerden sollten Sie zuerst einen Arzt aufsuchen.

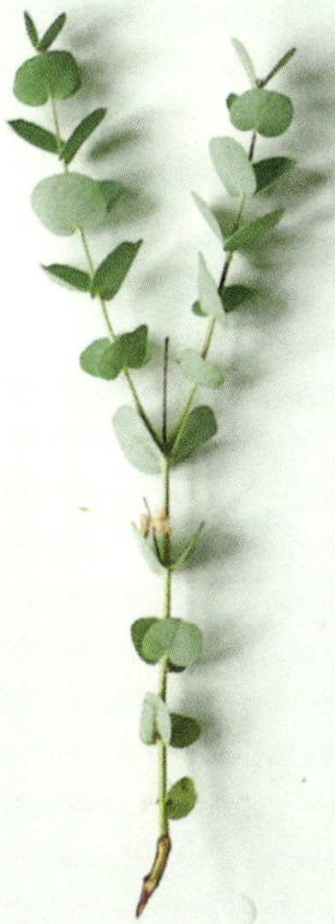

Eukalyptus

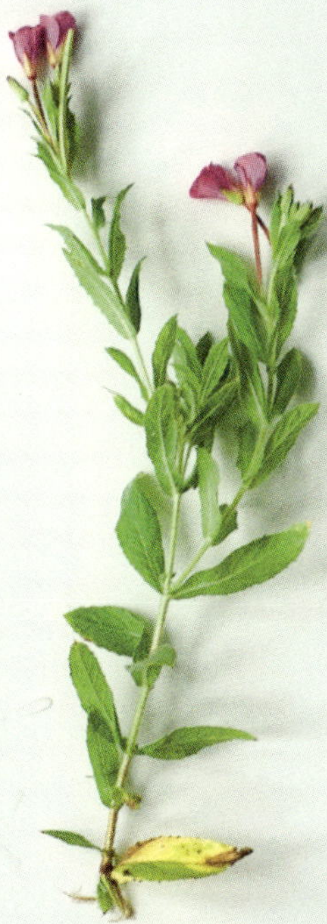

Schmalblättriges Weidenröschen

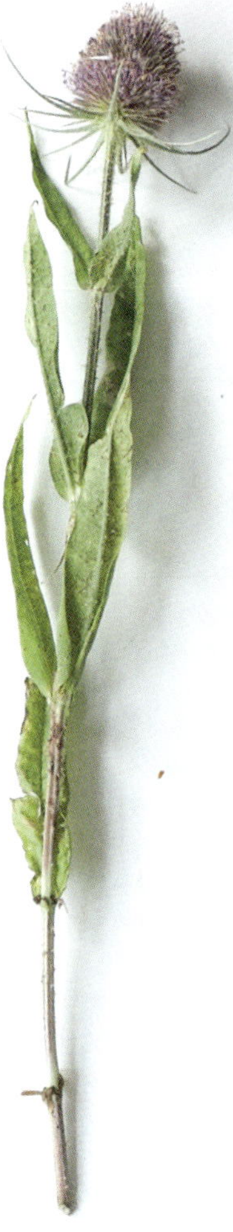

KARDE

(*Dipsacus*)

Familie: Dipsacaceae (Kardengewächse)

Der Name leitet sich von dem lateinischen Wort *carduus* (Distel) ab, und tatsächlich wird diese Pflanze zur großen Gruppe der Distelartigen gezählt. Die Karde besitzt entgiftende Wirkung und bekämpft die Erreger der Borreliose. Zudem stimuliert sie die Funktion von Leber und Nieren und fördert so die Ausscheidung von Giftstoffen. Mehrere erfolgreiche Heilungen von Borreliose mit der Karde wurden von Wolf Dieter Storl (deutscher Ethnobotaniker und Borreliose-Spezialist) und von Laila Wold (norwegische ehemalige Borreliose-Patientin) beschrieben. Aus der Wurzel der einjährigen Pflanze kann eine Tinktur hergestellt werden.

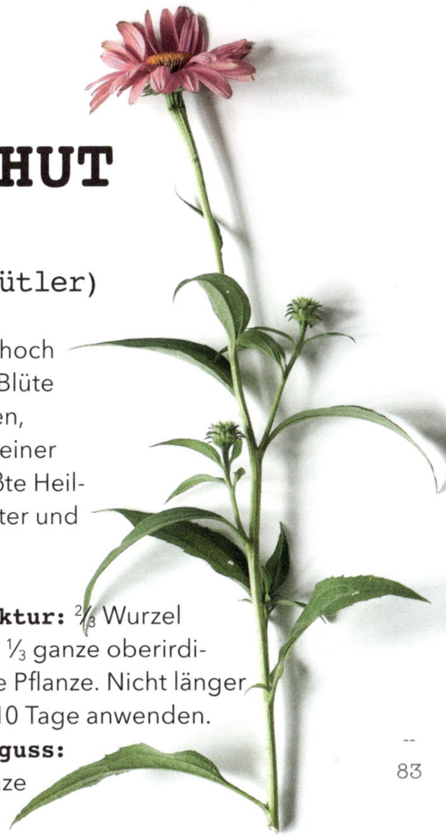

ECHINACEA/ ROTER SONNENHUT

(Echinacea purpura)

Familie: Asteraceae (Korbblütler)

Der Rote Sonnenhut kann bis zu 1,5 Meter hoch werden und hat eine attraktive rotviolette Blüte mit gelbem Zentrum. Sie ist am wirksamsten, wenn man sie gleich bei ersten Anzeichen einer Erkältung oder Grippe anwendet. Die größte Heilkraft besitzt die Wurzel, aber auch die Blätter und Blüten können verwendet werden.

Gut für

Immunsystem: Erhöht die Widerstandskraft gegen Viren, Bakterien und Pilze. Kann präventiv und bei akuten Beschwerden eingesetzt werden. Bei Infektionen der oberen Atemwege, Grippe, Erkältungen und Bronchitis. Auch bei Allergien und Heuschnupfen wertvoll.

Blut und Lymphe: Insgesamt reinigend und durchblutungsfördernd. Bei geschwollenen Drüsen, Pfeifferschem Drüsenfieber, Candida und Soor.

Haut: Antiseptisch, heilungsfördernd, entzündungshemmend und antimykotisch.
Bei Furunkeln, eiternden Wunden, Herpesbläschen und Windpocken.

Verwendung

Wurzel und oberirdische Teile, innerlich und äußerlich.

Tinktur: $\frac{2}{3}$ Wurzel und $\frac{1}{3}$ ganze oberirdische Pflanze. Nicht länger als 10 Tage anwenden.

Aufguss: Ganze blühende Pflanze

Äußerlich: Salbe aus der Tinktur oder dem Öl herstellen. Die Tinktur kann z. B. bei Gürtelrose oder Lippenbläschen unverdünnt auf die Haut aufgetragen werden.

Wirksame Inhaltsstoffe

Oberirdische Teile: Polysaccharide, Inulin, ätherische Öle, Vitamin C, Betakarotin und die Mineralstoffe Magnesium, Silizium, Eisen, Aluminium

Wurzel: Polysaccharide, Proteine, organische Säuren, ätherische Öle, Fettsäuren, Pyrrolizidinalkaloide

BEIFUSS

(*Artemisia vulgaris*)

Familie: Asteraceae (Korbblütler)

Regt die Menstruation an. Fördert die Ausschüttung von Magensaft und Gallenflüssigkeit. Unterstützt die gesunde Darmflora. Gemeiner Beifuß ist zudem ein nervenstärkendes Kraut, das hilft, Spannungen abzubauen und negative Stimmung auszugleichen. Weil er die Gebärmutter anregt, darf er nicht in der Schwangerschaft angewendet werden.

Verwendung
Die Blätter und einige blühende Spitzen. Tinktur oder Aufguss, wobei der Aufguss sehr bitter ist.

Wirksame Inhaltsstoffe
Ätherisches Öl, Bitterstoffe, Inulin, Flavonoide

Der Wermut für Absinth (*Artemisia absinthium*) ist eng mit dem Beifuß verwandt, wirkt aber wesentlich stärker, zum Beispiel entzündungshemmend auf die Darmschleimhaut, und wird als Tonikum nach Krankheiten oder zur Stärkung der Nerven verwendet. Allerdings enthält Wermut Thujon, das Kopfschmerzen und Schwindelgefühl verursachen kann.

Die psychoaktiven und entkrampfenden Inhaltsstoffe von Wermut können bei höherer und längerer Dosierung zu Lähmungen führen. Darum darf er nur unter fachkundiger Aufsicht eingenommen werden.

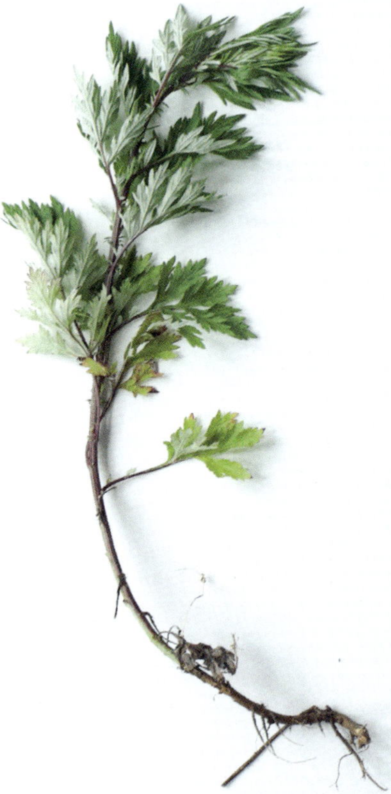

HANF (SAMEN UND ÖL)

(Cannabis sativa)

Familie: Cannabaceae (Hanfgewächse)

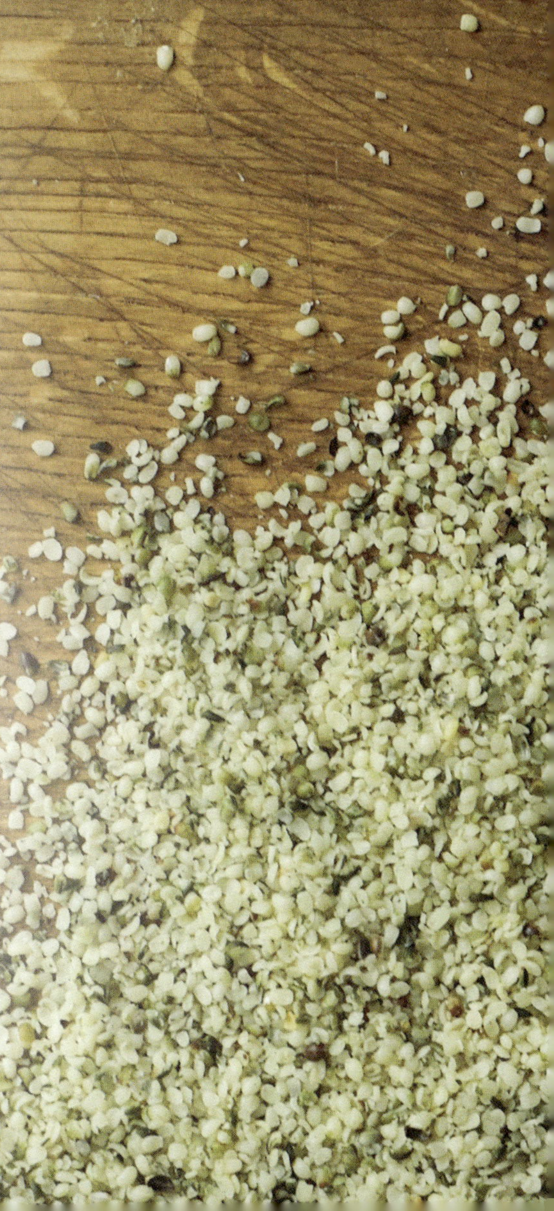

Hanf ist eine umstrittene Heilpflanze. Er ist bekannt für seine beruhigende, krampflösende, schmerz- und brechreizlindernde Wirkung und wird gelegentlich begleitend zu Chemotherapien eingesetzt. Seine Harze enthalten unter anderem Tetrahydrocannabinol (THC), Cannabidiol (CBD) und Cannabinol (CBN). Einige dieser Stoffe wirken auf Psyche, Geist und Nervensystem. Medizinischer Hanf sollte nur nach Absprache mit einem Arzt oder Heilpraktiker angewendet werden. CBD-Öl enthält keine psychoaktiven Stoffe und wird als Nahrungsergänzungsmittel bei Schlafproblemen, Angstzuständen, Epilepsie, chronischen Schmerzen, Psychosen und ADHS eingesetzt.

Hanfsamen sind sehr nahrhaft und gesund! Sie enthalten Vitamin E, Omega-3- und Omega-6-Fettsäuren sowie zehn essenzielle Aminosäuren, die Organe, Drüsen, Sehnen und Gefäße positiv beeinflussen, wundheilend und gewebe-regenerierend wirken.

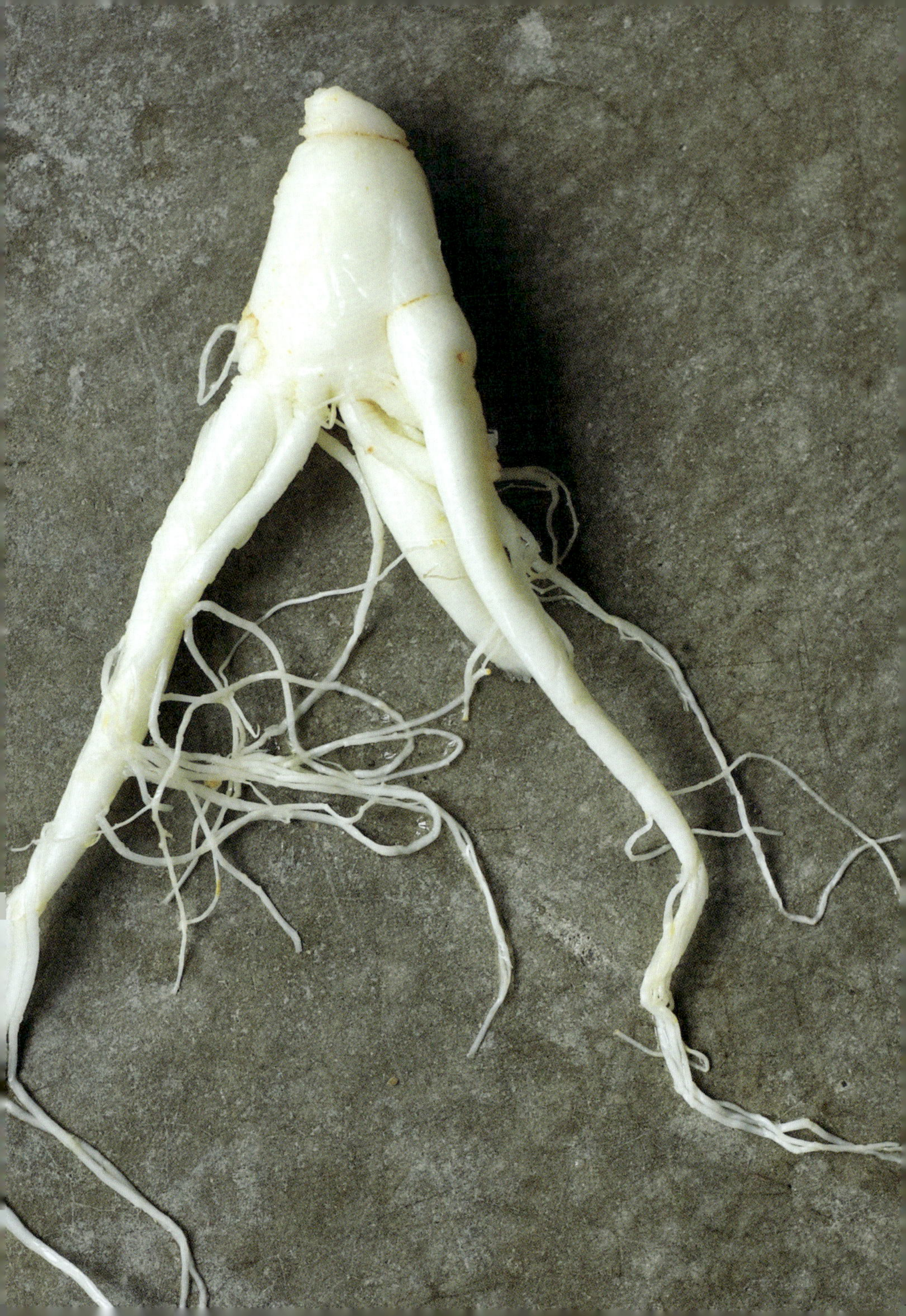

GINSENG

(Panax ginseng)

Familie: Araliaceae (Araliengewächse)

Als Adaptogen verbessert Ginseng die Anpassungsfähigkeit des Körpers an Hitze, Kälte, Lärm, wechselnden Luftdruck, Sauerstoffmangel und Strahlung. Kurzum – er stabilisiert Körper und Geist, wenn die Umstände ungünstig sind. Reduziert die Nebenwirkungen von Chemo- und Strahlentherapie.

Gut bei/für (nur eine Auswahl aus einer langen Liste)

Ungleichgewicht: Hilft dem Körper, sich besser an neue, ungünstige physio-chemische Umstände anzupassen.

Nervensystem: Verbessert die Belastbarkeit bei Stress. Bei psychischer Überforderung, Burn-out, hohem Arbeitsdruck, Prüfungsstress. Tonikum: Verbessert Gedächtnis, Konzentration und Reaktionsfähigkeit.

Hormonhaushalt: Normalisiert den Hormonhaushalt. Stimuliert die Nieren. Bei Impotenz und Sterilität, PMS und Wechseljahrsbeschwerden.

Immunsystem: Allgemeines Tonikum für Körper und Geist. Vitalisierend und anregend bei Müdigkeit, allgemeiner Schwäche. Zur Vorbeugung gegen Altersbeschwerden. Antiviral, stärkt die Abwehrkräfte und fördert die gesunde Darmflora.

Verwendung

Aus 1–2 Gramm Wurzel eine Tinktur herstellen oder trocknen und zu Pulver oder Extrakt verarbeiten.

Wirksame Inhaltsstoffe

Triterpene, Saponine, Phytosterole, Glycopeptide, ätherisches Öl, Fettsäuren, Mineralien wie Kalzium, Magnesium, Zink, Eisen, Germanium, Mangan. Cholin, Vitamin B1, B2, B3, B5, B9 (Folsäure), B12, C

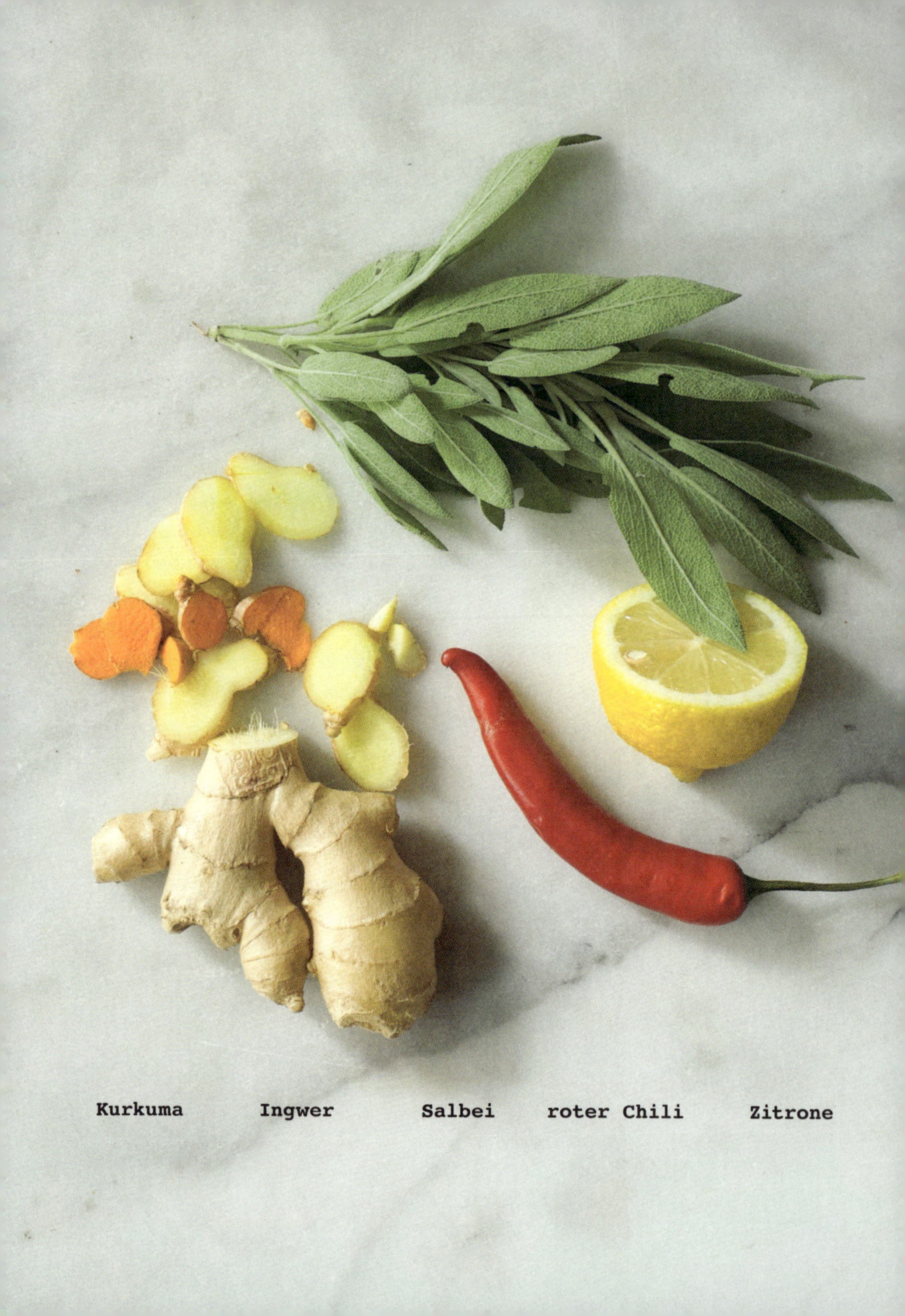

Kurkuma Ingwer Salbei roter Chili Zitrone

KURKUMA (JAVANISCHE GELBWURZ)

(Curcuma xanthorriza)

Familie: Zingiberaceae (Ingwergewächse)

Kurkuma oder Gelbwurz wird wegen ihrer antibakteriellen und immunstärkenden Eigenschaften sehr geschätzt. Gelegentlich wird auch die Indische Gelbwurz (*Curcuma longa*) verwendet, sofern sie ausreichend Curcuminoide enthält.

Gut für

Verdauung: Regt die Gallentätigkeit an und fördert den Abbau kleiner Gallensteine. Stärkt und entgiftet die Leber. Regt den Appetit an, z. B. bei Magersucht.

Immunsystem: Entzündungshemmend bei akuten und chronischen Beschwerden, auch bei rheumatoider Arthritis und anderen Autoimmunerkrankungen.

Altersbeschwerden: Vorbeugend als Antioxidans (hemmt Zellschäden durch Oxidation). Beugt altersbedingten Krankheiten vor.

Antibakteriell: Bei Grippe und Erkältung, bei Wunden, Geschwüren und Verletzungen.

Blut: Regt die Durchblutung und die Menstruation an.

Achtung: Nicht in der Schwangerschaft anwenden. Bei Langzeitanwendung in hoher Dosierung kann es zu Magenbeschwerden kommen.

Verwendung

Rhizom, getrocknet

Wirksame Inhaltsstoffe

Ätherisches Öl, Phenole wie Curcuminoide und Curcumin, Stärke, Fructose und Glucose, Vitamine B1, B2, B3 und C, Mineralstoffe wie Kalium, Phosphor, Kalzium, Chrom, Magnesium und Eisen. Harz, Fett, Eiweiß

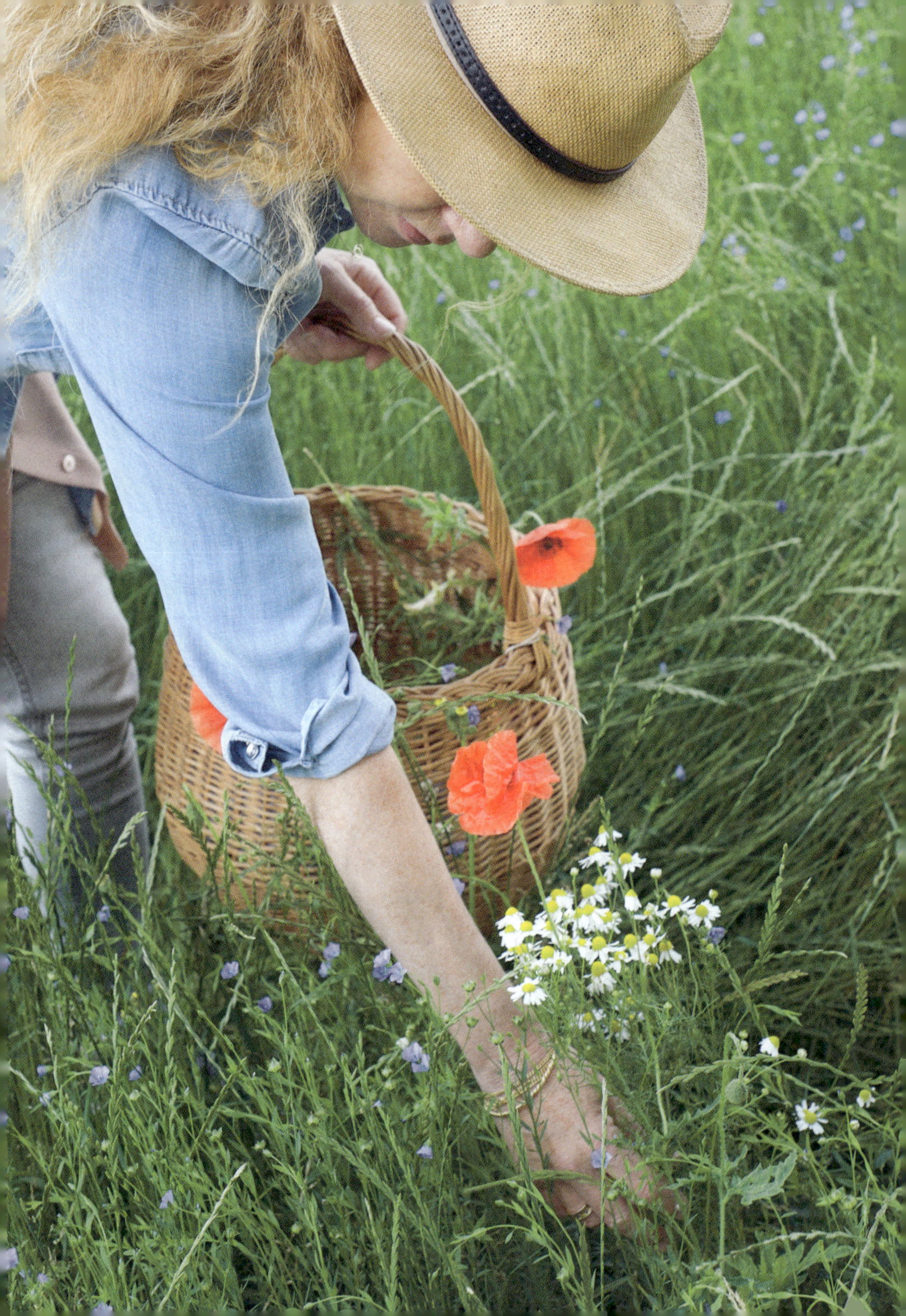

ERSTE HILFE BEI KLEINEN UNFÄLLEN UND BESCHWERDEN

Medizinische Kräuter sind hilfreich bei kleinen Schnittwunden, Blasen, Schürfwunden oder wenn Sie sich gestoßen haben. Bei ersten Anzeichen einer Grippe oder Blasenentzündung können sie ebenso wirkungsvoll eingesetzt werden wie bei Magenschmerzen. Stellen Sie zur Behandlung oberflächlicher Verletzungen eine Tinktur aus Ringelblumen oder ein Wundspray aus Schafgarbe her oder verwenden Sie die frischen Blätter des Spitzwegerichs als Wundauflage. Gegen Kopfschmerzen helfen Silber-Weide oder Mädesüß. Es ist durchaus sinnvoll, einige natürliche Tinkturen, Salben oder Öle in der Hausapotheke zu haben. Auch ätherische Öle, frische oder getrocknete Blüten und Blätter sollten nicht fehlen.

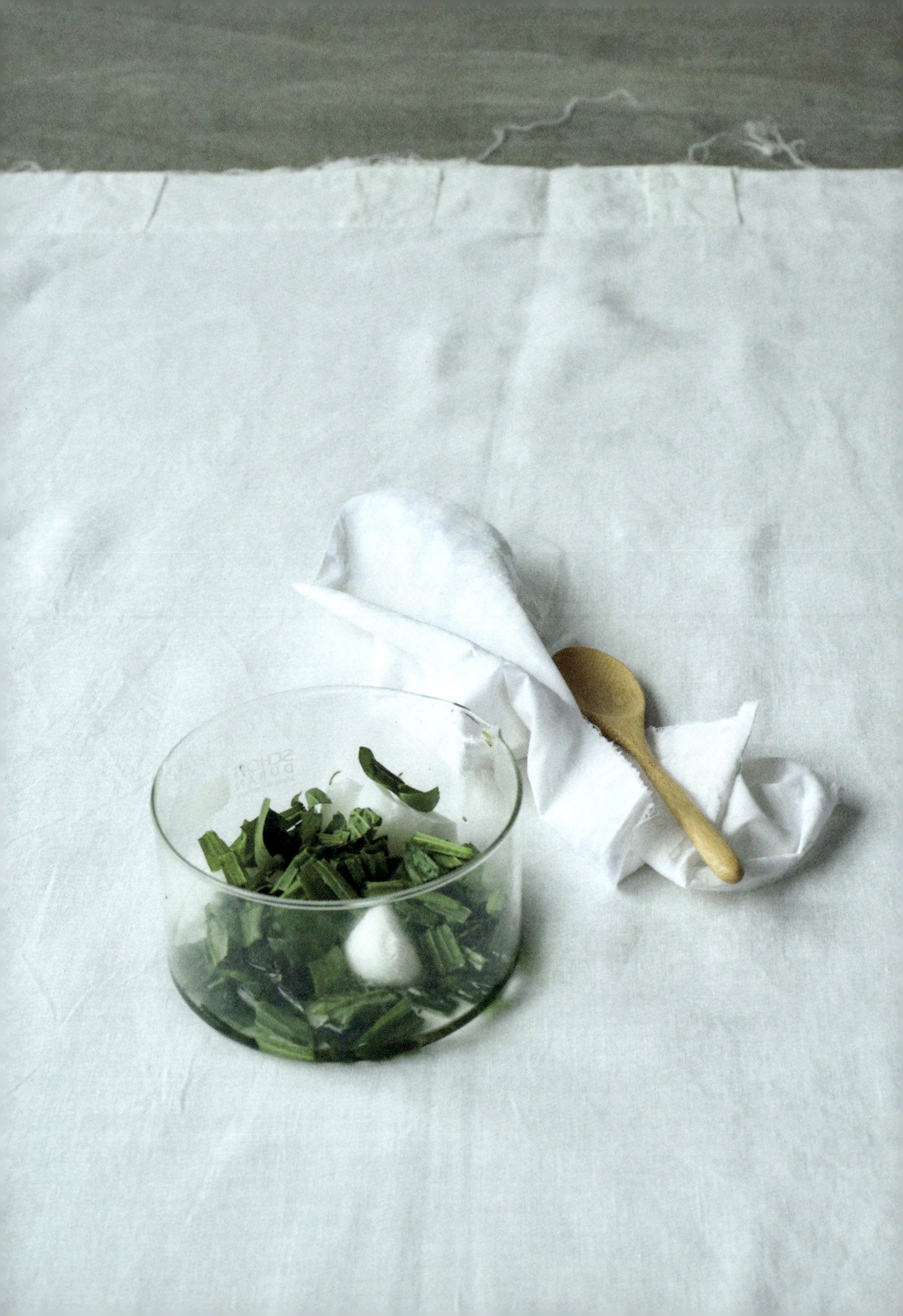

HAUT: ZERRUNGEN, PRELLUNGEN, WUNDEN, AUSSCHLAG

Es passiert so schnell, dass man sich schneidet, stößt oder anderweitig verletzt. Dann ist es gut, Salben, Tinkturen oder Sprays mit natürlichen Wirkstoffen im Haus zu haben.

Geeignete Pflanzen

Ringelblume, Kamille, Wegerich, Schafgarbe, Beinwell, Arnika, Echte Aloe, Melisse, Teebaum, Lavendel, Gundermann, Meerrettich, Taubnessel, Walnuss (Öl), Wilde Malve, Johanniskraut, Klette, Schöllkraut.

Im Detail:

Schürfwunden, Stürze, blaue Flecken: Ringelblumensalbe, Brennnesselsalbe, Wegerichsalbe oder Schafgarbenspray

Wunddesinfektion: Ringelblumentinktur wirkt wie Jod, ist desinfizierend und fördert die Heilung. Auch Kamille desinfiziert und beruhigt.

Oberflächliche (Schürf-) Wunden und rissige Haut: Ringelblumensalbe oder Kamillenöl fördert die Regeneration der Haut und beugt Narbenbildung vor.

Blutende Wunden, schlecht heilende Wunden, erschlaffte Gefäße, geplatzte Venen, schlechte Durchblutung: Schafgarbenspray

Postoperative Wunden, tiefe Wunden, Verbrennungen und Sonnenbrand: Johanniskraut wirkt desinfizierend, beruhigend und wundheilend.

Insektenstiche, Reizung durch Brennnesseln, Hautausschlag: Mit frischen Blättern von Wegerich, Gundermann oder Taubnessel einreiben. Alternativ Wegerichsalbe.

Blaue Flecken, Stöße, Beulen: Salbe, Gel oder Tinktur mit Arnika

Kopf gestoßen, leichte Gehirnerschütterung: 20 Tropfen Arnikatinktur einnehmen und eine kalte Kompresse mit Arnikatinktur auflegen.

Akne, Entzündungen, Wunden und rissige Haut: Beinwell wirkt reinigend, blutreinigend, schmerzlindernd und gewebestärkend.

Zur Wunddesinfektion eignen sich auch Teebaum- und Lavendelöl.

Leichte Verbrennungen und Sonnenbrand: Mit Aloe-vera-Gel oder Johanniskrautöl einreiben. Zum Kühlen frische Gurkenscheiben auf die Haut legen.

Sonnenallergie: Mit Malvenöl (aus Wilder Malve) einreiben. Vorbeugend im Frühjahr Vitamin D einnehmen.
Verbrennungen durch Bärenklau und Weinraute: Aloe-vera-Gel
Nagelpilz oder Herpesbläschen: Salbe aus Bienenwachs, Öl und einigen Tropfen ätherischem Teebaumöl oder Melissenöl (Rezept siehe Seite 115)
Verschmutzte Wunden: Brennnesselsalbe
Vereiterter Splitter: Leinsamenumschlag
(Brust-)Entzündung: Ein Kohlblatt auflegen.
Herpesbläschen: Zitronenmelissensalbe (Rezept siehe Seite 115)
Geschwüre, Abszesse an Haut, Zahnfleisch und Rachen, Furunkel, Pilzinfektionen der Haut, Wundrose, Akne, Ekzeme: Große Klette (auch gegen Staphylokokken und Streptokokken).
Wunden: Umschläge mit Meerrettichwurzel
Muskelschmerzen: Einreiben mit Johanniskrautöl, Arnikaöl oder einer Mischung aus Königskerzenöl mit Wacholder-, Pfefferminz- und Lavendelöl.
Mückenstiche: Mit Blättern von Wegerich, Taubnessel oder Gundermann einreiben. Alternativ Brennnesselsalbe. Zur Vorbeugung eine Mischung aus Walnussöl mit Zitronella- und Lavendelöl auftragen.
Warzen und Pilzbefall: Mit Schöllkraut oder dem Milchsaft von Löwenzahn betupfen.

WEGERICHSALBE

Wegerichsalbe und Schafgarbensalbe können bei blutenden und schlecht heilenden Wunden, erschlafften Gefäßen, geplatzten Äderchen und schlechter Durchblutung eingesetzt werden.
Die Basis für die Salbe bildet das Wegerichöl.

Zutaten für das Öl:
sauberes Glas mit Schraubdeckel (etwa 200 ml)
50–100 g junge Wegerichblätter (bis das Glas voll ist)
ca. 175 ml hochwertiges Oliven- oder Sonnenblumenöl (um die Blätter zu bedecken)

Junge, unversehrte Breit- oder Spitzwegerichblätter an einem trockenen Tag am späten Vormittag sammeln, wenn der Tau getrocknet ist. Die Blätter auf einem Tuch trocknen lassen. In kleine Stücke schneiden oder zerbröseln und bis knapp unter den Rand in das Glas füllen. Die Blätter ganz mit Öl bedecken. Das Gefäß im Wasserbad erwärmen und 48 Stunden ziehen lassen (nicht kochen, den Herd über Nacht ausschalten). Alternativ das Glas mit einem Stück Seihtuch abdecken und 4 Wochen an einen sonnigen Platz stellen, dabei gelegentlich umrühren. Nach 4 Wochen das Öl abseihen. Von diesem Wegerichöl benötigen Sie 100 ml für die Salbe.

Zutaten für die Salbe:
100 ml Wegerichöl
12 g Bienenwachs
10 Tropfen ätherisches Öl eigener Wahl (nach Belieben)
saubere Dose für die Salbe

Das Wegerichöl in einer hitzebeständigen Schüssel im Wasserbad erwärmen. Das Bienenwachs zufügen, schmelzen lassen und gut umrühren. Nach Belieben ätherisches Öl unterrühren. Die Salbe in die Dose füllen und abkühlen lassen. Dann den Deckel schließen und das Gefäß exakt beschriften. Haltbarkeit: ca. 1 Jahr.
Schafgarbensalbe wird ebenso hergestellt.

SCHAFGARBEN-WUNDSPRAY

Dieses Spray wirkt blutstillend und heilend. Wenn Sie die praktische Sprühflasche bei sich tragen, haben Sie bei kleinen blutenden Kratzern oder Schnitten immer ein Heilmittel zur Hand.

Stellen Sie zunächst eine einfache Schafgarbentinktur her, indem Sie Blätter und Blüten der Schafgarbe in ein Glas geben. Mit klarem Schnaps auffüllen und 6 Wochen ziehen lassen, dann abseihen. Für das Spray geben Sie Tinktur und Quellwasser im Verhältnis 1:3 in eine Sprühflasche. Die Flasche exakt beschriften. Vor Gebrauch gut schütteln. Haltbarkeit: ca. 1 Jahr.

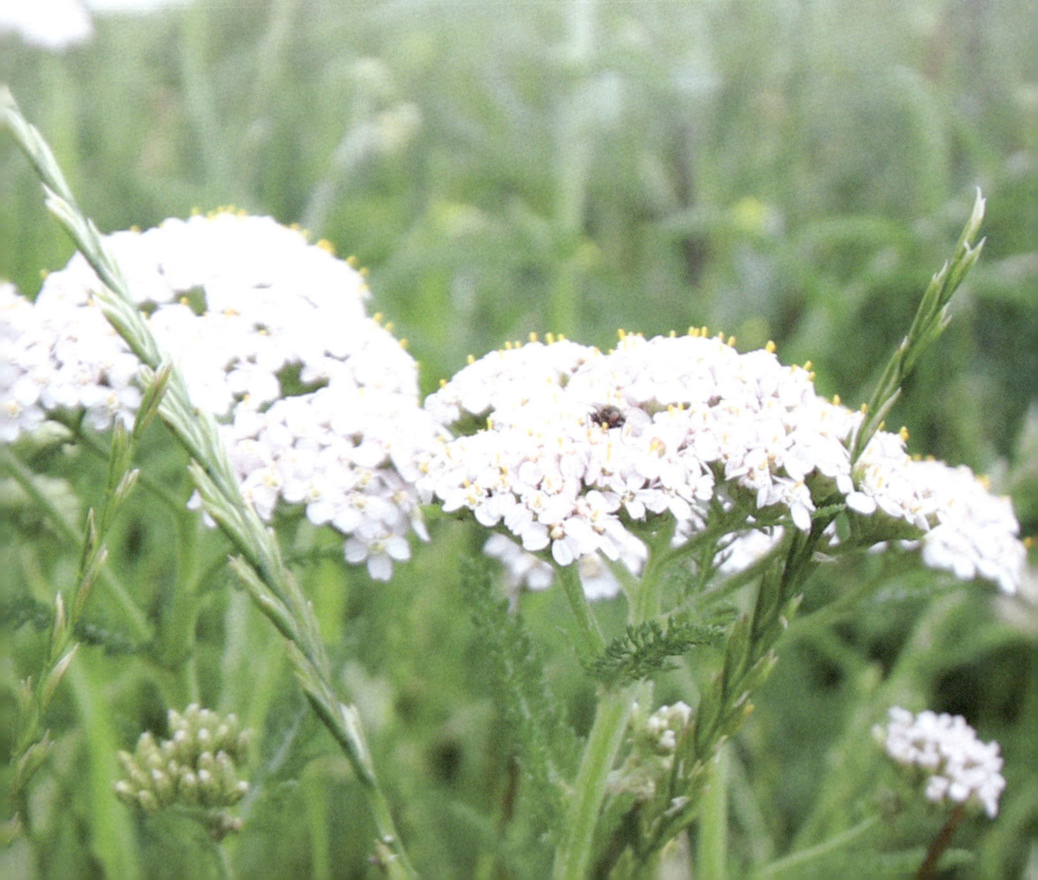

RINGELBLUMENSALBE

Für Schürfwunden, oberflächliche Verletzungen und rissige, spröde Haut.

Zuerst wird ein Ringelblumenöl hergestellt.

Zutaten für das Öl:
sauberes Glas mit Schraubdeckel (ca. 200 ml)
50–100 g frische Ringelblumenblüten (bis das Glas voll ist)
175 ml hochwertiges Sonnenblumen-, Oliven- oder Mandelöl

Das Glas mit den Ringenblumenblüten füllen und das Öl zufügen, bis die Blüten ganz bedeckt sind. Gut umrühren, damit Luftblasen entweichen können. Das Gefäß im Wasserbad erwärmen und 48 Stunden ziehen lassen (nicht kochen, den Herd über Nacht ausschalten). Alternativ das Glas mit einem Stück Seihtuch abdecken und 4 Wochen an einen sonnigen Platz stellen, dabei gelegentlich umrühren. Nach 4 Wochen das Öl abseihen.

Mit getrockneten Blüten: Die getrockneten Blüten in einer hitzebeständigen Schüssel mit dem Öl bedecken und 2–3 Stunden im heißen Wasserbad ziehen lassen. Abseihen.

Zutaten für die Salbe:
120 ml Ringelblumenöl
20 g Bienenwachs

Öl und Bienenwachs in einer hitzebeständigen Schüssel im heißen Wasserbad erwärmen, bis das Wachs geschmolzen ist. Umrühren und in einen oder mehrere Tiegel füllen. Vorsichtig umrühren, damit Luftblasen entweichen. Eventuell Salbe nachfüllen, dann abkühlen lassen. Die Tiegel verschließen und exakt beschriften. Haltbarkeit: ca. 1 Jahr.

RINGELBLUME

(Calendula officinalis)

Familie: Asteraceae (Korbblütler)

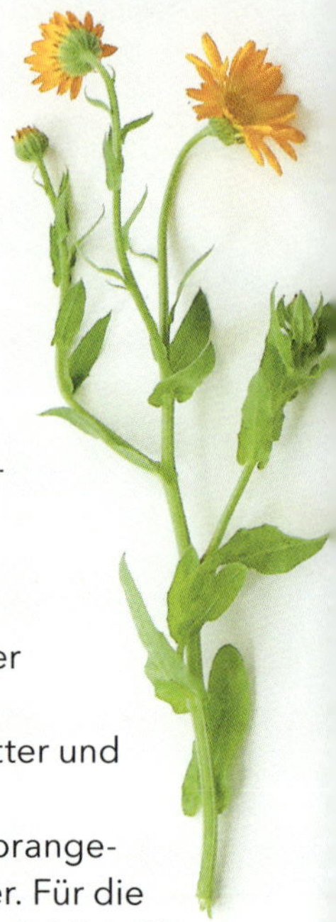

Die hübsche Ringelblume wird für medizinische Zwecke angebaut. Die traditionelle Heilpflanze kann auf verschiedene Weise verwendet werden. Die wild wachsende Acker-Ringelblume blüht gelb und enthält weitaus weniger Wirkstoffe.

Gut für

Haut: Desinfizierend, antibakteriell, antiviral und antimykotisch. Die Ringelblume enthält die heilenden und gewebestärkenden Stoffe Xanthophyll und Allantoin sowie Harze. Für oberflächliche Wunden und Geschwüre, Hautentzündungen, Nesselsucht, Furunkel, Ekzeme, Abszesse, Milchschorf, trockene Haut und Psoriasis. Bei Windeldermatitis und Wundliegen das Öl verwenden. Fördert die Heilung der Haut nach Bestrahlung.

Blut: Blutreinigend bei Infektionen. Vorbeugend bei ersten Anzeichen einer Grippe oder Erkältung. Bei Halsentzündung, Blutarmut, Bluthochdruck, Kopfschmerzen und Schwindel.

Verdauung: Regt die Tätigkeit der Galle an. Bei Magenschleimhautentzündung und Geschwüren im Mund.

Hormonhaushalt: Menstruationsfördernd und -regulierend. Regt die Ausschüttung von Östrogen und die Gebärmutter an.

Verwendung

Aufguss: Frische oder getrocknete Blüten

Tinktur: Blüten, Blätter und Stängel

Öl und Salbe: Die orangefarbenen Blütenblätter. Für die Tinktur werden hauptsächlich Blüten verwendet, aber auch geringe Mengen Blätter und Stängel. Für Öl und Salbe werden nur die orangefarbenen Blütenblätter verwendet. Wunden mit der Tinktur betupfen (wie mit Jod) oder ein frisches Blatt auflegen. Sie können auch einen Aufguss herstellen und eine Kompresse damit tränken.
Nur die Blütenblätter sind essbar.

Wirksame Inhaltsstoffe

Flavone, Xanthophyll, Allantoin, Harz, ätherisches Öl, Bitterstoff Calendulin, Schleimstoffe, Saponine, Vitamine A und C, Kalzium, Silizium, Schwefel, Salicin

JOHANNISKRAUTÖL (ROTÖL)

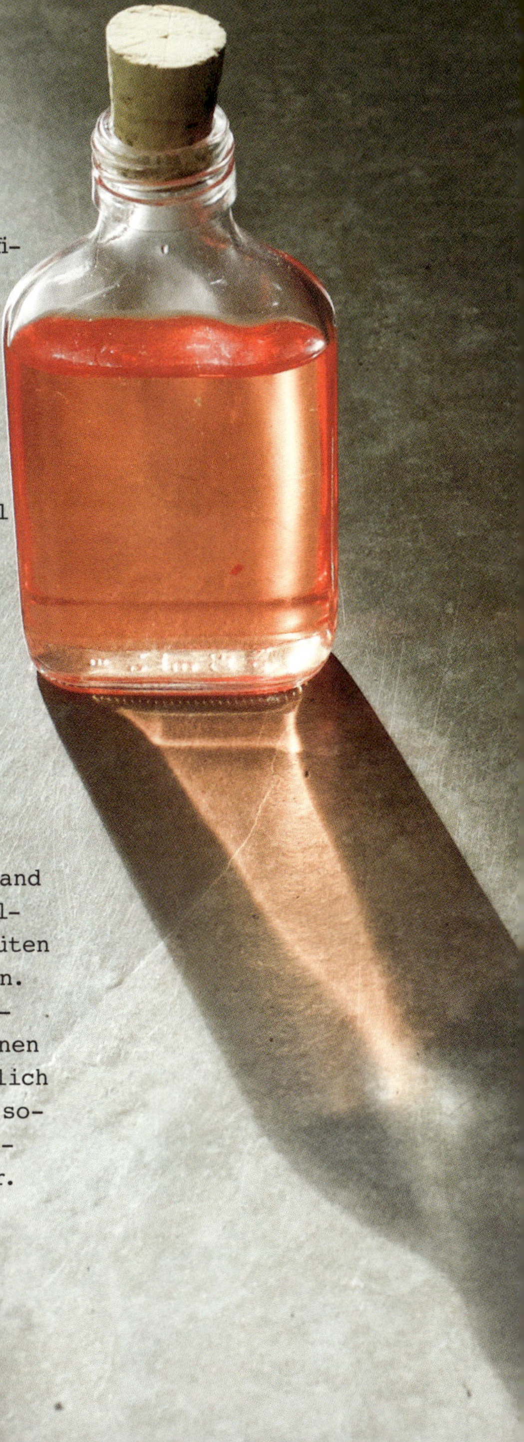

Johanniskrautöl hat eine desinfizierende, wundheilende und beruhigende Wirkung. Für Wunden nach Operationen, tiefe Wunden, Verbrennungen und Sonnenbrand.

Sie brauchen:
sauberes Glas mit Schraubdeckel (ca. 200 ml)
50–100 g frische, ganze Johanniskrautblüten mit Staubgefäßen (bis das Glas gefüllt ist)
ca. 175 ml hochwertiges Sonnenblumen-, Oliven- oder Mandelöl (um die Blüten zu bedecken)

Das Glas bis knapp unter den Rand mit den Johanniskrautblüten füllen und das Öl zufügen. Die Blüten müssen ganz von Öl bedeckt sein. Umrühren, damit Luftblasen entweichen können. Das Glas an einen sonnigen Platz stellen und täglich umrühren. Nach 2–4 Wochen das sogenannte rote Öl oder Rotöl abseihen. Haltbarkeit: ca. ½ Jahr.

JOHANNISKRAUT

(Hypericum perforatum)

Familie: Hypericaceae (Johanniskrautgewächse)

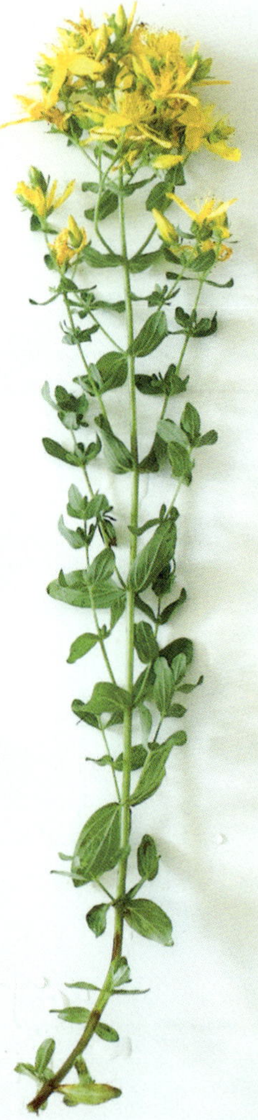

Das Echte Johanniskraut ist eine meiner Lieblingspflanzen. Es stärkt die Abwehrkräfte, ist ein bewährtes Mittel gegen depressive Verstimmungen, lindert nervöse Magenbeschwerden und ist gut für die Haut. Geerntet wird zur Hochblüte um den Johannistag (24. Juni), nach dem die Pflanze benannt ist.

Gut für

Nervensystem: Anregend, beruhigend und stärkend. Bei Melancholie, Stress und damit verbundenen Beschwerden wie Nervosität, Kopf-, Magen- oder Bauchschmerzen, Schlaflosigkeit, Herzklopfen und Brustschmerzen, Bluthochdruck, Hyperventilation, Angst und Niedergeschlagenheit. Auch gut für Kinder, die bettnässen, stottern oder überaktiv sind.

Immunsystem: Stärkt das Immunsystem, wirkt antibakteriell und antiviral. Bei ersten Anzeichen von Grippe, Erkältung, Bronchitis und Husten.

Kreislauf: Regt die Durchblutung an. Gut bei kalten Händen und Füßen im Winter, Muskel- und Gelenkschmerzen. Verbessert den Lymphfluss und reguliert die Menstruation.

Verdauung: Wirkt entzündungshemmend und adstringierend auf die Schleimhäute. Bei Magenschleimhautentzündung, Verdauungsproblemen, nervösen Magenbeschwerden. Wirkt bei Unterzuckerung beruhigend auf die Bauchspeicheldrüse.

Haut: Desinfizierend, wundheilend und beruhigend. Bei Operationswunden und tiefen Verletzungen, Brandwunden und Sonnenbrand.

Bewegungsapparat: Muskelschmerzen, Gelenkschmerzen, Rheuma und Nervenschmerzen.

Ohren: Bei Ohrenschmerzen oder Mumps ins Ohr und drumherum träufeln und massieren. Achtung: Sobald die Entzündung durchbricht und Flüssigkeit/Eiter austritt, das Öl nicht mehr im Ohr anwenden.

Verwendung

Tinktur: Blühende Triebspitzen

Aufguss: Blühende Pflanze

Öl: Blühende Triebspitzen. Um den 24. Juni enthalten sie besonders viel roten Farbstoff. Blüten mit roten Staubgefäßen sammeln. Das Öl eignet sich auch zur innerlichen Anwendung bei nervöser Anspannung und Magenkrämpfen (1 Teelöffel auf nüchternen Magen einnehmen).

Wirksame Inhaltsstoffe

Hypericin, Hyperforin, Flavonoide, Phenolsäuren, Gerbstoffe, Bitterstoffe, ätherisches Öl, Vitamin A, B und C, Harz

TEEBAUM

(Melaleuca alternifolia)

Familie: Myrtaceae (Myrtengewächse)

Der Teebaum ist in Australien heimisch, aber sein ätherisches Öl wird heute weltweit geschätzt. Viele Menschen verwenden das ätherische Öl des Teebaums wegen seiner stark antibakteriellen, antiviralen und antiparasitären Eigenschaften.

Gut für

Verdauung: Infektionen des Magen-Darm-Trakts und des Mundes, Aphthen, Entzündungen von Mundschleimhaut und Zahnfleisch, Zahnfleischabszesse.

Atemwege: Hals-, Nasen- und Augeninfektionen, Ohrenentzündung, Halsschmerzen, Erkältungen, Bronchitis.

Fortpflanzungsorgane: Genitalinfektionen, Scheidenpilze, parasitäre sexuell übertragbare Krankheiten.

Nervensystem: Müdigkeit, geistige und körperliche Erschöpfung, schwache Nerven und Nervosität.

Herz und Gefäße: Bei verminderter Hirndurchblutung, Erschöpfung des Herzmuskels, Krampfadern und Hämorrhoiden.

Haut: Akne, Pilzerkrankungen, Warzen.

Verwendung

Das ätherische Öl, das aus den Blättern gewonnen wird, mit einem Trägeröl mischen (z. B. Traubenkern-, Jojoba- oder Olivenöl).
Nur äußerlich anwenden: 3–5 Tropfen auf 1–2 Esslöffel Trägeröl.

Wirksame Inhaltsstoffe

Ätherische Öle, Oxide

LAVENDEL

(Lavandula angustifolia)

Familie: Lamiaceae (Lippenblütler)

Das ätherische Öl des Lavendels ist wegen seiner antibakteriellen, antiviralen und antimykotischen Wirkung gut bekannt und beliebt. Wegen seines wunderbaren Duftes wird es auch zur Beruhigung des Nervensystems und als sanfte Einschlafhilfe verwendet.

Gut für

Haut: Desinfizierend, bakterizid, antiviral und antimykotisch. Vertreibt Insekten und wirkt schmerzlindernd. Bei kleineren Verbrennungen ersten Grades, Sonnenbrand, infizierten Wunden und Insektenstichen. Bei Herpesbläschen und Läusen.

Atemwege: Bei Hals- und Mandelentzündung sowie bei Entzündungen von Mundschleimhaut und Zahnfleisch. Bronchitis, Husten, Asthma.

Nervensystem: Beruhigend, entspannend, harmonisierend und schlaffördernd. Bei Nervosität, Stress, Unruhe und Schlaflosigkeit.

Verdauung: Fördert die Verdauung, lindert Krämpfe und Blähungen.

Verwendung

Tinktur: Blüten. Dreimal täglich 30 Tropfen.

Aufguss: Getrocknete Blüten. 1-2 Teelöffel pro Tasse.

Ätherisches Öl: 1-3 Tropfen auf 1 Esslöffel Trägeröl oder Honig. Sie können auch einen Absud oder ein Pulver herstellen. In der Küche eignet sich Lavendel zum Aromatisieren von Salaten, Essig, Öl und Honig.

Wirksame Inhaltsstoffe

Ätherisches Öl, Gerbstoffe, Bitterstoffe, Triterpene, Phenolsäuren und Flavonoide

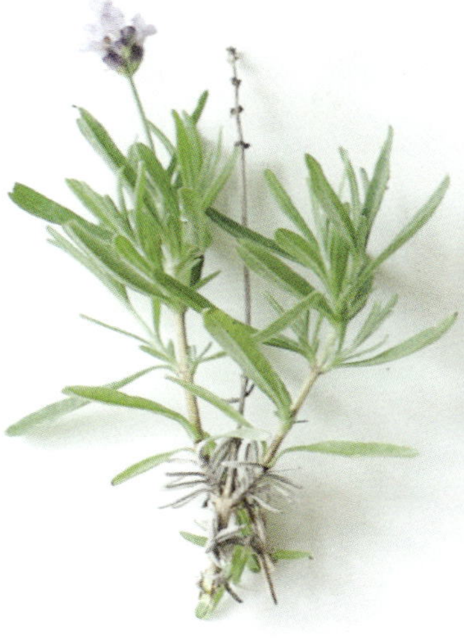

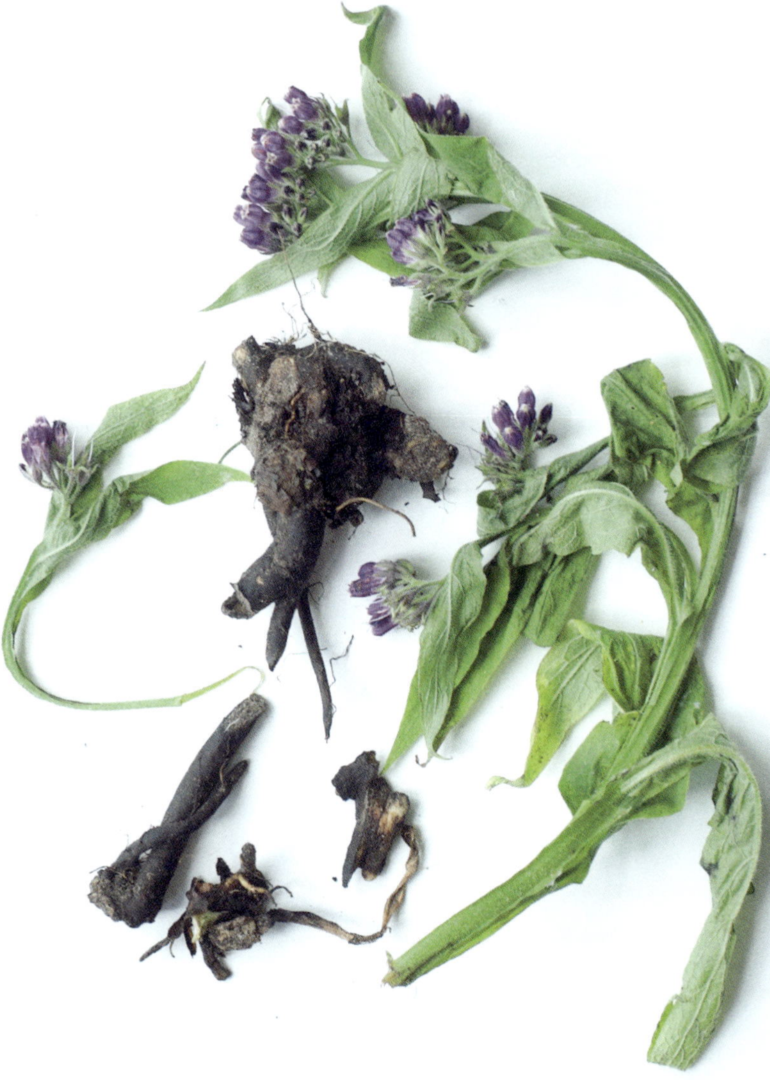

BEINWELL

(Symphytum officinale)

Familie: Boraginaceae (Raublattgewächse)

Beinwell eignet sich zur Behandlung von Prellungen und Wunden, auch wenn diese verschmutzt sind. Die Pflanze stärkt das Gewebe und fördert die Heilung der Knochen, daher auch der Name. Vorsicht bei innerer Anwendung: Beinwell kann die Leber schädigen und Leberzirrhose begünstigen.

Gut für

Bewegungsapparat: Beschleunigt die Wundheilung. Fördert die Durchblutung, wirkt abschwellend und schmerzlindernd. Bei Wunden, Psoriasis, Ekzemen, Juckreiz, Prellungen, Sehnenentzündungen, Knochenbrüchen, Muskel- und Nervenschmerzen, Quetschungen, Beulen, Flüssigkeitsansammlungen. Reduziert die Narbenbildung. Auch bei rheumatischen Erkrankungen, Arthritis und Gicht.

Haut: Reinigend, blutungsstillend, schmerzlindernd. Bei Akne, Entzündungen, Geschwüren und rissiger Haut.

Atemwege: Heilend, lindernd und entzündungshemmend bei Entzündungen der Mundschleimhaut, Aphthen sowie Entzündungen von Zahnfleisch, Kehlkopf, Mandeln und Rachen. Bei Asthma und chronischer Bronchitis, verhärteten Drüsen und Schmerzen im Gesicht.

Verwendung

Wurzel und Blatt sind geeignet. Die ganze Pflanze enthält Pyrrolizidinalkaloide, die in der Wurzel konzentriert vorkommen. Sie können bei Langzeitanwendung oder hoher Dosierung die Leber schädigen. Verwendung am besten nur äußerlich. Während Schwangerschaft und Stillzeit meiden.

Tinktur (nur äußerlich): ganze Wurzel und Blätter.

Aufguss: Blätter. Frische, junge Blätter sind essbar und enthalten eine geringe Menge Vitamin B12.

Salbe: Wurzel und Blätter vor der Blüte ernten. Die frische Wurzel kann geraspelt und als Wundauflage verwendet werden.

Wirksame Inhaltsstoffe

Wurzel: Schleimstoffe, Allantoin, Gerbstoffe, Phenolsäuren, Phytosterole, Pyrrolizidinalkaloide, Aminosäuren, Proteine, Vitamine B1, B2, B3, B5, B12, C, D und E, Cholin, Mineralstoffe wie Kalium, Kalzium, Phosphor, Eisen, Jod, Magnesium, Mangan

BEINWELLSALBE

Bei Blutergüssen und Knochenbrüchen. Reinigt, wirkt blutbildend, lindert den Schmerz und fördert den Aufbau von Gewebe.

100 g Beinwellblätter und evtl. 1 Wurzel
175 ml hochwertiges Pflanzenöl
30 g Bienenwachs
saubere Tiegel mit Deckel

Die Blätter des Beinwells bei trockenem Wetter ernten und etwas antrocknen lassen. Die Wurzeln ausgraben, waschen, trocknen und in Scheiben schneiden. Blätter und Wurzeln mit dem Öl mischen, zum Kochen bringen und eine Stunde schwach köcheln. Das Öl abseihen und das Bienenwachs hinzufügen.
Sobald das Wachs geschmolzen ist, die Salbe in die Tiegel füllen und erstarren lassen. Dann den Deckel schließen und die Tiegel exakt beschriften.
Haltbarkeit: ca. 2 Jahre.
Wenn Sie die Salbe mit Kokosöl zubereiten, benötigen Sie nur 15 g Bienenwachs.

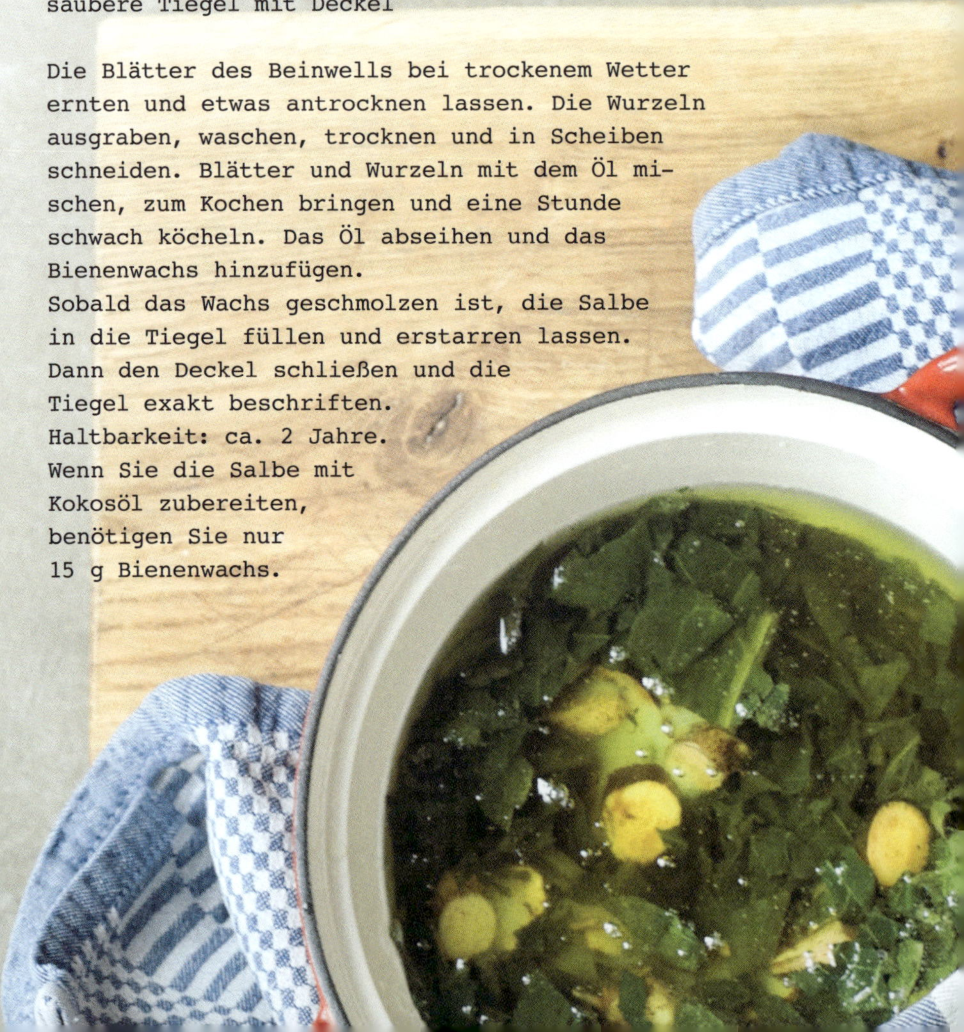

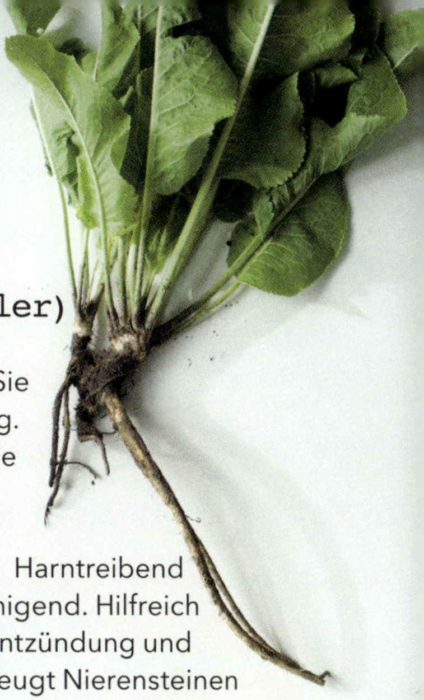

MEERRETTICH

(Armoracia rusticana)

Familie: Brassicaceae (Kreuzblütler)

Die Heilkraft des Meerrettichs liegt in der Wurzel. Sie lindert Entzündungen und ist gut für die Verdauung. Sie sollte aber in Maßen genossen werden, denn sie kann Reizungen und Übelkeit verursachen.

Gut für

Haut: Bei schlecht heilenden Wunden und überschießendem Granulationsgewebe (»wildem Fleisch«). Fördert die Durchblutung von kalten Händen und Füßen. Auch für Kompressen bei Rheuma, Gicht, Neuralgien und Muskelschmerzen.
Immunsystem: Stärkend und aufbauend. Reich an Vitamin C. Bei Müdigkeit, Rekonvaleszenz und Anämie.
Verdauung: Bei Appetitlosigkeit, gestörter Darmflora, Hefebildung im Darm und Blähungen.
Atemwege: Löst Schleim und fördert das Abhusten. Antiinfektiös, hustenstillend. Bei Bronchitis, (Reiz-)Husten, Kehlkopfentzündung, Heiserkeit, Erkältungen. Gegen Husten und Bronchitis die frisch geriebene Wurzel mit etwas Honig einnehmen.
Harnwege: Harntreibend und blutreinigend. Hilfreich bei Blasenentzündung und Ödemen. Beugt Nierensteinen vor.

Verwendung

Die Wurzel, vorzugsweise frisch, für Tinktur, Aufguss, Sirup oder frischen Saft verwenden. Auch die Blätter sind essbar.

Wirksame Inhaltsstoffe

Ätherisches Öl, Enzyme, Flavonoide, Cumarin, Phenolsäuren, Vitamin B1, B2, B3, C, Aminosäuren, Kohlenhydrate und viele Mineralien, darunter Kalzium, Phosphor, Kalium, Schwefel, Kieselsäure, Zink, Eisen

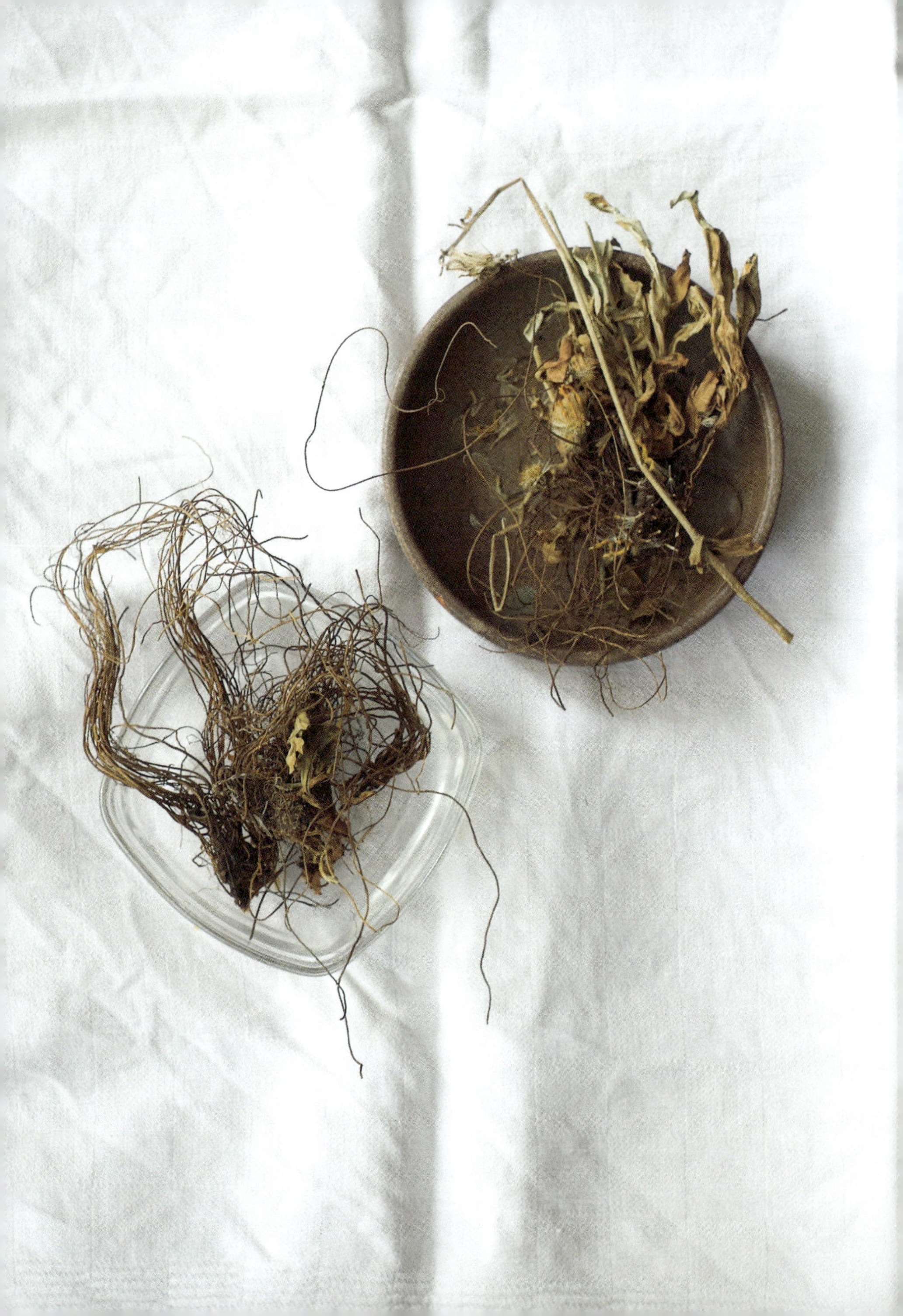

ARNIKA

(*Arnica montana*)

Familie: Asteraceae (Korbblütler)

Arnica montana wächst in den österreichischen, schweizerischen und italienischen Alpen. Die Pflanze steht unter Naturschutz und kommt im Flachland nur selten in freier Natur vor. Ich verwende Arnika sehr häufig. Bei Bauchschmerzen nehme ich Tinktur*, auf Blutergüsse trage ich Arnikagel auf, und Muskelschmerzen behandele ich mit Arnikaöl. Die Inhaltsstoffe der Arnika fördern die Durchblutung und die Heilung.

Gut für

Bewegungsapparat: Schmerzlindernd, trocknend, abschwellend, entzündungshemmend. Bei Verstauchungen, Prellungen, Quetschungen, Schwellungen, Beulen, Muskelrissen. Auch nach Operationen zur schnelleren Heilung. Nicht bei offenen Wunden.

Herz und Kreislauf: Verbessert die Durchblutung des Herzens. Erhöht das Schlagvolumen und fördert den Abbau von Ablagerungen in den Arterien.

Nervensystem: Beruhigend und stärkend. Bei Traumata, Gehirnerschütterung, Schock, Stress und Überlastung. Vor Operationen und danach zur schnelleren Erholung.

Verwendung

Äußerlich: Eine Tinktur aus den frischen Blüten kann unverdünnt auf die Haut aufgetragen werden. Kompresse: 40 Tropfen Tinktur auf ½ Liter abgekochtes, abgekühltes Wasser.

Öl: Blüten.

Salbe: Tinktur oder Blütenöl als Basis verwenden.

Innerlich: Tinktur aus (getrockneten) Wurzeln und Blüten.

Wirksame Inhaltsstoffe

Ätherisches Öl, Helenalin, Harz, Flavone, Gerbstoffe, Cholin, Silizium

* **Achtung:** Verwenden Sie Arnika innerlich nur in sehr starker Verdünnung. Bei zu hoher Dosierung kann es zu Schleimhautreizungen, akuten Entzündungen der Magen- und Darmschleimhaut und inneren Blutungen kommen.
Falls bei äußerlicher Anwendung allergische Reaktionen auftreten, die Behandlung sofort abbrechen.

ECHTE ALOE

(*Aloe vera*)

Familie: Asphodelaceae (Affodillgewächse)

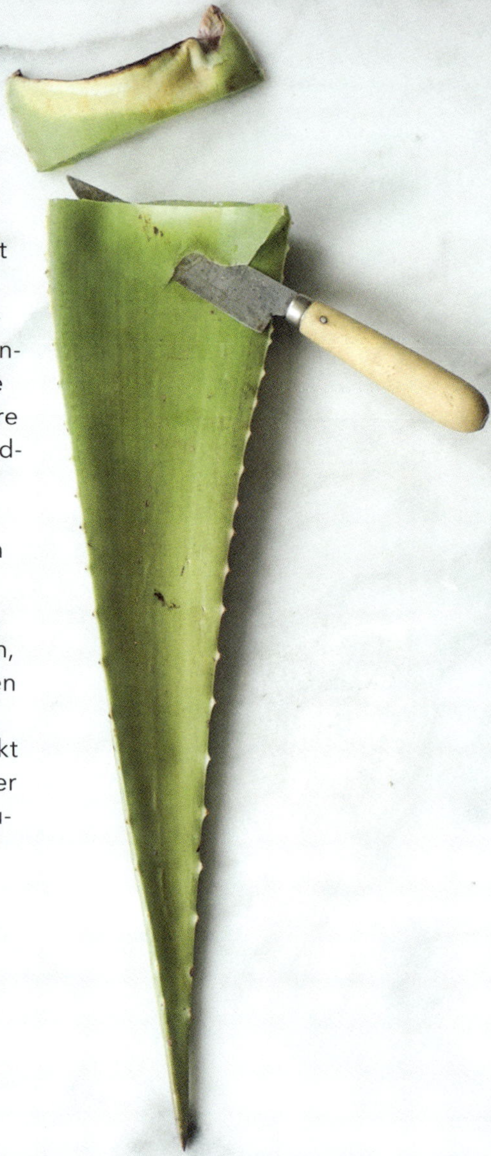

Aloe vera bringt schnelle Hilfe bei Verbrennungen und Schürfwunden. Innerlich wirkt sie abführend und magenstärkend. Es gibt verschiedene Möglichkeiten, die Pflanzenzubereitungen anzuwenden, und jede hat eine völlig andere Wirkung. Zur Behandlung der Haut ist es am einfachsten, ein Blatt abzuschneiden und den austretenden gelblichen Saft, der aus den äußeren, anthrachinonhaltigen Zellschichten des Blattes austritt, direkt auf die verletzte oder gereizte Stelle aufzutragen.

Der Saft kann aber auch getrocknet werden. Dabei dickt er ein und kristallisiert schließlich zu grün-braunen, undurchsichtigen, wachsartigen Klumpen aus. Außerdem gibt es den Aloe-vera-Saft und das Gel, das nach dem Entfernen der äußeren Schicht der Blätter gewonnen wird. Es ist farb- und geruchlos, schmeckt leicht bitter und hat eine gallertartige Konsistenz. Der Aloe-vera-Saft kann eingenommen werden. Dickt man ihn mit etwas Xanthan ein, entsteht ein Gel für die äußerliche Anwendung.

Gut für

Äußerlich

– Aloe-vera-Gel

Haut: Beruhigend und feuchtigkeitsspendend. Fördert die Wundheilung, wirkt entzündungshemmend und schmerzlindernd, fördert die Durchblutung und ist antiseptisch. Bei trockener, rissiger Haut, Verbrennungen ersten und zweiten Grades, Sonnenbrand, Abschürfungen, Wunden, Akne, Herpesbläschen, Gürtelrose, Pilzbefall, Altersflecken, spröden Haaren, trockener Kopfhaut, vorzeitiger Hautalterung, Dehnungsstreifen.

Innerlich

– Aloe-vera-Saft

Verdauung: Gut für die Schleimhäute, bei Magenentzündungen, Magengeschwüren und Reizdarm. Gegen Parasiten.

Immunsystem: Entschlackend und entgiftend. Regt die Blutbildung an. Fördert die Widerstandsfähigkeit gegen Bakterien, Viren und Pilze. Allgemein aufbauend und anregend. Nahrhaftes Gesundheitsgetränk mit vielen Vitaminen und Mineralien.

Innerlich

– Saft der Kap-Aloe (*Aloe ferox*)

Verdauung: Stark abführend. Wirkt auf den Dickdarm und bewirkt die Entleerung nach 6–24 Stunden. Nur in mäßiger Dosierung anwenden. Regt auch den Appetit an.

Verwendung

Ganze Blätter. Anwendung der verschiedenen Produkte siehe oben.

Wirksame Inhaltsstoffe

Saft/Gel aus dem frischen Blatt: Wasser, Polysaccharide, Sterole, Enzyme, Aminosäuren, Gerbstoffe, Harnstoff, Salicylsäure und Vitamine B, C und E sowie Mineralien wie Kalzium, Eisen, Zink, Kalium, Natrium, Mangan, Magnesium, Kupfer, Selen, Schwefel, Phosphor, Zink, Strontium, Kobalt, Chrom, Zinn

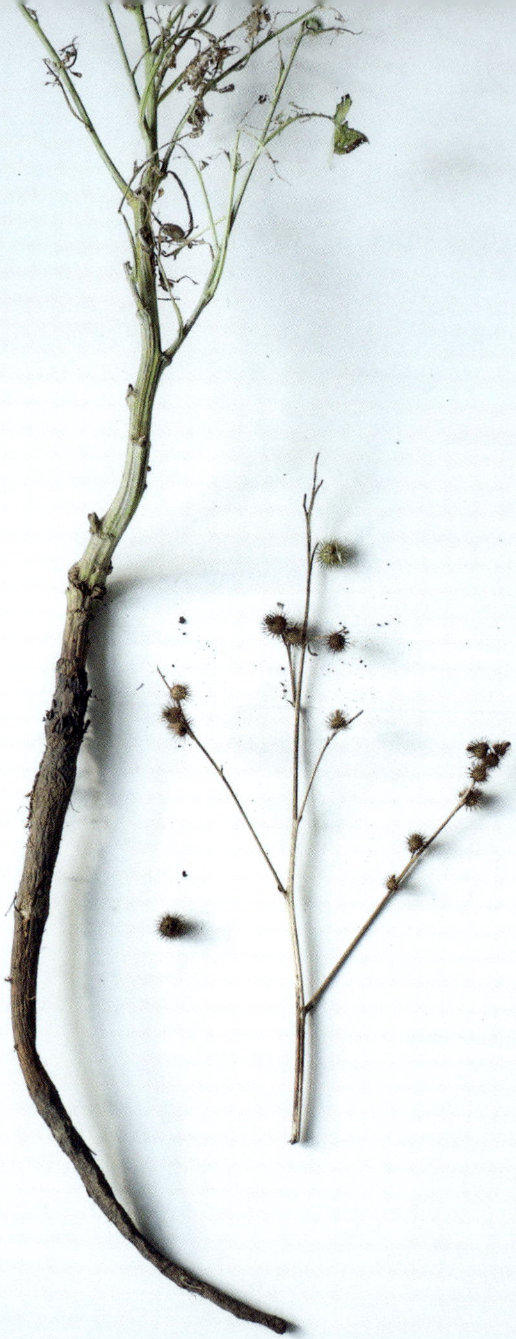

GROSSE KLETTE

(Arctium lappa)

Familie: Asteraceae (Korbblütler)

Die Klette wurde schon in der Antike als Desinfektionsmittel, Leberstimulans und Diuretikum verwendet. Hilft bei Hautproblemen wie Ekzemen, Pilzinfektionen, schuppigen Hauterkrankungen, aber auch bei Gelenk- und Harnwegsentzündungen.

Gut für

Haut und Haare: Antiinfektiös (u.a. wirksam gegen Staphylokokken und Streptokokken) und antimykotisch. Bei Geschwüren, Abszessen an Haut, Zahnfleisch und im Rachen, Furunkeln, Pilzinfektionen der Haut, Wundrose, Akne, Ekzemen. Auch gegen Haarausfall, Schuppenbildung, fettige Kopfhaut.

Blut: Blutreinigend und entgiftend, daher gut bei rheumatischen Erkrankungen, Psoriasis und Arthritis. Gut als Frühjahrskur und zur Ausscheidung von Schwermetallen. Leicht blutzuckersenkend, hilfreich bei Altersdiabetes und Hyperglykämie.

Verdauung: Regt die Tätigkeit von Galle und Leber an. Schützt die Leber und regeneriert die Darmflora.

Verwendung

Die Wurzel der zweijährigen Pflanze im Sommer/Herbst ernten und trocknen. Für Tinktur, Absud oder Extrakt verwenden.
Aus den Blättern kann ein öliger Auszug (mit Olivenöl) hergestellt und für Beingeschwüre oder zur Herstellung einer Wundsalbe verwendet werden.

Wirksame Inhaltsstoffe

Kohlenhydrate, Phenolsäuren, Bitterstoffe, Phytosterole, fettes Öl, organische Säuren, Flavone, Mineralstoffe wie Kalium, Kalzium, Magnesium und Eisen sowie die Vitamine B1, B2, B3, B6, B12, C und E

SCHÖLLKRAUT

(Chelidonium majus)

Familie: Papaveraceae (Mohngewächse)

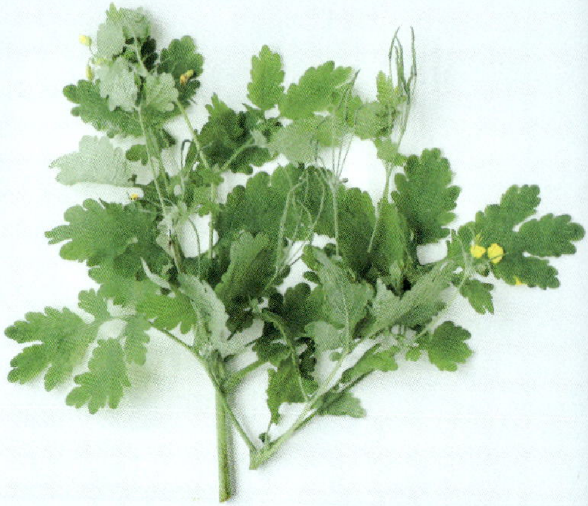

Das Schöllkraut hat zig volkstümliche Namen, darunter auch Augenkraut, Blutkraut oder Warzenkraut. Diese Namen verraten etwas über seine traditionellen Verwendungen. Warzen können direkt mit dem Pflanzensaft betupft werden, Sie können aber auch eine Tinktur oder Salbe herstellen. Die Pflanze ist wirksam bei Verdauungsproblemen und leichten Augenbeschwerden. Zur Behandlung von Augenerkrankungen und zur inneren Anwendung sollten Sie sich aber immer an einen qualifizierten Heilpraktiker oder Phytotherapeuten wenden.

Gut für

Haut: Gegen Warzen, Pilzerkrankungen und trockene Ekzeme.
Augen: Bei Augenkrankheiten, Grauem Star, gelben Flecken im Weißen des Auges und Hornhauterkrankungen.
Verdauung: Anregend und reinigend. Bei Leberproblemen mit Gelbsucht, träger oder geschwollener Leber, Pfeifferschem Drüsenfieber, Gallensteinen und Verstopfung.
Nervensystem: Ausgleichend und entkrampfend bei Stress, Überforderung, Niedergeschlagenheit, Kopfschmerzen, Migräne, Bluthochdruck und Gefäßverengungen.

Verwendung

Tinktur: Wurzeln.
Warzensalbe: Ganze blühende Pflanze einschließlich der Wurzel. Zur erfolgreichen Bekämpfung von Warzen ist es ratsam, Schöllkraut innerlich und äußerlich anzuwenden.

Wirksame Inhaltsstoffe

Alkaloide, organische Säuren, Bitterstoffe, Cholin, Vitamin C, ätherisches Öl

MELISSENSALBE

Wirkt lindernd und heilend bei Herpesbläschen und Hautinfektionen.

Zutaten für das Öl:
sauberes Glas mit Schraubdeckel (ca. 200 ml)
50–100 g Melissenblätter (bis das Glas voll ist)
ca. 175 ml hochwertiges Sonnenblumen- oder Olivenöl (um die Blätter zu bedecken)

Pflücken Sie die Blätter bei trockenem Wetter am späten Vormittag. Auf einem sauberen Tuch eine Stunde zum Trocknen ausbreiten, dann die Blätter hacken und in das Glas füllen. So viel Öl zugießen, dass die Blätter ganz bedeckt sind. Das Glas im Wasserbad erwärmen und 48 Stunden ziehen lassen (nicht kochen; über Nacht den Herd abschalten). Alternativ das Glas mit einem Stück Seihtuch abdecken und 4 Wochen an einen sonnigen Platz stellen, dabei gelegentlich umrühren. Nach 4 Wochen das Öl abseihen.

Als Nächstes stellen Sie eine Salbe auf Basis des Melissenöls her.

Zutaten für die Salbe:
100 ml Melissenöl
20 g Bienenwachs
10 Tropfen ätherisches Lavendelöl
½ TL Vitamin-E-Öl

Das Melissenöl im Wasserbad erwärmen. Das Bienenwachs zugeben und schmelzen lassen. Gut umrühren. Vom Herd nehmen. Etwas abkühlen lassen, dann ätherisches Öl und Vitamin E unterrühren und die Mischung in Tiegel füllen.
Vollständig abkühlen und fest werden lassen, dann verschließen und exakt beschriften. Haltbarkeit: ca. 2 Jahre.

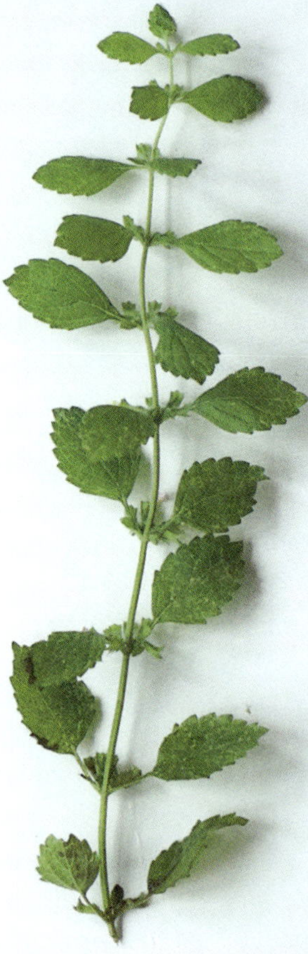

MELISSE

(Melissa officinalis)

Familie: Lamiaceae (Lippenblütler)

Die Pflanze, die wegen ihres erfrischenden Zitronendufts meist Zitronenmelisse genannt wird, beruhigt die Verdauung und wirkt desinfizierend bei viralen Infektionen und Herpesbläschen. Auch bei nervöser Anspannung und Unruhe hat sie sich bewährt.

Gut für

Herz und Nervensystem: Beruhigend und entspannend, bei Stress, Nervosität, Reizbarkeit, Herzrasen, hohem Blutdruck, Kopfschmerzen, Migräne, Schlaflosigkeit, Angst, z. B. Prüfungsangst.
Verdauung: Beruhigend und krampflösend. Regt die Verdauung an. Stimuliert die Gallenproduktion bei nervösen Magen- und Darmbeschwerden. Regt den Appetit an. Bei Unterleibsschmerzen, Übelkeit, Blähungen und Schwangerschaftsübelkeit.
Hormonhaushalt: Reguliert die Ausschüttung des Schilddrüsenhormons Thyreotropin und ist darum hilfreich bei einer Schilddrüsenüberfunktion. Lindert auch Menstruationsbeschwerden.
Atemwege: Wirkt antiviral bei Erkrankungen der Atemwege, Erkältung und Bronchitis. Auch bei Zahnschmerzen.
Sonstiges: Wirksam gegen Herpesviren. Regt die Milz an und stärkt die Abwehrkräfte. Bei geschwollener Milz, viralen Infektionen und Herpesbläschen.

Verwendung

Tinktur: Blätter
Aufguss: Die Blätter schnell und schonend trocknen, dabei möglichst wenig berühren.

Wirksame Inhaltsstoffe

Ätherische Öle, Phenolsäuren, Gerbstoffe, Bitterstoffe, Schleimstoffe, Flavonoide, organische Säuren, Vitamine C, E und Betakarotin

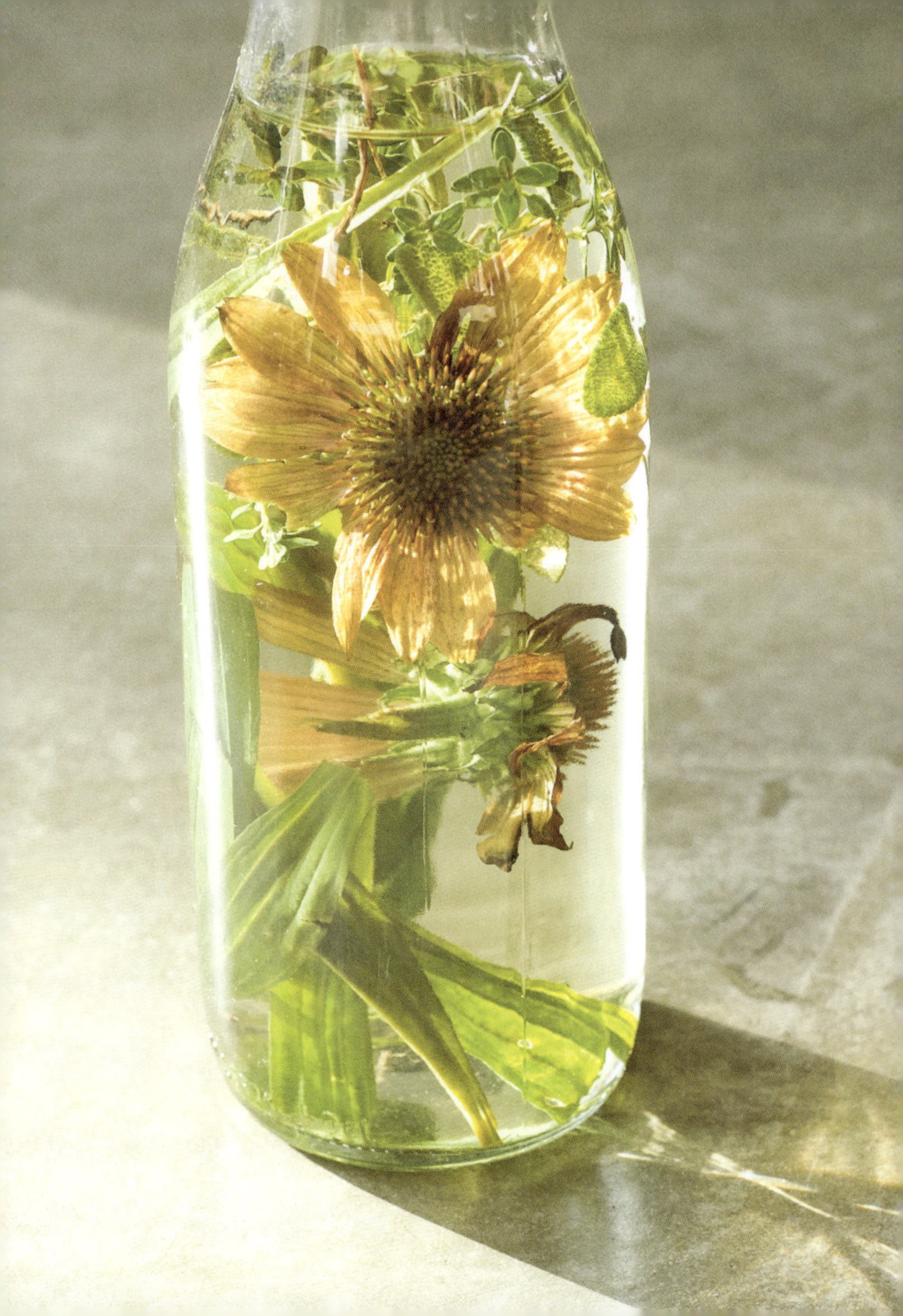

ATEMWEGE

Grippe, Erkältung, Halsschmerzen und Husten

Wer ein starkes Immunsystem hat, ist weniger anfällig für Grippe und Erkältungskrankheiten, die durch Bakterien und Viren in den Atemwegen verursacht werden. Achten Sie auf gesunde Ernährung und regelmäßige Bewegung und trinken Sie ausreichend Wasser. Wenn sich dennoch eine Grippe oder Erkältung mit Halsschmerzen und Husten ankündigt, sorgen Sie dafür, dass Ihre Schleimhäute beruhigt und Ihre Abwehrkräfte gestärkt werden. Es kann ratsam sein, im Winter zusätzlich Vitamin C und D sowie Mineralien einzunehmen.

Heilpflanzen gegen Schmerzen, Grippe, Erkältung, Halsschmerzen, Ohrenschmerzen und Husten

Salbei, Ysop, Thymian, Echinacea, Spitz- und Breitwegerich, Ringelblume, Eukalyptus, Rotklee, Mohn, Eibisch, Wilde Malve, Stockrose, Ingwer, Holunder, Linde, Mädesüß, Weide, Lavendel, Königskerze, Kiefer, Lungenkraut, Knoblauch, Zwiebel

Im Detail

Erste Anzeichen einer Grippe: Stündlich 15–20 Tropfen Echinaceatinktur einnehmen. Alternativ Erkältungstee trinken oder Erkältungstinktur einnehmen (siehe unten) und die Vitamin-C-Zufuhr erhöhen.

Kopfschmerzen und Entzündungen: Weide und Mädesüß (beide enthalten Salicin, das im Körper in Salicylsäure umgewandelt wird, die auch in Aspirin enthalten ist, und schmerzlindernd und entzündungshemmend wirkt) als Tinktur oder Aufguss einnehmen.

Beginnende Grippe mit Schnupfen, Halsschmerzen, Husten, geschwollenen Drüsen: Salbei, Ysop, Thymian, Spitzwegerich, Eukalyptus, Rotklee, Mohn, Eibisch, Wilde Malve, Stockrose, Ingwer, Lavendel

Bakterielle Infektionen: Thymian, Rosmarin, Salbei, Majoran, Eukalyptus, Ringelblume, Echinacea

Virusinfektionen: Holunderblüten oder -beeren, Echinacea, Eukalyptus, Johanniskraut, Thymian

Pilzinfektionen: Majoran, Thymian, Eukalyptus, Ringelblume, Echinacea oder Holunderbeeren

Halsschmerzen/Husten: Knoblauch und Zwiebel hacken und in ein Glas geben. Mit Honig bedecken und über Nacht stehen lassen. Mehrmals täglich einen Teelöffel des Honigs einnehmen.

Fieber: Lindenblütentee oder eine Mischung aus Linden- und Holunderblüten. Entzündungen: Mädesüß

Ohrenschmerzen oder Ohrenentzündung: Ein Blatt Spitzwegerich oder Gundermann ins Ohr stecken, etwas Öl ins Ohr träufeln oder einen Wattebausch mit Tinktur daraus ins Ohr stecken. Alternativ Johanniskrauttinktur verwenden. Sobald die Infektion durchbricht und Eiter herausläuft, darf nichts ins Ohr gesteckt werden.

Geschwollene Drüsen: Tinktur aus Walnuss, Kletten-Labkraut oder Arnika

Nebenhöhlenentzündung: Königskerze, Brombeere, Ringelblume, Echinacea, Wegerich, Johanniskraut

Zahnschmerzen: Kauen Sie auf einem Gundermannblatt oder nehmen Sie Gundermanntinktur ein. Sie können auch Brombeer- oder Kamillentinktur einnehmen und/oder auf einen Wattebausch geben und auf den schmerzenden Zahn legen. Ein traditionelles Heilmittel gegen Zahnschmerzen ist Gewürznelkenöl.

Erkältung: Erkältungsbalsam zum Einreiben

Bei anhaltenden oder starken Beschwerden immer einen Arzt aufsuchen!

ERKÄLTUNGSTEE

Eine Mischung aus Thymian, Kiefer, Wilder Malve, Kamille und Holunder mit kochendem Wasser aufgießen. Nach Geschmack ein Stück Ingwer zugeben.

Köstlich und wirksam: Eine Zitronen- oder Orangenscheibe und ein Stück Ingwer mit kochendem Wasser übergießen. Mit Honig süßen.

ERKÄLTUNGSTINKTUR

1 Handvoll frische oder getrocknete Pflanzenteile, z. B.
Schafgarbe,
Weißdorn (Blüten oder Beeren),
Sanddornbeeren,
Ringelblume,
Zitronenmelisse,
Thymian,
Salbei,
Echinacea (Blüte oder Wurzel)

Die Pflanzenteile in ein Glas füllen und bis zum Glasrand mit Wodka aufgießen. Das Glas exakt beschriften.

Gut verschließen und etwa 6 Wochen stehen lassen, dann durch ein Seihtuch abgießen. In eine Tropfflasche füllen und diese exakt beschriften.

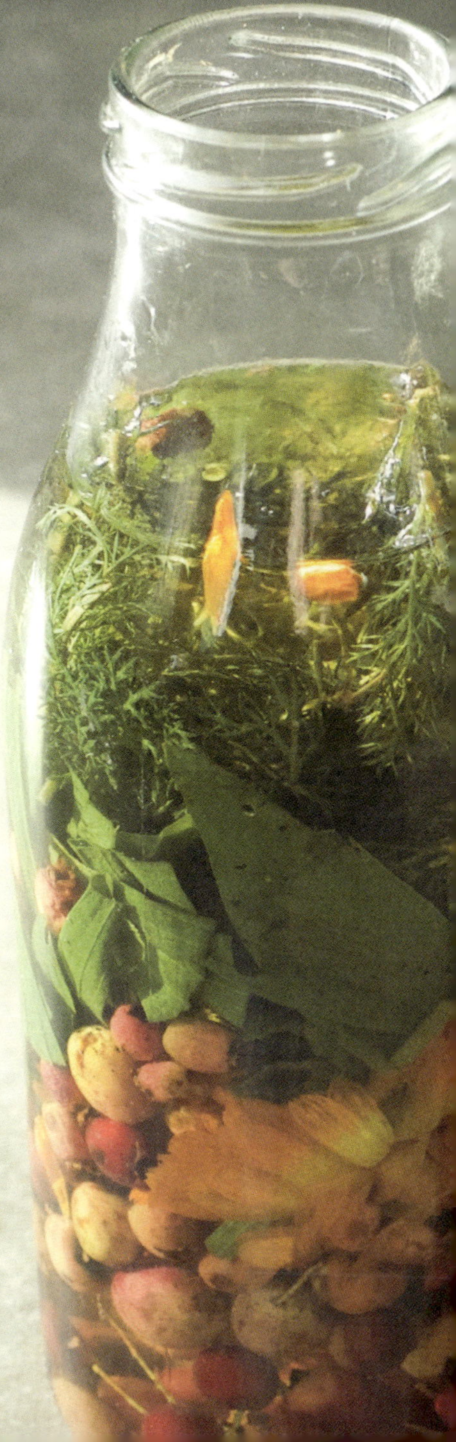

KLATSCHMOHN

(Papaver rhoeas)

Familie: Papaveraceae (Mohngewächse)

Klatschmohn siedelt sich oft auf Brachland an. Früher mischte man die Blätter in Brei, damit Babys besser schliefen. Klatschmohn ist gut für das Nervensystem, aber auch für die Atemwege.

Gut für

Atemwege: Beruhigend und hustenstillend, schleimlösend und entkrampfend. Bei Reiz- und Keuchhusten, akuter Bronchitis, Halsentzündung und Angina.

Nervensystem: Beruhigend und schlaffördernd. Bei unruhigem Schlaf, besonders bei Kindern und älteren Menschen. Bei Nervosität, Unruhe, Reizbarkeit und Angst.

Sonstiges: Bei Krämpfen, vor allem Magenkrämpfen und Menstruationsschmerzen. Schweißtreibend und fiebersenkend. Regt den Stoffwechsel an.

Verwendung

Die Blütenblätter frisch geöffneter Blüten können zur Zubereitung von Tinktur (3 x 25 Tropfen pro Tag), Aufguss, Pulver oder Sirup verwendet werden.

Wirksame Inhaltsstoffe

Alkaloide, Schleimstoffe, Papaverin, Anthocyane, Säuren, Milchsaft, Harz

KLATSCHMOHNSIRUP ALS HUSTENSAFT

250 g frische Klatschmohnblütenblätter
500 g Rohrohrzucker
50 ml Äthanol (90 Prozent Alkohol)
1 l destilliertes Wasser

400 ml destilliertes Wasser im Wasserbad erhitzen. Die Blütenblätter zugeben, regelmäßig umrühren und 1 Stunde warmhalten. Weitere 12 Stunden ziehen lassen. Abseihen und gut

auspressen. Die Flüssigkeit wieder im Wasserbad erhitzen, den Zucker zugeben und unter Rühren auflösen. Abkühlen lassen, dann Alkohol und restliches Wasser zugeben. Haltbarkeit: ca. 6 Monate

Alternativ 250 g frische Blüten in ½ Liter kochendes Wasser geben, abdecken und 24 Stunden stehen lassen. Abseihen und nach Geschmack mit Honig süßen. Maximal 2 x 2 cl pro Tag einnehmen. Diese Zubereitung ohne viel Zucker und Alkohol ist leicht verderblich.

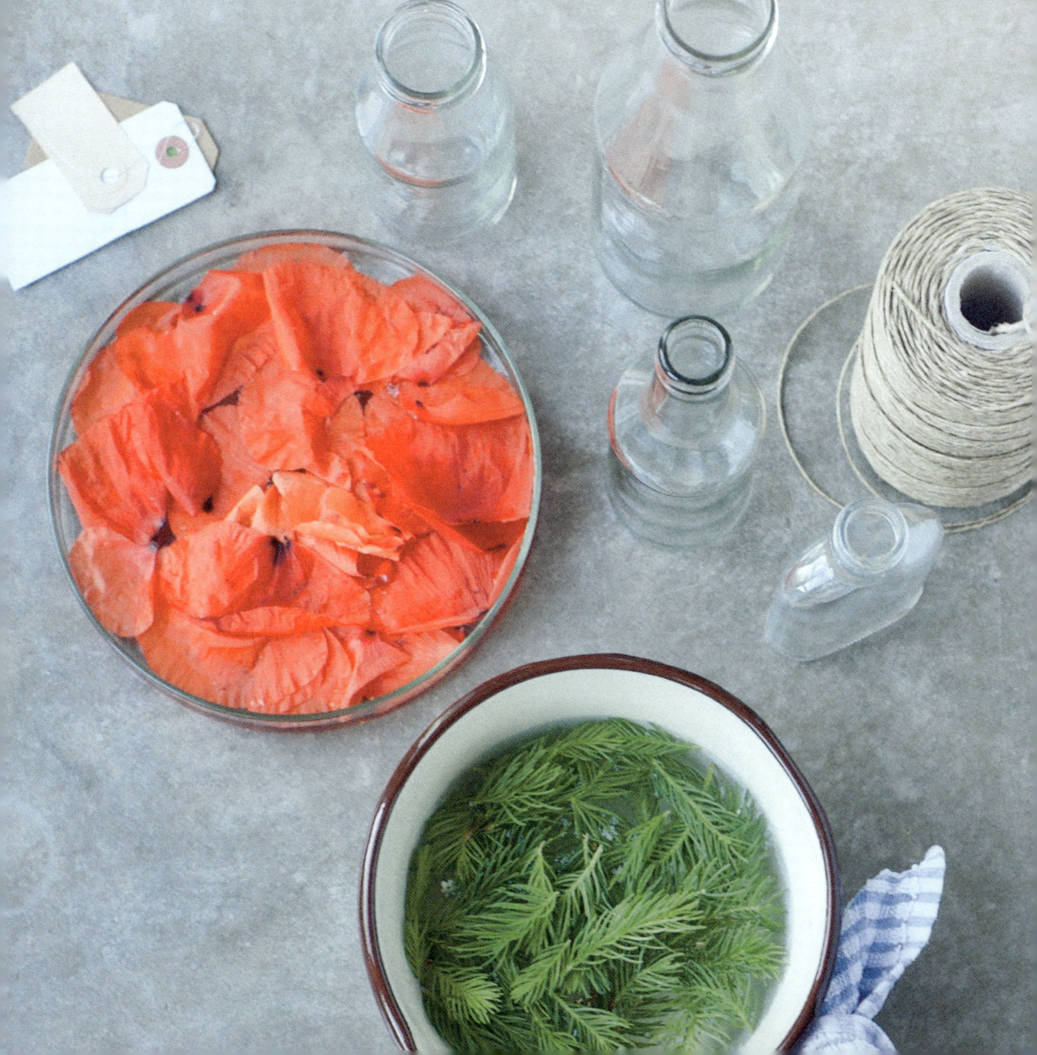

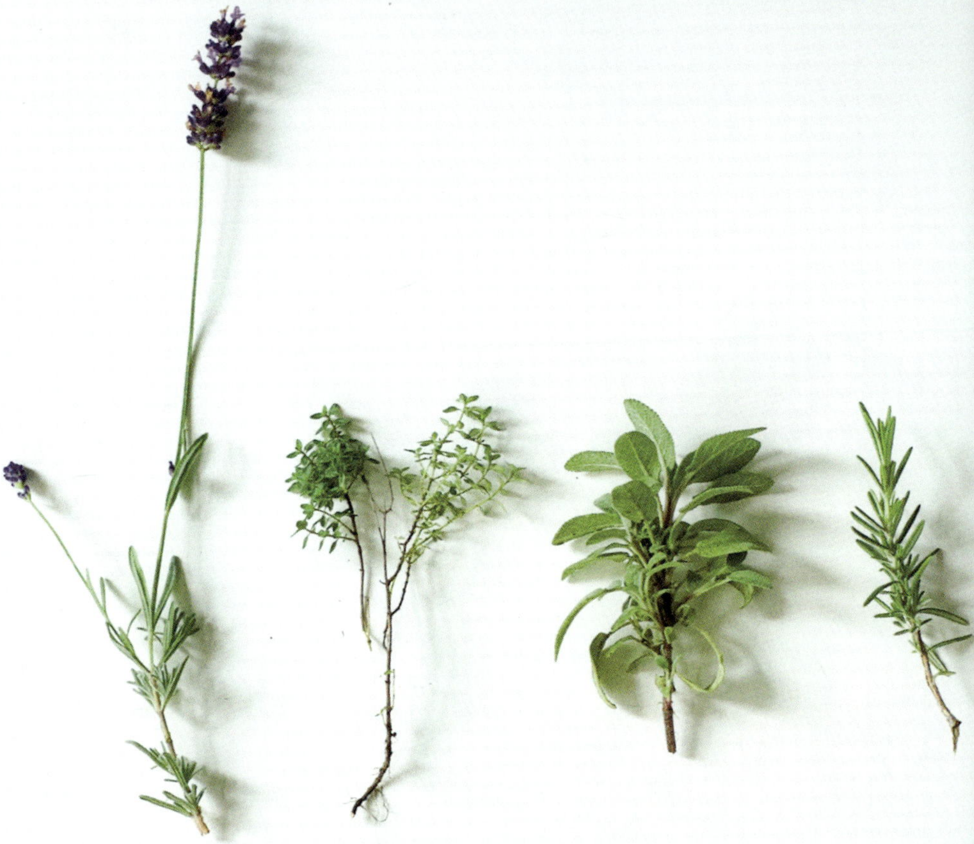

Lavendel Thymian Salbei Rosmarin

SALBEI

(Salvia officinalis)

Familie: Lamiaceae (Lippenblütler)

Das lateinische Wort *salvare* bedeutet »heilen« oder »erlösen«. Das Kraut galt früher als heilig und wurde zur Behandlung vieler Beschwerden eingesetzt. Bekannt ist seine Wirkung bei Atemwegsproblemen. Der Echte Salbei wirkt aber auch beruhigend auf das Nervensystem und ist hilfreich bei vielen Frauenleiden.

Gut für

Immunsystem: Schweißhemmend. Bei übermäßigem Schwitzen, klammen Händen, Schweißfüßen und Nachtschweiß. Salbei wirkt antioxidativ.

Atemwege: Entzündungshemmend, desinfizierend, besonders für Mund und obere Atemwege. Bei Soor, Aphthen, Zahnwurzelentzündung, Kehlkopfentzündung, Husten, Bronchitis, Erkältung und Nebenhöhlenentzündung.

Verdauung: Magenstärkend, verdauungsfördernd. Regt die Gallentätigkeit an. Lindert Krämpfe und Blähungen. Stimuliert die Gebärmutter.

Hormonhaushalt: Menstruationsfördernd. Wirkt als Phytoöstrogen und als Aphrodisiakum für Frauen. Hemmt die Milchbildung.

Nervensystem: Tonikum für das Nervensystem. Beruhigend und stärkend bei Schlaflosigkeit, Übermüdung, Nervenschwäche, Niedergeschlagenheit, Rekonvaleszenz und Anämie.

Verwendung

Frische Blätter vor der Blüte

Wirksame Inhaltsstoffe

Ätherisches Öl (einschließlich Thujon, Cineol, Borneol und Kampfer), Gerbstoffe, Bitterstoffe, Saponine, organische Säuren, Mineralstoffe wie Natrium, Kalium, Kalzium, Eisen und Silizium, B-Vitamine, Harze

THYMIAN

(Thymus vulgaris)

Familie: Lamiaceae (Lippenblütler)

Der Echte Thymian (*Thymus vulgaris*) stammt aus dem Mittelmeerraum. In kühleren Klimaregionen findet man in freier Natur den Feld- oder Sand-Thymian (*Thymus serpyllum*); der Frühblühende Thymian (*Thymus praecox*) ist eine beliebte Gartenpflanze. In der Naturheilkunde kommt meist der Feld-Thymian zum Einsatz, wenngleich der Echte Thymian etwas stärker in der Wirkung ist. Beide sind heilsam für die Atemwege und die Verdauung, ihre ätherischen Öle haben eine beruhigende Wirkung auf das Nervensystem.

Gut für

Atemwege: Antibakteriell, antibiotisch, abschwellend und desinfizierend. Befreit die Atemwege. Bei Erkältungen, Nebenhöhlenentzündung, Bronchitis, Asthma, Husten und Pseudokrupp. Auch zum Spülen und Gurgeln, beispielsweise bei Halsschmerzen, Karies und Zahnfleischentzündung.

Verdauung: Bei nervösen Magen- und Darmerkrankungen. Bei Krämpfen, Blähungen, Durchfall, Lebensmittelvergiftung sowie Appetitlosigkeit (Anorexie). Hilfreich bei Parasiten und Würmern.

Nervensystem: Beruhigend und stärkend, bei nervöser Erschöpfung.

Verwendung

Im Juni/Juli frische Blüten und Blätter ernten. Getrockneter Thymian ist etwa 1 Jahr haltbar.

Tinktur: Frische Blüten und Blätter oberhalb der verholzten Triebe abschneiden.

Ätherisches Öl: Wird durch Destillation gewonnen. Verwendung für Bäder, Inhalationen oder in Duftlampen. Zur Anwendung auf der Haut immer mit einem Trägeröl mischen.

Wirksame Inhaltsstoffe

Ätherisches Öl (Thymol und Carvacrol), Gerbstoffe, Bitterstoffe, Saponine, Vitamin C, Kalzium, Eisen, Harz

YSOP

(Hyssopus officinalis)

Familie: Lamiaceae (Lippenblütler)

Ysop ist in der Natur selten zu finden und wird hauptsächlich kultiviert. Als Heilpflanze kann er vielseitig eingesetzt werden. Er ist gut für die Atmungsorgane, das Nervensystem, die gesamte Konstitution und das Verdauungssystem.

Gut für

Atemwege: Löst Schleim und erleichtert das Abhusten. Entzündungshemmend, krampflösend, abschwellend. Bei chronischer Bronchitis, Husten mit zähem Schleim, Pseudokrupp, Kehlkopfentzündung, Asthma. Unterstützend bei Lungenentzündung.

Nervensystem: Entspannend und kräftigend. Bei Kopfschmerzen, Engegefühl in der Brust, Schwindel oder Gleichgewichtsstörungen, nervöser Erschöpfung, Phobien und Neigung zum Grübeln.

Konstitution und Kreislauf: Stärkt Herz und Drüsen. Hilft bei Anämie, niedrigem Blutdruck, Müdigkeit und niedriger Körpertemperatur. Wirkt auch fiebersenkend und hemmt übermäßiges Schwitzen.

Verdauung: Regt den Appetit an und kräftigt den Magen. Verdauungsfördernd und krampflösend.

Verwendung

Ganze blühende Pflanze

Tinktur: Blühende Triebspitzen

Aufguss: Ganze blühende Pflanze, über den verholzten Teilen abschneiden. Nach dem Trocknen abspülen.

Wirksame Inhaltsstoffe

Ätherisches Öl (Borneol und Thujon), Gerbstoffe, Bitterstoffe, Flavone, Apfelsäure, Harz, Gummi, Cholin, Mineralstoffe wie Kalzium, Eisen, Silizium

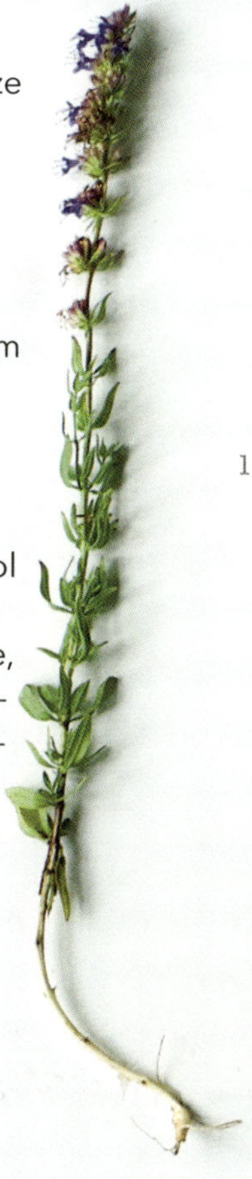

SÜSSHOLZ

(Glycyrrhiza glabra)

Familie: Fabaceae (Schmetterlingsblütler)

Echtes Süßholz wird hauptsächlich bei Atemwegsbeschwerden eingesetzt und eignet sich gut zur Herstellung eines Hustensirups. Außerdem wirkt es entzündungshemmend und entlastend sowie entspannend auf den Darm.

Gut für

Atemwege: Krampflösend und beruhigend bei Bronchitis, Husten und zähem Schleim. Bei Halsschmerzen und Halsentzündungen.
Verdauung: Wirkt entzündungshemmend und beruhigend, vor allem auf die Magen- und Darmschleimhaut.

Verwendung

Wurzeln für Absud oder Tinktur verwenden.

Wirksame Inhaltsstoffe

Saponine, Flavonoide, Isoflavone, Bitterstoffe, Cumarin, Phytosterine, ätherisches Öl

Achtung: Nicht länger als 6 Wochen einnehmen. Langzeitanwendung kann den Blutdruck ansteigen lassen, Ödeme begünstigen und das Herz belasten.

HUSTENSAFT MIT YSOP ODER SALBEI UND SÜSSHOLZ

2 EL getrockneter Ysop oder getrockneter Salbei
2 EL Süßholz (nach Belieben)
½ Liter Wasser
Honig

Das Wasser mit den Kräutern aufkochen und einige Minuten köcheln. Abseihen und mit etwas Honig süßen.
Alternativ kann Zucker verwendet werden (wie im Rezept für Klatschmohnsirup, Seite 122/123). Dann ist der Sirup länger haltbar.

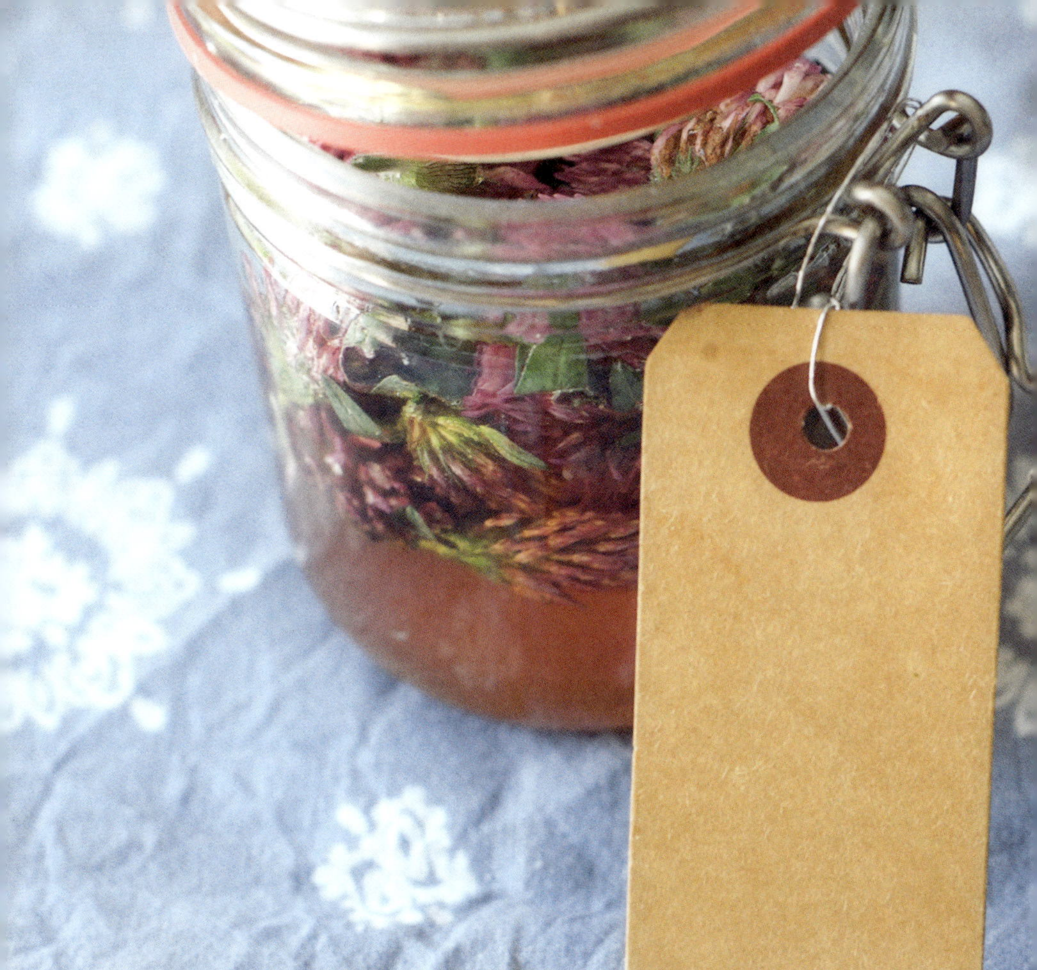

ROTKLEE IN HONIG GEGEN HUSTEN

Auch Rotklee in Honig ist ein einfach herzustellendes, aber wirksames Hustenmittel. Füllen Sie ein sauberes Glas mit Rotkleeblüten und gießen Sie Biohonig darüber. Die Mischung ein bis zwei Wochen ziehen lassen. Dabei wird der Honig flüssiger.

Ebenso können geschnittene Zwiebel (oder Knoblauch) in Honig eingelegt werden (Seite 120). Auch Geißblatt (Blätter und Blüten) in Honig ist ein bewährtes Mittel gegen Husten, Halsschmerzen, Wunden im Mund und Fieber.

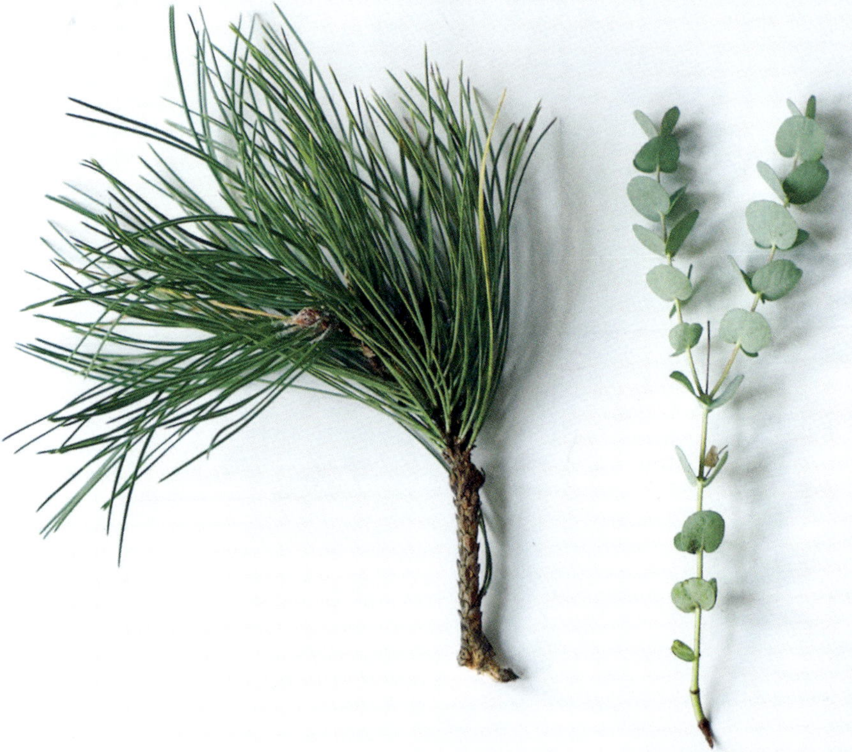

Kiefer **Eukalyptus**

WALD-KIEFER

(Pinus sylvestris)

Familie: Pinaceae (Kieferngewächse)

Die Kiefer ist an ihrem angenehmen harzigen Duft zu erkennen. Das Harz und das ätherische Öl sind antiseptisch und bakterizid, insofern ist die Kiefer ein natürliches Antibiotikum. Sie hat zwei Auswirkungen auf die Atmung: Einerseits wirkt sie luftreinigend, andererseits lindert sie Entzündungen der Atemwege und löst festsitzenden Schleim. Ganz junge Kiefernspitzen kann man direkt vom Baum essen. Sie sind herrlich weich, sehr aromatisch und reich an Vitamin C.

Gut für

Atemwege: Antiseptisch, schleimlösend und entzündungshemmend. Bei Husten, Asthma, Bronchitis, Erkältung, Grippe, Halsschmerzen, Kehlkopfentzündung, Mandelentzündung. Bei Rachen-, Nasen- und Nebenhöhlenentzündung.
Kreislauf: Wirkt blutreinigend, anregend und blutdrucksteigernd.
Harnwege: Harntreibend und antiinfektiös bei Blasenentzündung, Prostatitis und Ödemen. Blutreinigend und entzündungshemmend. Hilfreich bei Rheuma, rheumatoider Arthritis und Gicht.

Verwendung

Triebspitzen und Nadeln
Tinktur: Frische Triebspitzen im Frühjahr ernten, bevor sie sich öffnen.
Hustensirup: Triebspitzen
Ätherisches Öl: Wird durch Destillation aus Nadeln und Triebspitzen gewonnen.

Wirksame Inhaltsstoffe

Harze, ätherisches Öl, Bitterstoffe, Vitamin C

EUKALYPTUS

(Eucalyptus globulus)

Familie: Myrtaceae (Myrtengewächse)

Auch Gewöhnlicher oder Blauer Eukalyptus wird wegen seiner antiseptischen Wirkung zur Behandlung von Atemwegserkrankungen eingesetzt. Die Blätter sind reich an ätherischem Öl, darum ist Eukalyptus oft in Hustensaft und Erkältungsbalsam enthalten.

Gut für

Atemwege: Antiseptisch, desinfizierend, antibakteriell und antiviral. Antimykotisch und schleimlösend. Bei chronischer und asthmatischer Bronchitis. Bei Schnupfen, Nebenhöhlenentzündung, Mandel- und Halsentzündung. Als Mundspülung, für Inhalationen oder Nasentropfen. Bei Entzündungen der oberen Atemwege, Husten und Erkältungen. Desodorierend, auch bei Mundgeruch.

Harnwege: Antiseptisch, entzündungshemmend bei Harnwegsinfektionen, Blasenentzündungen, Scheidenentzündungen und Ausfluss.

Verdauung: Regt Appetit und Gallentätigkeit an. Kräftigendes Tonikum nach Krankheit und bei Appetitlosigkeit.

Blut: Blutstillend. Senkt Blutdruck und Blutzuckerspiegel.

Bewegungsapparat: Regt die Durchblutung an. Hilfreich bei Muskelschmerzen.

Verwendung

Ausgewachsene Blätter für Tinktur, Aufguss oder Pulver verwenden. Alternativ das ätherische Öl einsetzen.

Wirksame Inhaltsstoffe

Ätherisches Öl, Gerbstoffe, Flavonoide, Phenolsäuren, Triterpene

ECHTER EIBISCH

(Althaea officinalis)

UND STOCKROSE

(Alcea rosea)

Familie: Malvaceae (Malvengewächse)

Der Echte Eibisch oder Arznei-Eibisch enthält viele Schleimstoffe und wirkt deswegen positiv auf die Schleimhäute, besonders von Atemwegen und Darm. Sie können das blühende Kraut verwenden, aber auch die Wurzel einsetzen, zum Beispiel zur Beruhigung des Darms. Früher schnitzte man aus Eibischwurzel Beißringe für zahnende Kleinkinder.

Die Heilwirkung der **Stockrose (*Alcea rosea*)** ist ähnlich wie die der Wilden Malve und des Eibischs. Die Blüten, Blätter und Knospen der beliebten Gartenpflanze sind reich an Schleimstoffen, die bei Bronchitis und Husten eingesetzt werden. Die Schleimstoffe beruhigen die Schleimhäute des Magen-Darm-Trakts und wirken mild abführend.

Verwendung

Siehe Wilde Malve, nächste Seite

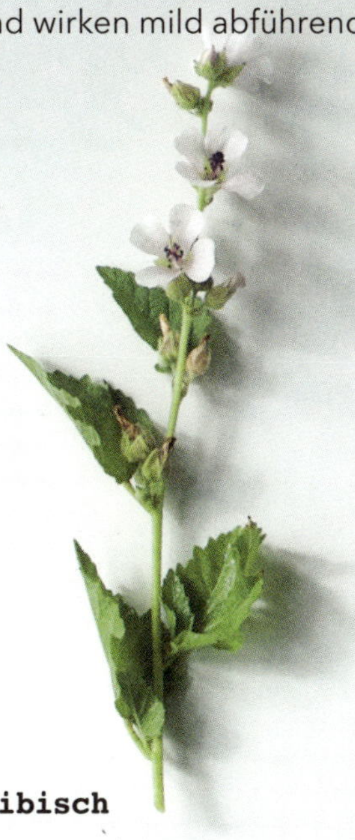

Eibisch

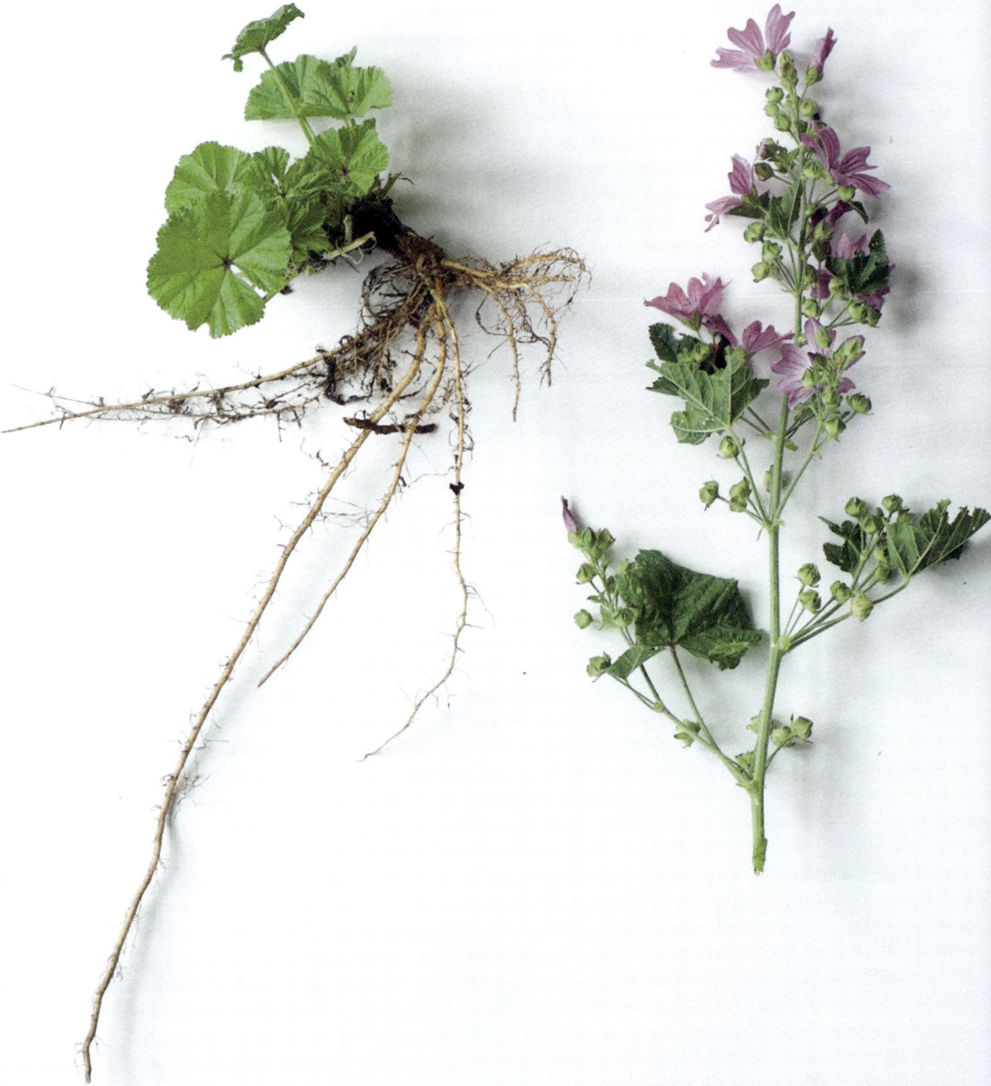

WILDE MALVE

(Malva sylvestris)

Familie: Malvaceae (Malvengewächse)

Von der Wilden Malve gibt es verschiedene Unterarten. Alle enthalten Schleimstoffe, die die Schleimhäute beruhigen und Reizungen lindern.

Gut für

Atemwege: Wirkt beruhigend auf die Schleimhäute der Atemwege. Lindert Husten, Bronchitis, Heiserkeit, Mandel- und Halsentzündung. Bei Grippe und Erkältung.

Verdauung: Beruhigt und regeneriert die Schleimhäute des Verdauungstrakts. Entzündungshemmend und mild abführend. Bei Entzündungen des Magen-Darm-Trakts, Magenschleimhautentzündung, Speiseröhrenentzündung durch aufsteigende Magensäure, Sodbrennen und Durchfall. Auch wirksam bei Verstopfung.

Haut: Bei Entzündungen der Haut, trockenen Ekzemen, Psoriasis. Kann innerlich und äußerlich angewendet werden. Auch zum Herausziehen von Eiter bei Furunkeln, Geschwüren und Abszessen.

Harnwege: Beruhigend, leicht harntreibend. Bei Blasenentzündung und Schmerzen beim Wasserlassen.

Weibliche Fortpflanzungsorgane: Entzündungshemmend, fördert die Regeneration der Schleimhäute. Bei Entzündungen der Eierstöcke und der Gebärmutter. Auch während der Geburt, um die Wehen voranzutreiben.

Verwendung

Blüten, Kelchblätter und Blätter

Kaltwasserauszug: Blüten in kaltem Wasser ziehen lassen, dann langsam erwärmen.

Tinktur: Blüten, Kelchblätter und Blätter. Keine Blätter mit rotbraunen Flecken verwenden (Pilzbefall: Malvenrost).

Möglich ist auch, ein Öl herzustellen und dieses für eine Salbe zu verwenden.

Wirksame Inhaltsstoffe

Schleimstoffe, ätherisches Öl, Gerbstoffe, Flavonoide, Anthocyane, Vitamin A, B und C

KLEINBLÜTIGE KÖNIGSKERZE

(Verbascum thapsus)

UND GROSSBLÜTIGE KÖNIGSKERZE

(Verbascum densiflorum)

Familie: Scrophulariaceae (Braunwurzgewächse)

Beide Arten der Königskerze sehen mit ihren gelben Blütenständen eindrucksvoll aus. Aus den Blüten kann man ein Öl gegen Ohrenschmerzen herstellen. Außerdem wirkt die Pflanze gegen Atemwegsbeschwerden.

Gut für

Atemwege: Mild schleimlösend, beruhigend und abschwellend bei Husten aller Art, Hals- und Kehlkopfentzündungen, Mandelentzündung, Heuschnupfen und Erkältungen. Auch zum Gurgeln und Spülen.
Äußerlich: Bei Ohrenschmerzen, rheumatischen Schmerzen und zur Förderung der Durchblutung bei kalten Händen und Füßen im Winter.
Haut: Zum Herausziehen des Eiters bei Furunkeln und Abszessen.

Verwendung

Blütenblätter und Staubgefäße. Gelegentlich werden auch Blätter, Blüten und Wurzeln verwendet. Tinktur oder Aufguss zur Linderung von Atemwegsbeschwerden einnehmen. Einen Absud zum Gurgeln verwenden, das Öl für die äußerliche Anwendung.

Wirksame Inhaltsstoffe

Schleimstoffe, Harze, Iridoide, Saponine, Flavonoide, Betakarotin und Vitamin C, Gerbstoffe, Bitterstoffe, ätherische Öle und Sterole

Die Trauben-Silberkerze (*Actaea racemosa*, früher: *Cimicifuga racemosa*) hilft bei Wechseljahrsbeschwerden wie Hitzewallungen und nächtlichen Schweißausbrüchen, reguliert aber auch die Menstruation und wirkt gegen Menstruationsschmerzen. Auch gut bei Kopfschmerzen und zur Bekämpfung von Gelenkschmerzen, Fibromyalgie, Arthritis und Rheumatismus.

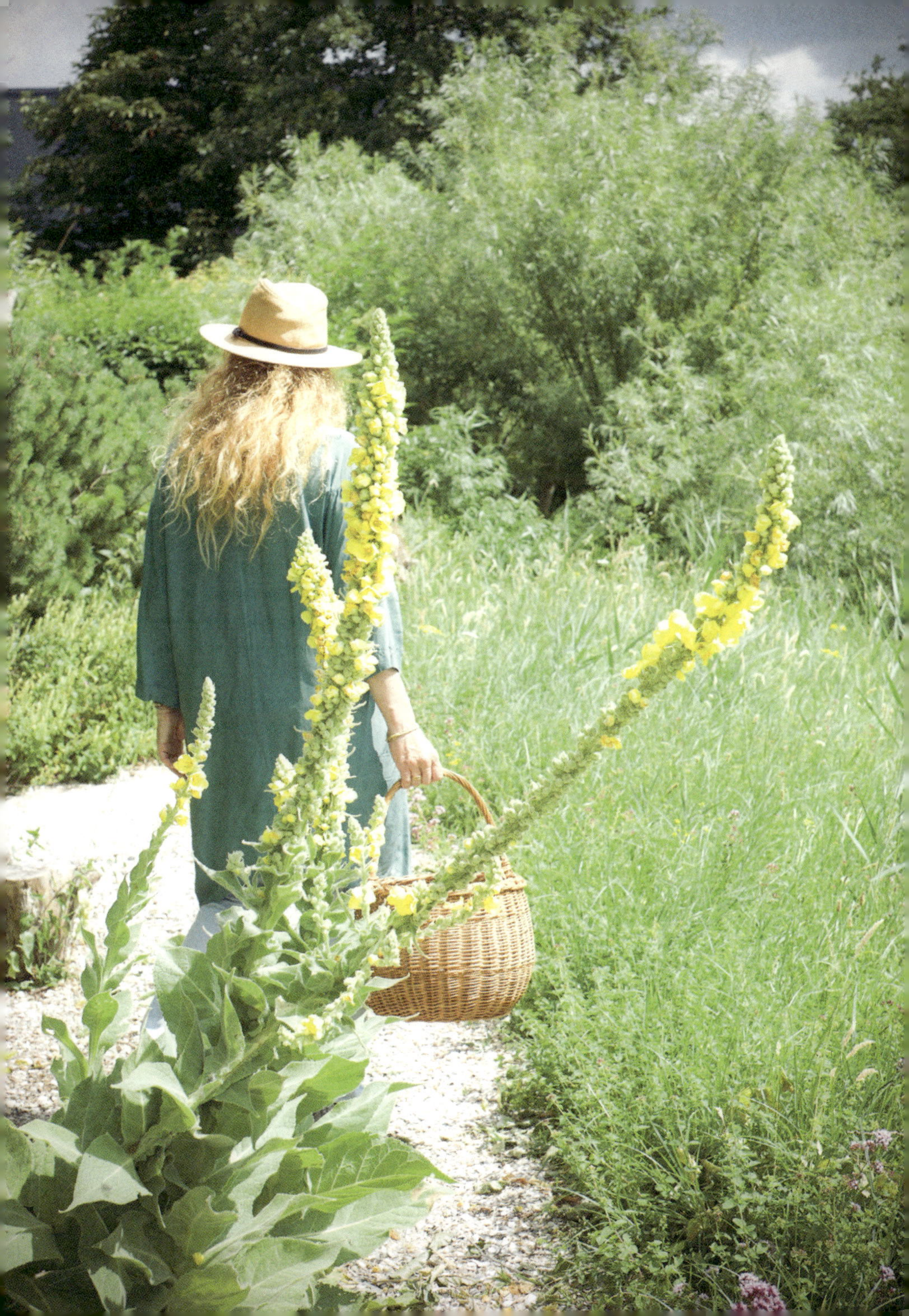

ANTI-ALLERGIE-TEE

Aufguss aus Königskerze, Brennnessel, Spitzwegerich, Wilder Malve und Holunderblüten

1 EL frische/getrocknete Königskerzenblüten
1 EL frische/getrocknete Brennnesselblätter
1 EL frische/getrocknete Wegerichblätter
1 EL frische/getrocknete Holunderblüten
1 EL frische/getrocknete Malvenblüten (alternativ Eibisch-/Stockrosenblüten)

Alle Heilkräuter mischen und mit 1,5 l kochendem Wasser aufgießen.

ERKÄLTUNGSBALSAM

200 ml Königskerzenöl (oder Öl nach Belieben)
20 g Bienenwachs
10 Tropfen ätherisches Eukalyptus- oder Kiefernöl
10 Tropfen ätherisches Thymianöl
10 Tropfen ätherisches Lavendelöl

Öl und Bienenwachs im Wasserbad erwärmen. Vom Herd nehmen, sobald das Bienenwachs geschmolzen ist. Ein wenig abkühlen lassen, dann die ätherischen Öle unterrühren. Die Mischung in Tiegel füllen und komplett auskühlen lassen, erst dann mit dem Deckel verschließen. Die Tiegel exakt beschriften. Abends vor dem Schlafengehen Brust und Hals mit dem Balsam einreiben.

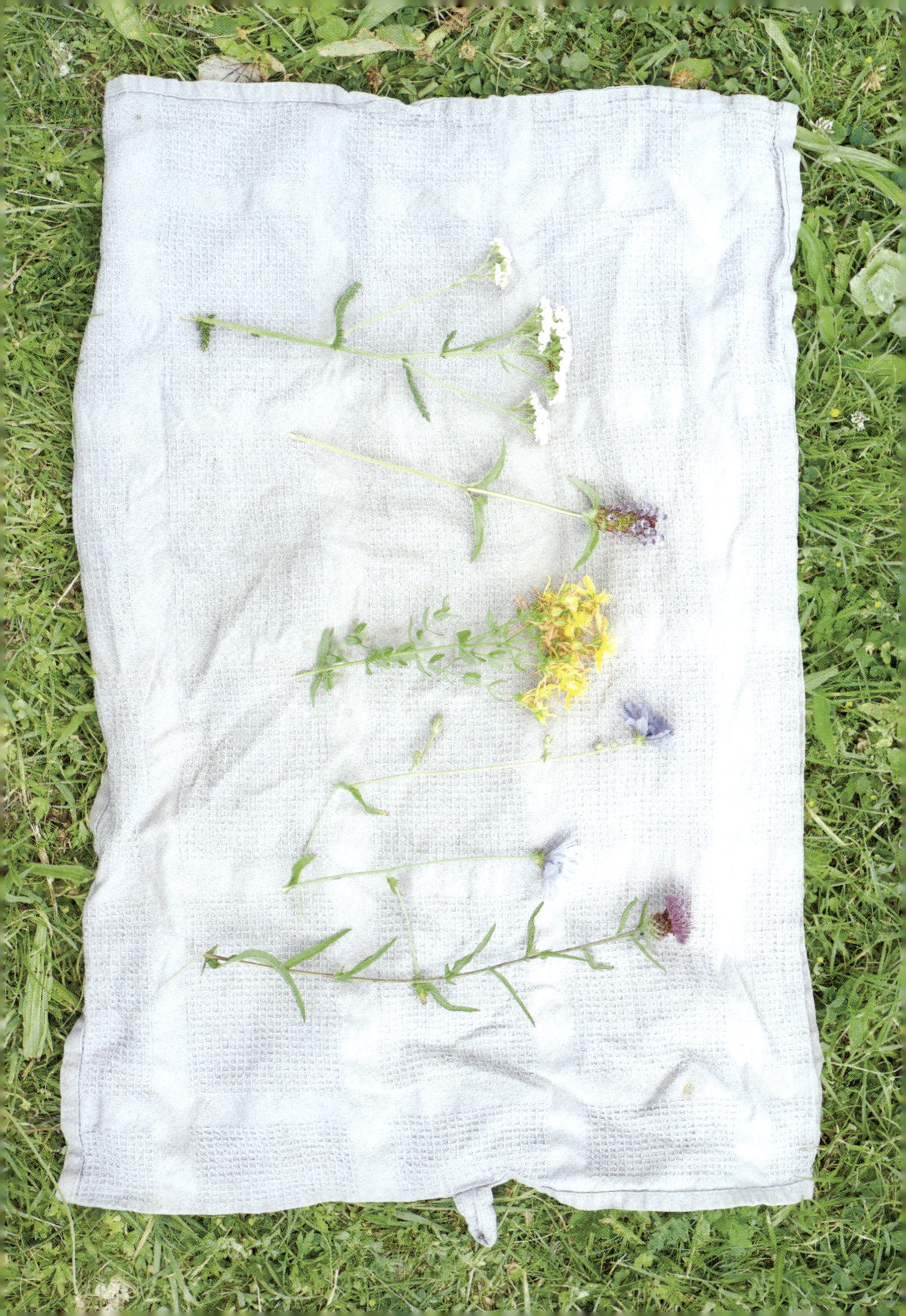

HERZ, GEFÄSSE, BLUT UND KREISLAUF

Um das Herz und die Gefäße (Arterien und Venen) gesund zu erhalten, ist es wichtig, dass das Herz kräftig ist und gleichmäßig schlägt. Der Blutdruck darf weder zu hoch noch zu niedrig sein, und die Arterien und Venen müssen frei und flexibel sein. Auch der Säuren-Basen-Haushalt (pH-Wert) des Blutes muss im Gleichgewicht gehalten werden. Durch Übersäuerung kann es zu Beschwerden wie Gelenkentzündungen, Gicht oder Rheuma kommen. Gesunde Ernährung, wenig Stress und ausreichend Bewegung bilden die Grundlage der Herzgesundheit. Mit Heilpflanzen können Sie das System unterstützen.

Geeignete Heilpflanzen

Weißdorn, Ruprechtskraut, Knoblauch, Klette, Mistel, Linde, Salbei, Herzgespann, Zitronenmelisse, Braunwurz, Kastanie, Eiche, Ginkgo, Goldrute, Zaubernuss, Johanniskraut, Salbei, Baldrian, Borretsch, Rosmarin, Hirtentäschel und Passionsblume

Im Detail

Bei leichter Blutarmut: Rote Früchte wie Johannisbeere, Himbeere, Erdbeere und Brombeere essen. Kräuter wie Brennnessel, Schmalblättriges Weidenröschen, Acker-Schachtelhalm und Löwenzahn regelmäßig und über einen längeren Zeitraum einnehmen.

Stärkere Blutarmut: Eiche, Ringelblume, Acker-Schachtelhalm (auch in der Schwangerschaft), Ysop, Eisenkraut, Majoran, Ruprechtskraut, Rosmarin

Arterienverkalkung: Birke, Heidelbeere, Goldrute, Acker-Schachtelhalm, Johanniskraut, Arnika, Schafgarbe. Auch Knoblauch ist ein guter Gefäßreiniger.

Hoher Blutdruck: Schafgarbe, Eiche, Goldrute, Herzgespann, Weißdorn, Mistel, Hirtentäschel

Niedriger Blutdruck: Brennnessel, Wegwarte, Hirtentäschel, Ysop, Eisenkraut, Johanniskraut, Mariendistel, Majoran, Rosmarin

Zur Gerinnungsförderung: Schlangen-Knöterich, Brombeerblätter, Schafgarbe, Eiche, Hirtentäschel, Ruprechtskraut, Blutwurz, Frauenmantel, Wegerich

Durchblutungsprobleme wie Krampfadern, Hämorrhoiden und Frostbeulen: Zaubernuss, Braunwurz, Kastanie, Eiche, Ginkgo

Herzrasen: Herzgespann, Weißdorn, Melisse, Passionsblume, Johanniskraut, Linde, Mistel, Salbei, Baldrian
Herzschwäche: Eisenkraut, Weißdorn, Rosmarin, Zaubernuss, Schmalblättriges Weidenröschen
Herz jung erhalten und Konzentration stärken: Ginkgo, Borretsch

Kalte Hände und Füße: Ein öliger Auszug aus Rosmarin oder ein Magnesiumbad mit Rosmarin regen die Durchblutung an.

Achtung: Bei starken oder anhaltenden Beschwerden immer einen Arzt aufsuchen!

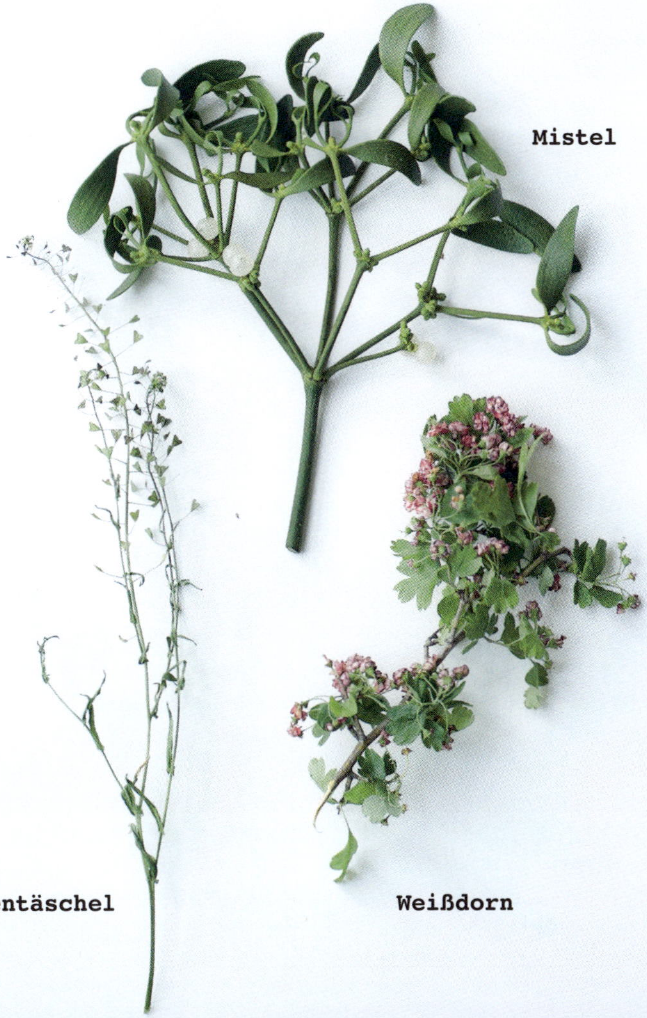

WEISSDORN

(Crataegus) Eingriffeliger Weißdorn *(Crataegus monogyna)*
Zweigriffeliger Weißdorn *(Crataegus laevigata)*

Familie: Rosaceae (Rosengewächse)

Weißdorn ist ein Symbol für Fruchtbarkeit, Erneuerung (Leben und Tod) und spielt auch in traditionellen Frühjahrsritualen eine Rolle (beispielsweise die Weißdornkrone der Maikönigin). Bekannt ist Weißdorn als Herztonikum, das die Durchblutung des Herzens und der Blutgefäße verbessert, beruhigt und reguliert. Die Blüten unterstützen das alternde Herz und lassen die Herzklappen besser arbeiten. Die jungen Blätter schmecken frisch. Die älteren Blätter sind etwas schleimig, wenn sie länger gekaut werden. Die Beeren sind mehlig, schmecken etwas fade (manche vergleichen sie mit Avocado) und enthalten einen oder zwei Samen. Man sollte sie ruhig gelegentlich essen, die Kerne können ausgespuckt werden. Sie sind reich an Pektin und eignen sich zur Herstellung von Fruchtleder.

Gut für

Herz und Gefäße: Unterstützt die Herzfunktion. Enthält Flavonoide, die die peripheren und koronaren Arterien erweitern, und Proanthocyanidine, die die Herzfrequenz senken und Herzrasen vorbeugen. Wirkt regulierend bei Bluthochdruck.

Nervensystem: Hat eine stärkende und ausgleichende Wirkung. Bei nervlich bedingten Schlafstörungen, Nervosität und Reizbarkeit. Kann auch bei Wechseljahrsbeschwerden und Hyperventilation helfen.

Verwendung

Blüten und junge Blätter im Frühjahr, Beeren im September.

Frische Blätter für Aufgüsse: Die oberirdischen Teile in der jeweiligen Jahreszeit.

Tinktur: Blüte und Blätter verwenden. Im Herbst können Sie die Beeren (zerquetscht) für Tinktur verwenden. Wenn Sie Beeren zur bereits vorhandenen Blütentinktur geben, 6 Wochen ziehen lassen, dann abseihen, so sind alle Wirkstoffe in einer Tinktur.

Aufguss: Blüten, Blätter und Beeren dafür trocknen. Die Blüten vor dem Trocknen pressen.

Wirksame Inhaltsstoffe

Flavonoide, Saponin, Proanthocyanidine, Trimethylamin, Gerbstoffe, organische Säuren, Vitamin B und C, ätherische Öle

FRUCHTLEDER MIT WEISSDORN

Zutaten für 4 Streifen:
ca. 100 g Weißdornbeeren, für einen angenehmen Fruchtgeschmack plus 50 g Brombeeren
50 ml Wasser
Seihtuch
Backpapier

Die Beeren pflücken und verlesen. Mit dem Wasser in ein Gefäß geben und mit der Hand oder einem Kartoffelstampfer kräftig kneten. Die Mischung auf das Seihtuch geben und gut ausdrücken. Das Fruchtmark in dünnen Streifen auf dem Backpapier verstreichen und eine halbe Stunde im Backofen bei leicht geöffneter Klappe 40 °C trocknen lassen.

Das Fruchtleder ist lange haltbar. Wenn Sie eine Mischung aus Weißdorn- und Brombeeren verwenden, wird der Geschmack intensiver und süßer. Fruchtleder ist ein gesunder, köstlicher Snack zum Mitnehmen, zum Beispiel auf Wandertouren.

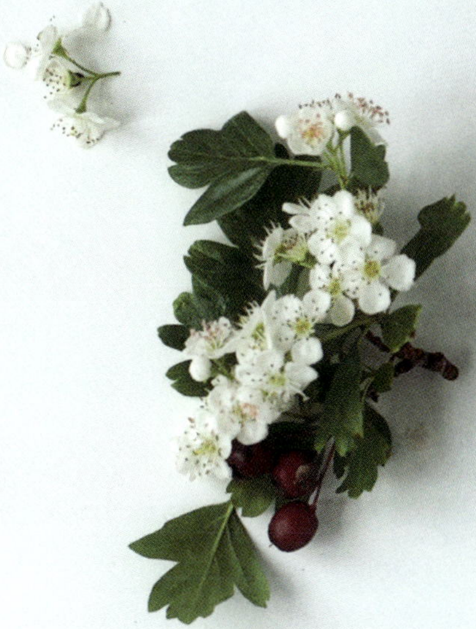

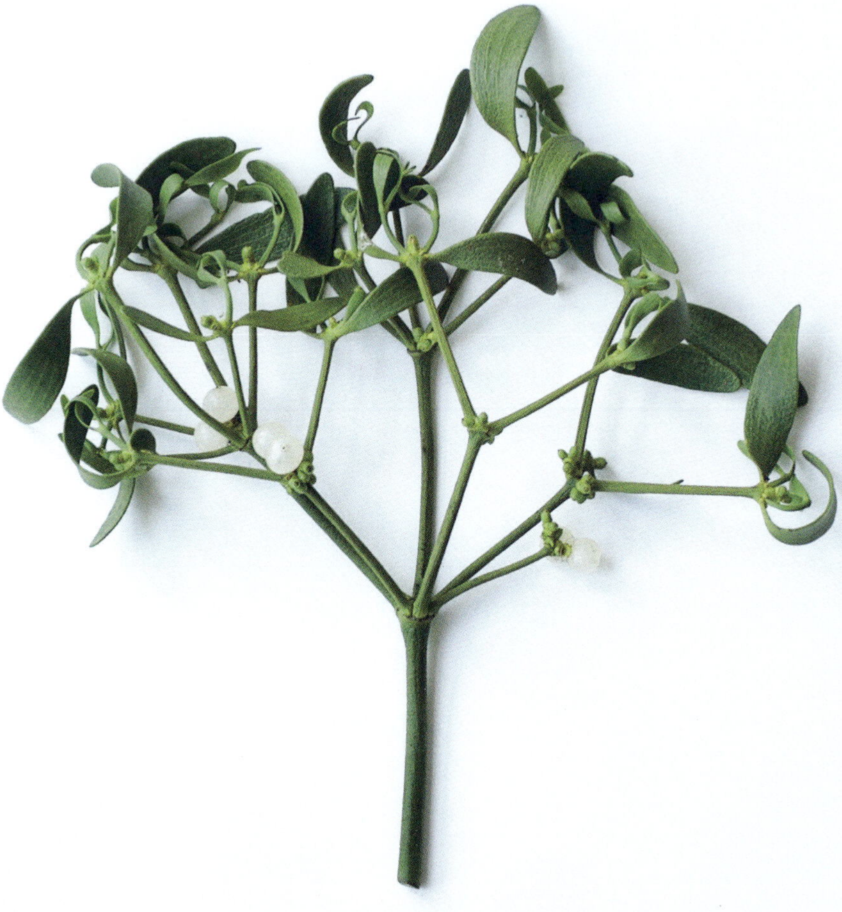

MISTEL

(Viscum album)

Familie: Viscaceae (Mistelgewächse)

Misteln wachsen als Aufsitzerpflanzen bevorzugt auf Pappeln, Apfelbäumen, Kiefern und Eichen, fügen ihrem Wirtsbaum aber keinen Schaden zu. Achtung: Die Beeren sind giftig, die Blätter jedoch nicht. Die Mistel senkt den Blutdruck und beruhigt: Sie reduziert die Anzahl der Herzschläge pro Minute und erweitert die Gefäße.

Gut für

Herz, Blut und Gefäße: Leicht blutdrucksenkend und gefäßerweiternd. Bei leichtem Bluthochdruck. Stärkt und beruhigt das Herz, verlangsamt den Herzschlag. Wirkt blutungsstillend.

Sonstiges: Stärkt das Immunsystem. Regt die Funktion der Thymusdrüse an.

Verwendung

Blätter und Zweige vor der Fruchtbildung. Geeignet für Tinktur oder Kaltwasserauszug, Pulver oder Flüssigextrakt. Arzt oder Heilpraktiker bieten Injektionen an.

Wirksame Inhaltsstoffe

Histamin, Aminosäuren, Gerbstoffe, Flavonoide, Glycoside, Phenolsäuren, Saponine, Alkaloide und Mineralien wie Magnesium, Kalzium, Zink

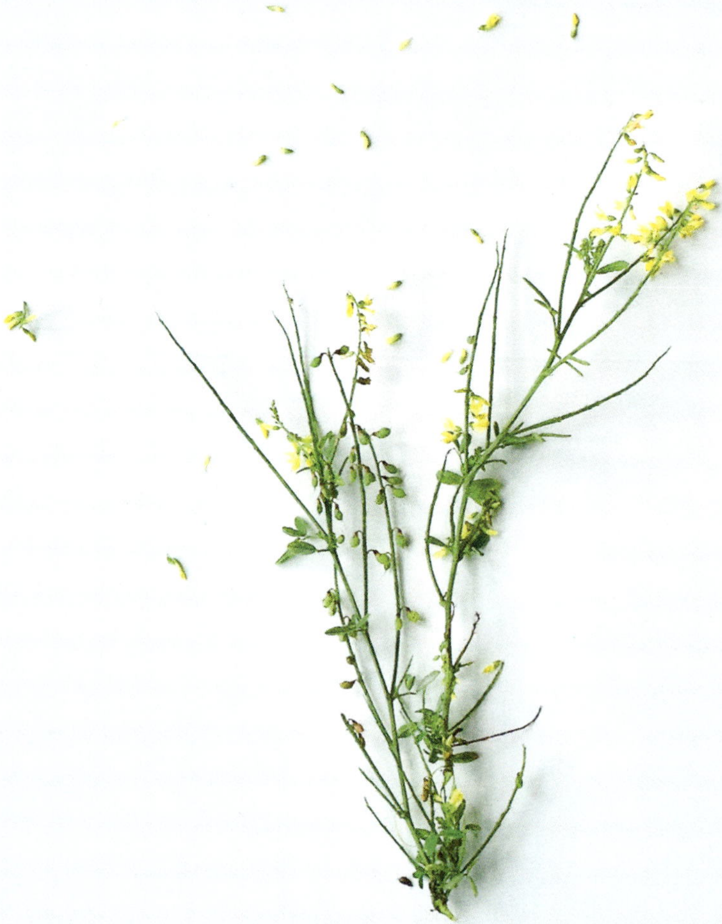

GELBER STEINKLEE

(Melilotus officinalis)

Familie: Fabaceae (Schmetterlingsblütler)

Der angenehm duftende Gelbe Steinklee enthält Cumarin und wirkt somit blutverdünnend. Er stärkt die Gefäße und beruhigt das Nervensystem. Der Weiße Steinklee (*Melilotus albus*) hat dieselbe Wirkung.

Gut für

Gefäße und Blut: Kräftigt die Gefäße. Verbessert den Rückfluss bei venöser Stauung, Krampfadern, Hämorrhoiden, Entzündungen der Venenwand. Beugt Blutgerinnseln vor und wirkt blutverdünnend.

Hormonhaushalt: Beugt Hitzewallungen und PMS vor.

Harnwege: Harntreibend, hilfreich bei Ödemen.

Nervensystem: Bei Schlaflosigkeit, Nervosität, Anspannung, Spannungskopfschmerzen. Mild stimmungsaufhellend.

Verdauung: Lindernd und krampflösend bei Magenbeschwerden, Blähungen, Verdauungsbeschwerden und Darmkrämpfen.

Äußerlich: Entzündungshemmend und adstringierend. Geeignet für Augenbäder bei Augenentzündungen.

Verwendung

Ganze Pflanze oder blühende Triebspitzen sind geeignet für Tinktur, Aufguss, Kaltwasserauszug (8 Stunden ziehen lassen), Absud, Umschlag oder Hydrolat.

Wirksame Inhaltsstoffe

Cumarin, Flavonoide, Saponine, Melilotsäure, Harz, Vitamin C, ätherisches Öl

Achtung: Wirkt blutverdünnend. Auch das Gänseblümchen ist ein natürlicher Blutverdünner.

RUPRECHTSKRAUT

(Geranium robertianum)

Familie: Geraniaceae (Storchschnabelgewächse)

Der rote Stiel des Ruprechtskrauts (auch: Stinkender Storchschnabel) hat entfernte Ähnlichkeit mit einer Ader. Für mich ist das eine Eselsbrücke für seine positive Wirkung auf die Blutgefäße. Nicht in der Schwangerschaft und Stillzeit anwenden.

Gut für

Blut und Gefäße: Adstringierend, blutungsstillend und desinfizierend bei Nasenbluten. Für Sitzbäder bei Hämorrhoiden.

Verdauung: Lindernd bei Durchfall, Magen- und Darmgeschwüren und Entzündungen der Magen- und Darmschleimhaut.

Atemwege: Zum Gurgeln und Spülen bei Geschwüren und Entzündungen von Mundschleimhaut und Zahnfleisch, Halsschmerzen und Mandelentzündung.

Haut: Für Umschläge bei Prellungen, Blutergüssen und kleineren Schnittverletzungen.

Verwendung

Ganze Pflanze einschließlich Wurzel für Tinktur oder Aufguss verwenden.

Wirksame Inhaltsstoffe

Gerbstoffe, Bitterstoffe, organische Säuren, ätherisches Öl, Harze, Pektin, Vitamin C

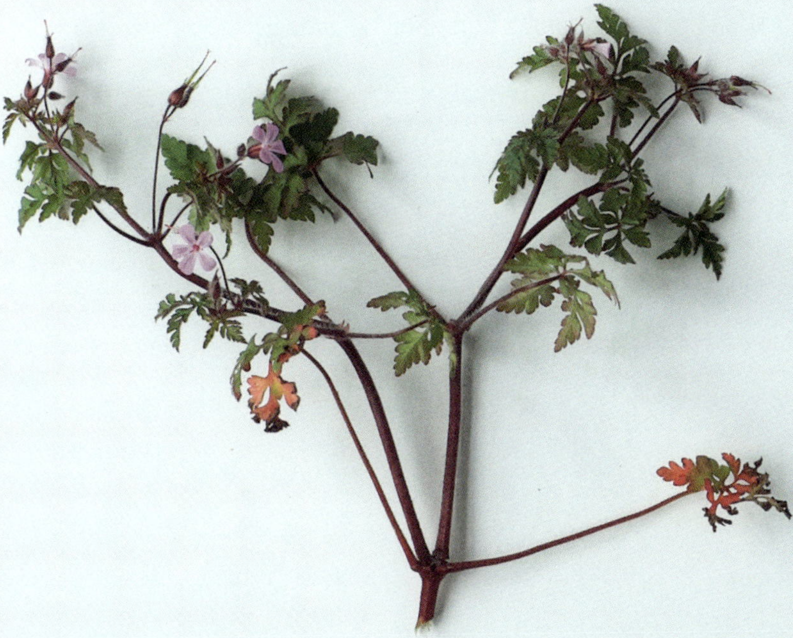

KNOTIGE BRAUNWURZ

(Scrophularia nodosa)

Familie: Scrophulariaceae (Braunwurzgewächse)

Die Braunwurz kommt relativ häufig in der Natur vor, fällt aber kaum ins Auge. Die Pflanze selbst ist groß, aber die Knospen und Blüten sind klein. Sie hat einen unangenehmen Geruch. Da die Braunwurz geschützt ist, müssen Sie sie selbst anpflanzen, um sie zu nutzen. Als Heilpflanze unterstützt sie die Durchblutung und ist hilfreich bei Hämorrhoiden und Krampfadern.

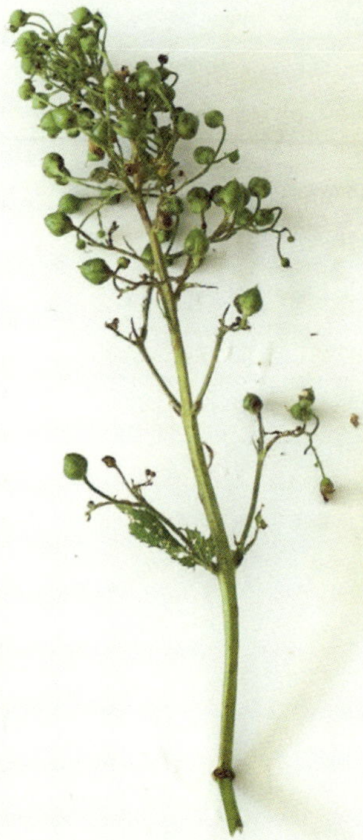

Gut für

Kreislauf: Fördert die Durchblutung, stärkt die Blutgefäße, wirkt adstringierend und blutbildend. Bei Hämorrhoiden, Krampfadern und inneren Blutungen. Reinigt das Blut über die Lymphe. Bei verhärteten Drüsen, Drüsenentzündungen. Regt die Nierentätigkeit an und wirkt dadurch entgiftend.
Haut: Reinigend und wundheilend. Lindert Juckreiz und wirkt entzündungshemmend. Bei Ekzemen, Psoriasis und chronischen Hauterkrankungen. Bei Wunden und blutenden Hämorrhoiden.

Verwendung

Oberirdische Teile und Wurzeln
Tinktur: Im Sommer die ganze blühende Pflanze verwenden.
Braunwurzsalbe: Wurzeln (die dicksten Teile)

Wirksame Inhaltsstoffe

Saponine, Flavonoide, Gerbstoffe, organische Säuren, Glycoside, Harze, Vitamin C

SALBE MIT BRAUNWURZ UND ZAUBERNUSS

Zur Verbesserung der Durchblutung (bei Krampfadern und Hämorrhoiden)

100 g Braunwurz-Wurzel (frisch oder getrocknet)
1 Zweig Zaubernuss (oder 100 g getrocknet)
175 ml Sonnenblumen-, Oliven- oder Sesamöl
30 g Bienenwachs
einen oder mehrere Tiegel
Wenn Sie Kokosöl verwenden, benötigen Sie nur 15 g Bienenwachs.

Einen Teil der Braunwurz-Wurzeln im Garten ausgraben, waschen, trocknen und in Scheiben schneiden, oder getrocknete Wurzeln kaufen. Einen Zweig der Zaubernuss (siehe auch nächste Seite) samt Blättern in Stücke schneiden (oder 100 g getrocknete Zaubernuss verwenden). Beide Zutaten mit dem Öl in einen Topf geben, erhitzen und 2 Stunden köcheln. Das Öl abseihen, Bienenwachs zugeben und unter Rühren schmelzen. In den Tiegel füllen und komplett abkühlen lassen. Erst dann den Deckel aufsetzen und das Gefäß exakt beschriften. Haltbarkeit: ca. 2 Jahre.

ZAUBERNUSS

(Hamamelis virginia)

Familie: Hamamelidaceae (Zaubernussgewächse)

Die Virginische Zaubernuss regt die Blutzirkulation an und verbessert besonders die Durchblutung der Haut, darum wird sie gern für Hautpflegeprodukte verwendet. Sie eignet sich aber auch zur innerlichen Anwendung. Sie stärkt die Venen und ist – besonders in Kombination mit Rosskastanie – ein bewährtes Mittel gegen Krampfadern. Die Proanthocyanidine sind wirksam gegen das Herpes-simplex-Virus.

Gut für

Blut und Gefäße: Stärkt die Gefäße, wirkt adstringierend und blutstillend. Verbessert die Blutzirkulation. Bei Krampfadern, Hämorrhoiden, Schwellung der Hoden und offenen Beinen.

Haut: Desinfizierend, wundheilend, durchblutungsfördernd. Bei Ekzemen, Juckreiz, Insektenstichen, Couperose und Herpesbläschen. Letztere mit Hamameliswasser oder verdünnter Tinktur betupfen.

Hormonhaushalt: Bei starker Menstruation und Zwischenblutungen. Lindert Hitzewallungen. Für Spülungen bei Ausfluss und vaginalen Infektionen.

Verwendung

Blätter und Rinde

Tinktur: Blätter und Rinde von jungen Zweigen sind besonders reich an Gerbstoffen. Für einen Aufguss Blätter und Zweige verwenden.

Hamameliswasser: Kaltwasserauszug aus Blättern und Rinde. Hamameliswasser kann man auch kaufen, ebenso wie Cremes und Salben mit Zaubernuss gegen Hämorrhoiden.

Wirksame Inhaltsstoffe

Gerbstoffe, Saponine, Cholin, Flavonglycoside, Harze, Proanthocyanidine

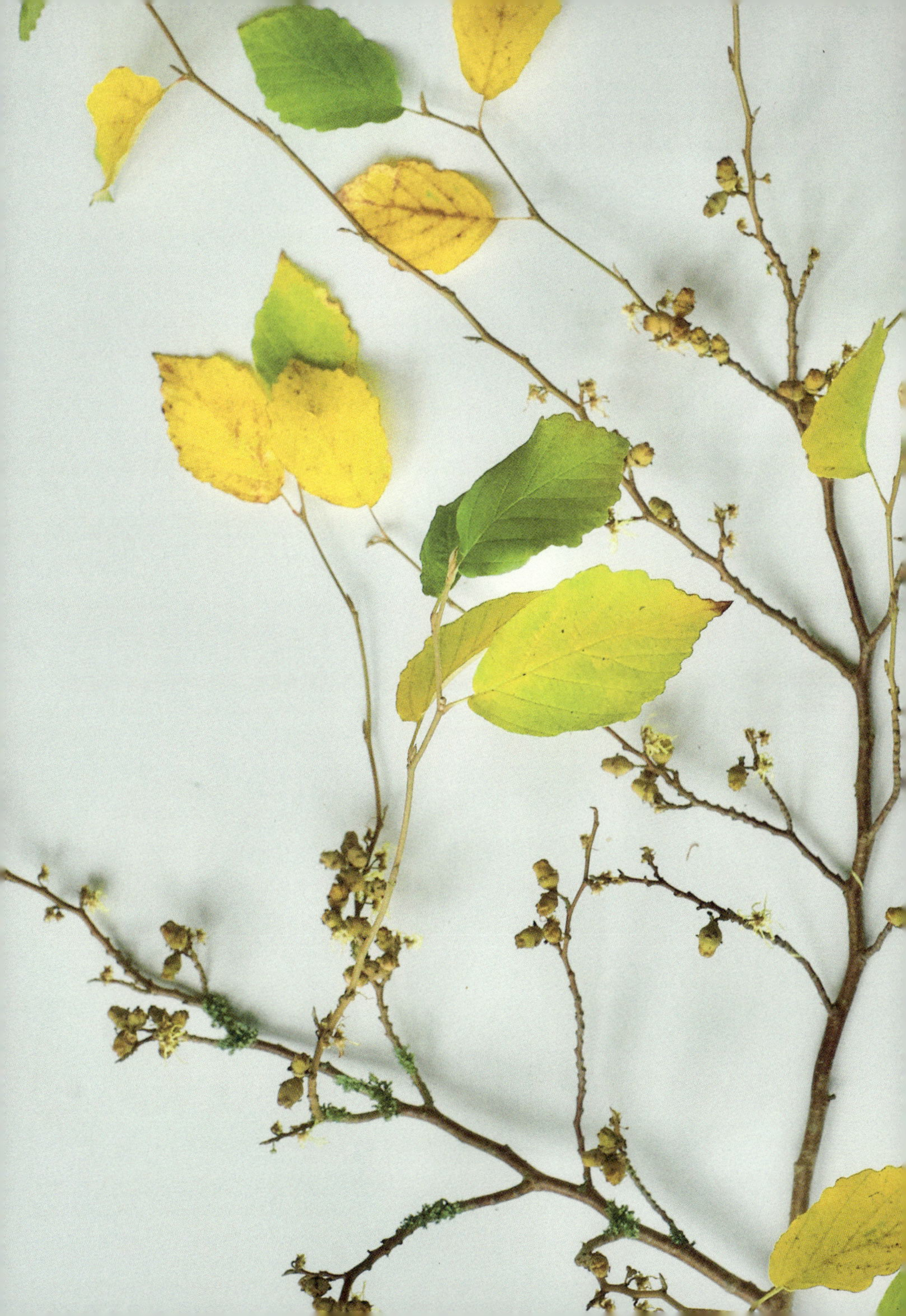

HASEL/HASELNUSS

(Corylus avellana)

Familie: Corylaceae (Haselnussgewächse)

Die Blätter der Hasel wirken ähnlich wie die der Zaubernuss, allerdings weniger stark. Sie verengen die Kapillaren und dünnen Blutgefäße und stärken die Venen. Besonders hilfreich sind sie bei Krampfadern, Schweregefühl in den Beinen, Ödemen, geschwollenen Knöcheln und Hämorrhoiden. Äußerlich angewandt wirken die Blätter adstringierend und blutstillend. Haselnusskerne sind reich an ungesättigten Omega-9-Fettsäuren, die auch in Olivenöl enthalten sind. Menschen, die an Herzkrankheiten leiden oder sich cholesterinsenkend ernähren, sollten häufiger Haselnussöl verwenden.

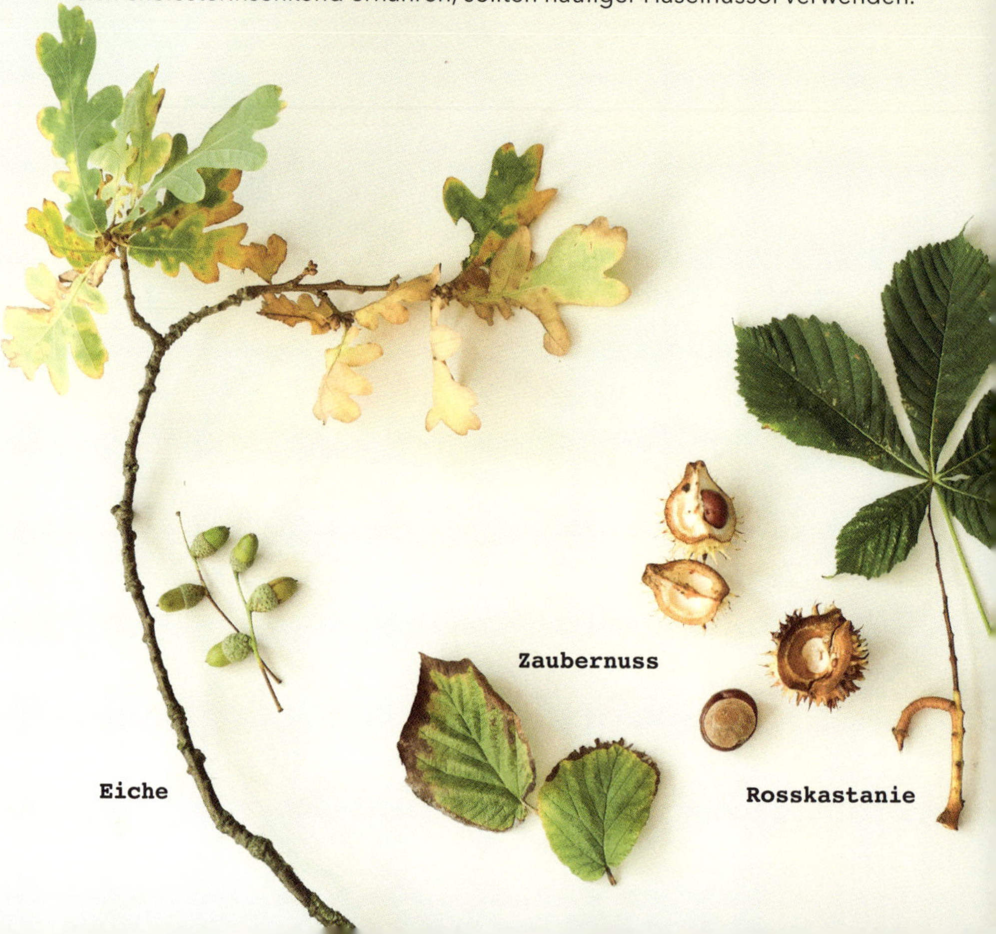

EICHE

(Quercus)

Familie: Fagaceae (Buchengewächse)

Die Stieleiche (*Quercus robur*) trägt ungestielte Blätter, aber gestielte Früchte. Bei der Traubeneiche (*Quercus petraea*) sind die Blätter gestielt, aber die Früchte ungestielt. Beide Arten gelten als Heilpflanzen. Die Eiche ist mineralstoffreich, stärkt die Knochen und unterstützt den Gewebeaufbau der Organe.

Gut für

Blut und Gefäße: Blutstillend und entzündungshemmend. Stärkt die Gefäße. Bei Krampfadern und für Sitzbäder bei Hämorrhoiden (Sitzbäder). Bei Geschwüren, Dekubitus sowie Gebärmutter- und Anusprolaps. Hilfreich bei Ödemen, Wasser in Beinen, Lunge oder Herz.

Konstitution: Allgemein kräftigend, stärkt die Widerstandskräfte. Stärkt das Nervensystem bei allgemeiner Schwäche und nervlicher Erschöpfung. Kräftigt Organe und Knochen, wirkt blutbildend. Bei chronischer Erkältung mit Verschleimung und laufender Nase.

Hormonhaushalt: Reguliert die Schilddrüsenfunktion und beruhigt andere endokrine Drüsen. Bei Unterzuckerung, Hitzewallungen und Wechseljahrsbeschwerden. Bei vaginalen Infektionen und Ausfluss (Spülung).

Knochen und Knorpel: Bei Arthrose und Osteoporose.

Harnwege: Reguliert den Flüssigkeitshaushalt, fördert die Ausscheidung überflüssigen Wassers.

Verdauung: Stärkt die Schleimhäute und wirkt entzündungshemmend. Bei Durchfall, Entzündungen und Darmgeschwüren.

Verwendung

Rinde und Bast, gelegentlich die Blätter

Tinktur: Rinde und Bast von älteren Zweigen

Aufguss: Reife Blätter

Eichelkaffee, -kakao und -mehl: Die Eicheln schälen. Das Innere, das aus zwei Hälften besteht, im Backofen oder in der Pfanne rösten und fein mahlen.

Blüten: Für Bachblütenessenz Eiche

Wirksame Inhaltsstoffe

Gerbstoffe, organische Säuren, Flavone und Mineralstoffe wie Kalzium, Eisen und Kalium

ROSSKASTANIE

(Aesculus hippocastanum)

Familie: Hippocastanaceae (Rosskastaniengewächse)

Die Früchte der Rosskastanie sind nicht essbar (im Gegensatz zu den Früchten der nicht verwandten Edelkastanie (*Castanea sativa*)), aber aus den Blüten kann man einen köstlichen Aufguss zubereiten. Die Rosskastanie enthält das Glucosid Aesculin, das die Gefäße kräftigt und reinigt. Früher trug man eine Kastanie in der Jackentasche gegen Schmerzen und Rheuma.

Gut für

Kreislauf: Fördert die Durchblutung, stärkt die Gefäße. Bei Krampfadern, Hämorrhoiden und Ödemen. Bei Arteriosklerose, Gefäß- und Herzkrämpfen und Venenentzündungen. Verbessert die Durchblutung der Kapillaren im Gehirn. Stillt innere Blutungen. Bei Couperose, Menstruations- und Wechseljahrsbeschwerden, Schwellung des Hodensacks oder Varikozele.

Bewegungsapparat: Wirkt stärkend, abschwellend und entsäuernd. Bei steifen Gelenken, Müdigkeit, Osteoporose, Rheuma und Gicht.

Verwendung

Rinde, Bast, Blatt, Blüte und Schalen können verwendet werden.

Tinktur: Geschälte Kastanien (die viel Stärke enthalten), Rinde und Bast

Aufguss: Blätter oder Blüten

Wirksame Inhaltsstoffe

Frucht und Fruchtschalen: Stärke, Zucker, Flavonoide, Gerbstoffe, Aescin, Cumarin

Rinde: Saponin, Aesculin, Flavonoide, Cumarin, Alkaloide, Sterole, Allantoin

Blätter: Aesculin, Flavone, Gerbstoffe, Fettsäuren, Aminosäuren

GINKGO

(Ginkgo biloba)

Familie: Ginkgoaceae (Ginkgogewächse)

Dies ist eine sehr alte Baumart, die es schon vor 300 Millionen Jahren gab. Traditionell gilt Ginkgo als Mittel gegen Vergesslichkeit.

Gut für

Gehirn und Gefäße: Verbessert die Durchblutung der Gefäße im Gehirn. Bei Schwindel und Tinnitus, Gleichgewichtsstörungen und Morbus Menière. Hilfreich nach Gehirnerschütterungen oder Gehirnoperationen. Reduziert Flüssigkeitsansammlungen, lässt Kopfverletzungen schneller abklingen. Wirkt blutverdünnend und beugt Verklebungen der Arterien vor. Wirkt erweiternd und entkrampfend auf die Gefäße. Verbessert die Kontraktion der Schlagadern und beugt so Schäden am Hirngewebe vor.

Sonstiges: Antioxidativ, antiallergisch, entzündungshemmend bei Arthritis. Verbessert die Durchblutung der Nieren.

Verwendung

Blätter. Die Wirkung setzt nach 6–8 Wochen ein.
Sie können eine Tinktur (3 x täglich 30 Tropfen) oder einen Absud der Blätter herstellen. Möglich ist auch, die Blätter zu trocknen und dann zu pulverisieren.

Wirksame Inhaltsstoffe

Flavonoide, Terpenlactone, Phytosterole, Gerbstoffe, aliphatische Alkohole, organische Säuren, Carotinoide, Ketone

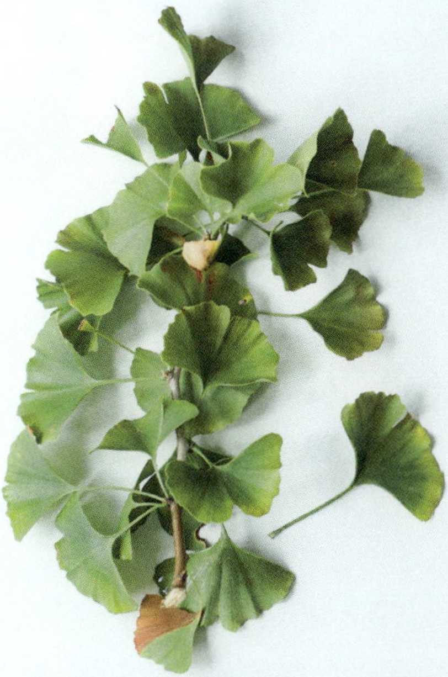

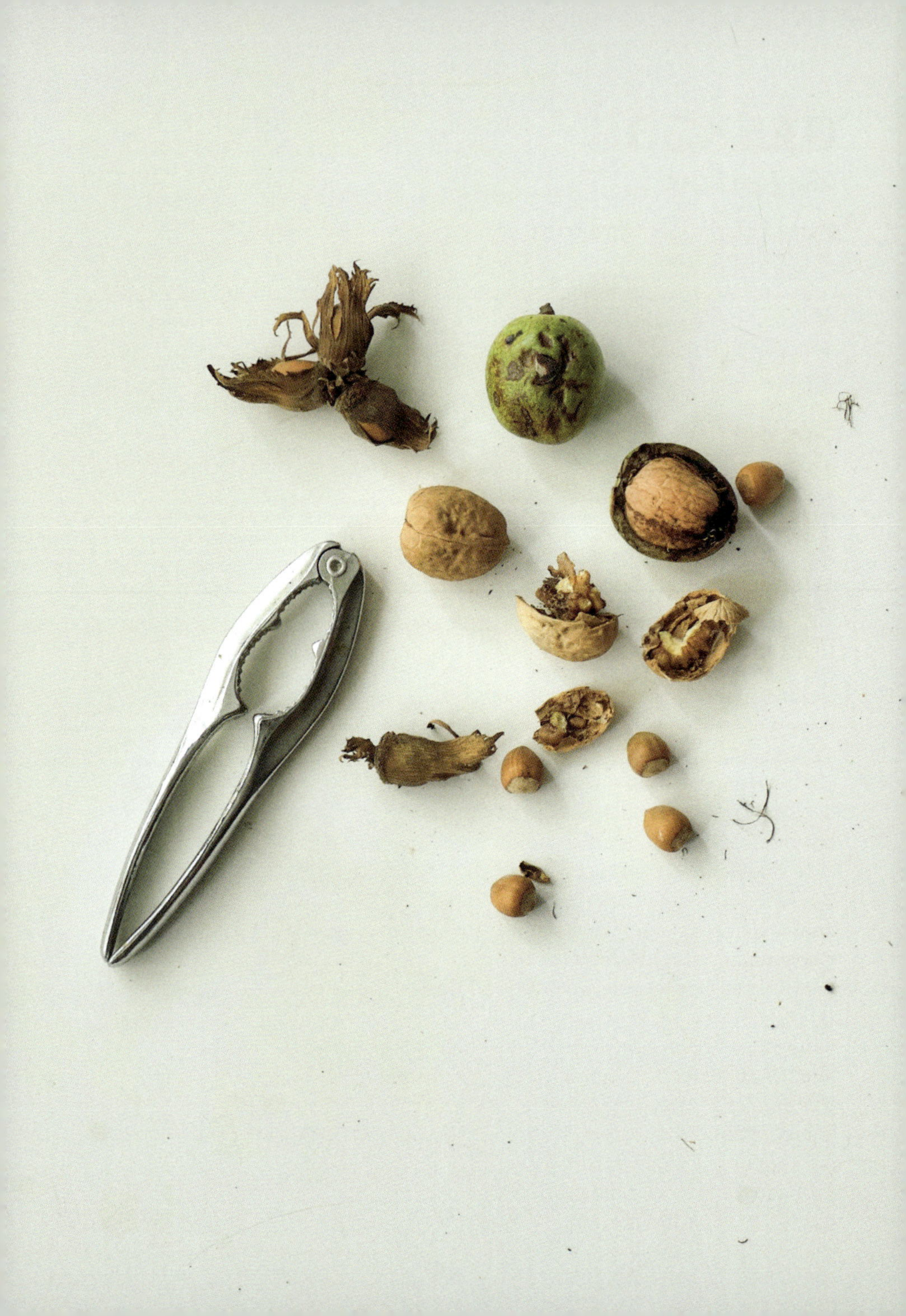

WALNUSS

(Juglans regia)

Familie: Juglandaceae (Walnussgewächse)

Gegessen werden die Walnusskerne, in der Heilkunde kommen die Blätter und mitunter die grünen Fruchtschalen zum Einsatz. Sie sind reich an Gerbstoffen, die harntreibend und adstringierend wirken. Der Inhaltsstoff Juglon hat antiseptische, antibakterielle und fungizide Eigenschaften.

Gut für

– Blätter/grüne Fruchtschalen

Herz und Gefäße: Adstringierend und blutstillend. Bei Krampfadern und Flüssigkeitsansammlungen.

Atemwege und Lymphsystem: Entgiftend und entzündungshemmend bei geschwollenen oder verhärteten Drüsen, Entzündungen der Mandeln, Ohrspeicheldrüsen, Mundschleimhaut, Halsentzündungen, chronischen Ohrentzündungen und unterstützend bei Borreliose.

Hormonhaushalt: Beruhigend und regulierend. Reguliert die Schilddrüsentätigkeit, beruhigt die Bauchspeicheldrüse.

Verdauung: Reinigend und kräftigend, vor allem die Nüsse und das Öl.

Äußerlich für Haut und Schleimhäute: Adstringierend, wundheilend, antibakteriell, antiviral und fungizid. Lindernd und beruhigend, z. B. bei Ekzemen (insbesondere feuchten Ekzemen), Akne, Herpes und Wunden.

Verwendung

Blätter und grüne Fruchtschalen, Nüsse (und deren Öl)

Tinktur: Junge und reife Blätter

Aufguss: Getrocknete Blätter

Öliger Auszug: Grüne Fruchtschalen in Öl einlegen und 3 Wochen an einem sonnigen Platz stehen lassen, dann abseihen.

Walnussöl: Wird aus den Nusskernen gepresst.

Wirksame Inhaltsstoffe

Blätter: Gerbstoffe, Naphthochinone, Flavonoide, Cyanide, Phenolsäuren, ätherisches Öl, Vitamin C

Fruchtschalen: Gerbstoffe, Naphthochinone, organische Säuren, Vitamin C

Nüsse/Nussöl: Öl, Aminosäuren, Kohlenhydrate, Ballaststoffe, Vitamine B1, B2, B3, B5, B6, B9 (Folsäure), C, E und Betakarotin sowie Mineralstoffe wie Kalzium, Phosphor, Eisen, Zink, Magnesium, Kalium, Natrium

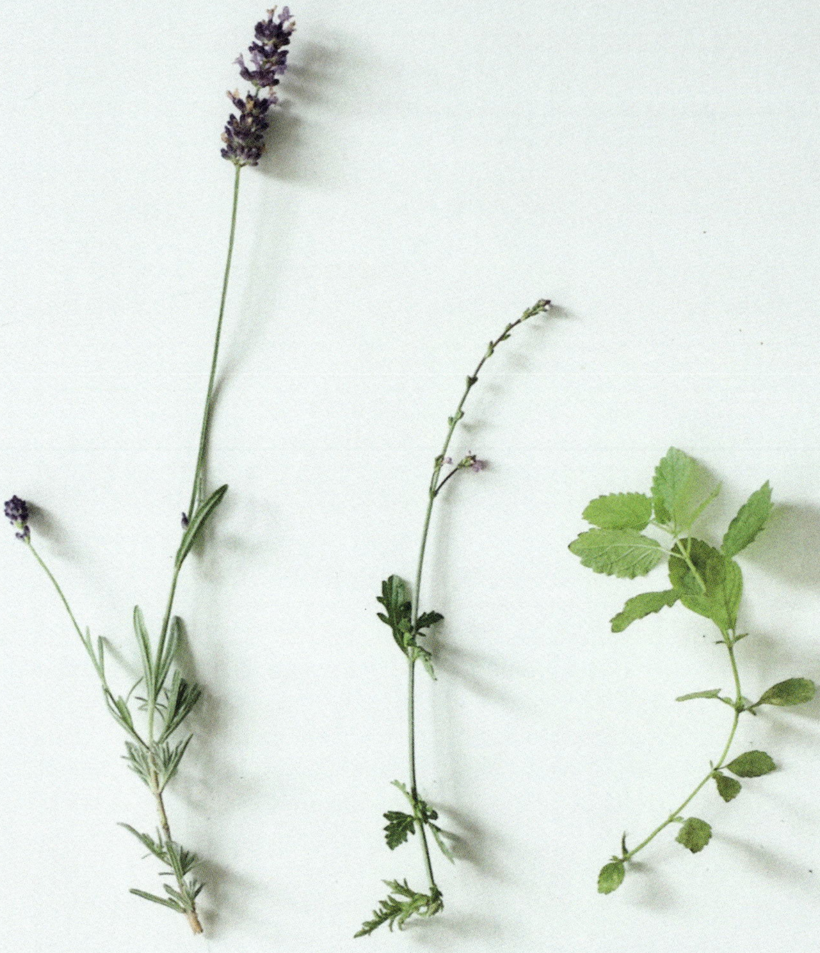

Lavendel Eisenkraut Melisse

NERVENSYSTEM: KOPFSCHMERZEN, STRESS, NERVOSITÄT UND SCHLAF

Das Nervensystem ist das Kommunikationssystem unseres Körpers. Es besteht aus dem Gehirn und den Nerven, die sich im gesamten Körper befinden. Wir unterscheiden das zentrale Nervensystem, gebildet von Gehirn und Rückenmark, und das periphere Nervensystem, das die Verbindung zwischen dem zentralen Nervensystem und den Muskeln und Organen bildet. Damit die Kommunikation reibungslos funktioniert, muss das Nervensystem gut versorgt sein und darf nicht überlastet werden. Personen, bei denen das nicht der Fall ist, sind unausgeglichen und leiden oft an Angstzuständen, Niedergeschlagenheit, Kopfschmerzen und Schlaflosigkeit.

Heilpflanzen fürs Nervensystem

Kamille, Weide, Johanniskraut, Melisse, Mädesüß, Hopfen, Borretsch, Eisenkraut, Mutterkraut, Steinklee, Lavendel, Passionsblume, Baldrian, Herzgespann, Linde, Helmkraut, Beifuß

Im Detail

Allgemein: Nervensystem mit Meditation, Yoga, Sport, Singen, Musikhören oder anderen Aktivitäten zur Ruhe bringen.

Kopfschmerzen: Hilfreich sind Tinkturen aus Weide oder Mädesüß.

Spannungskopfschmerzen: Melisse, Kamille, Lavendel, Pfefferminze, Johanniskraut

Nervöses Herzrasen: Herzgespanntinktur. Auch Weißdorn stärkt das Herz.

Migräne: Zur Vorbeugung täglich ein Blatt Mutterkraut kauen oder eine Tasse Mutterkrautaufguss trinken. Wenn das nicht genügt, versuchen Sie es mit Lavendel.

Schlafprobleme: Vor dem Schlafengehen Lindenblüten- oder Kamillentee trinken oder eine Mischung aus Lavendel, Salbei, Baldrian und Passionsblume.
Ein Säckchen mit Lavendel oder Hopfen neben das Kopfkissen legen oder eine Tinktur aus Johanniskraut oder Baldrianwurzel einnehmen.

Angstzustände und Niedergeschlagenheit: Bewährt sind Johanniskraut, Herzgespann, Borretsch oder Mutterkraut. Auch eine Mischung aus Nachtkerzenöl und Borretschöl ist hilfreich.

Nervöse Erschöpfung und Niedergeschlagenheit: Borretschöl oder Eisenkraut.
Bei Spannungsgefühl in der Brust, Herzrasen und nervösen Schlafstörungen helfen Passionsblume, Weißdorn, Melisse und Herzgespann.
ADHS: Borretsch und Nachtkerze bringen Ruhe und Ausgeglichenheit. Auch Baldrian ist geeignet.

Düfte, die auf das Nervensystem wirken: Gelber Steinklee, Lavendel, Beifuß. Binden Sie Kräuterbündel zum Verbrennen.

Achtung: Bei starken oder anhaltenden Beschwerden immer einen Arzt aufsuchen!

MELISSENGEIST

Melissengeist (auch Karmelitergeist) wurde erstmals von Karmelitinnen der französischen Abtei St. Juste hergestellt. Traditionell wird er gegen verschiedene Beschwerden eingesetzt, beispielsweise Schlafstörungen und nervöse Magen-Darm-Beschwerden.
Als Kind bekam ich bei Bauchschmerzen immer ein paar Tropfen Melissengeist in etwas Wasser. Im Internet finden sich zahlreiche Rezepte, manche mit Wodka, andere mit Wein. Die Kräuterbasis ist in den meisten Fällen sehr ähnlich.

25 g frische Melissenblätter
20 g frische Zitronenschale
1 Stängel Majoran
½ Zimtstange, 5 ganze Nelken
1 TL geriebene Muskatnuss
2 cm frischer Engelwurzstängel oder 1 TL Engelwurzsamen
300 ml Wodka oder Weißwein

Alle trockenen Zutaten in einem Mörser zerstoßen. Alle Zutaten (auch die frischen) in eine Flasche geben und den Wodka oder Wein zugießen. Die Flasche fest verschließen und 10 Tage bis 3 Wochen stehen lassen, dabei gelegentlich schütteln. Anschließend durch ein Teesieb oder Seihtuch gießen und in eine saubere Flasche füllen. Verschließen und exakt beschriften. Haltbarkeit: 2 Jahre.

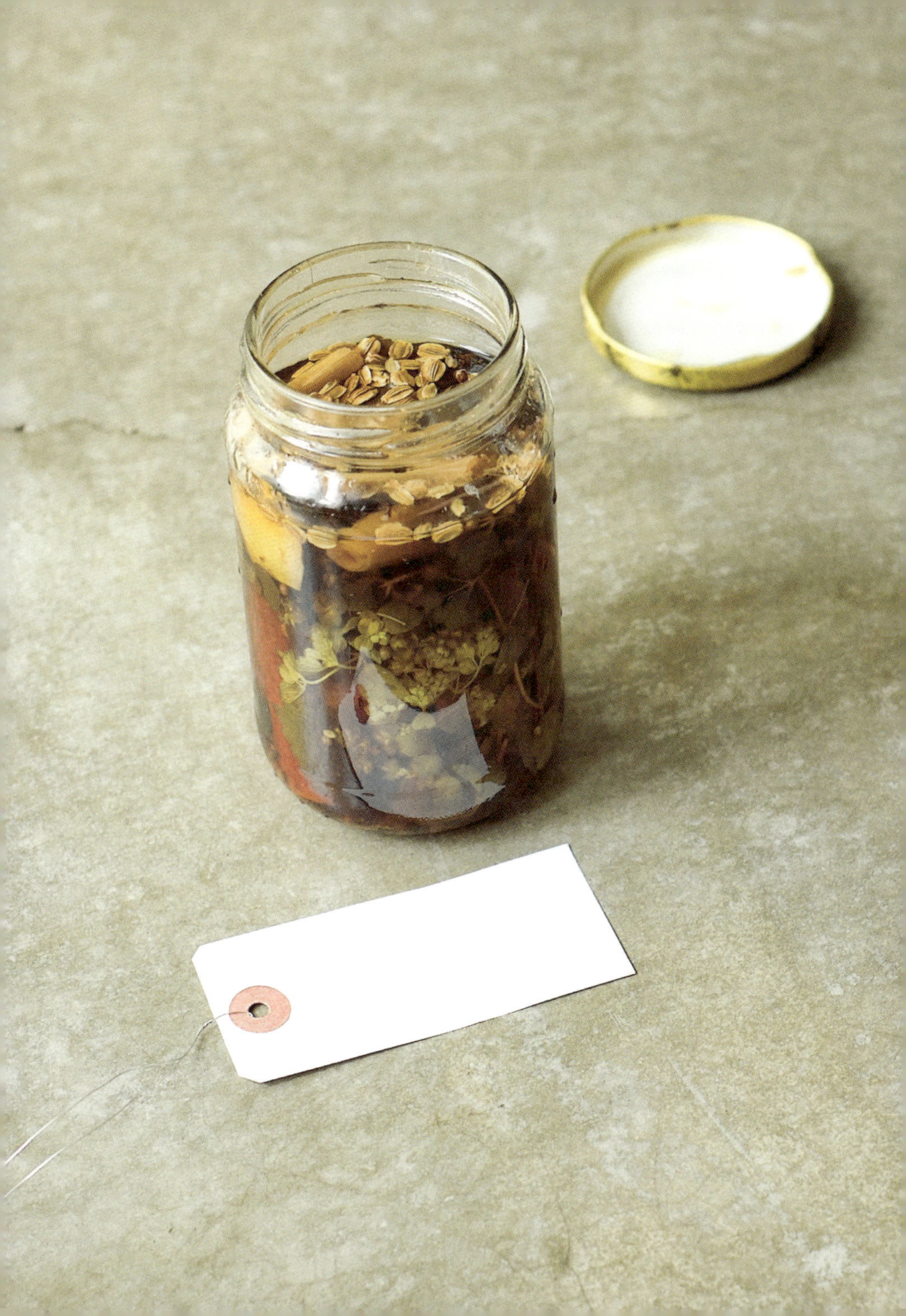

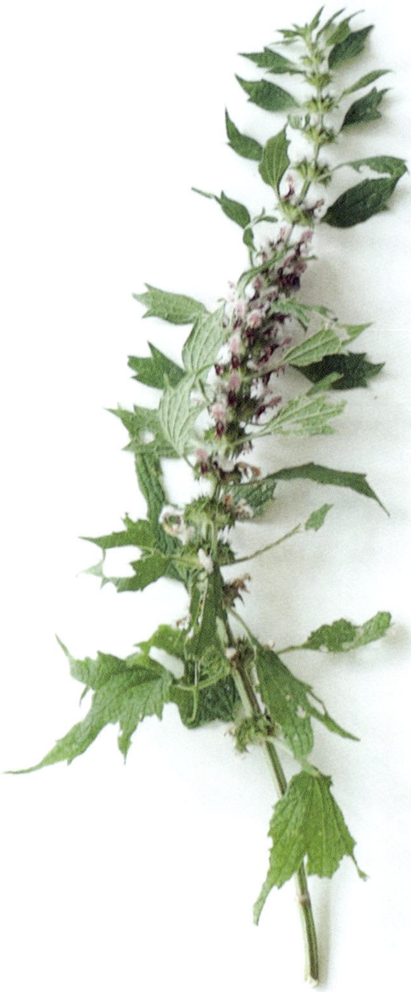

HERZGESPANN

(Leonurus cardiaca)

Familie: Lamiaceae (Lippenblütler)

Echtes Herzgespann wirkt, wie der Name vermuten lässt, auf das Herz. Es beruhigt aber auch das Nervensystem und kann bei hormonellen Beschwerden wie Hitzewallungen, Nervosität, Ängsten und Schlaflosigkeit eingesetzt werden.

Gut für

Herz und Gefäße: Beruhigt das Herz. Bei Herzrhythmusstörungen und nervösem Herzklopfen durch Angst, Stress, nervöse Anspannung und starke Emotionen. Beugt Bluthochdruck bei Belastung vor. Verbessert die Herzfunktion, auch bei älteren Menschen. Unterstützt die Erholung nach einem Herzinfarkt.
Hormonhaushalt: Beruhigt bei Wechseljahrsbeschwerden wie Schlaflosigkeit, Herzklopfen, Unruhe und Hitzewallungen. Reguliert die Menstruation. Beruhigt eine überaktive Schilddrüse. Hilft bei schwierigen Geburten, die Wehen anzuregen, die Plazenta nach der Geburt abzustoßen und die Gebärmutter zu regenerieren.
Nervensystem: Beruhigt bei nervösen Störungen, Ängsten und Unruhe.
Sonstiges: Hilfreich bei Krämpfen und Muskelschmerzen. Entspannt die Muskeln. Beugt Blähungen vor.

Verwendung

Blühende Stängel ohne holzige Teile, geerntet während der Blütezeit.
Tinktur: Blühende Triebspitzen mit oberen Stielen und Blättern.
Aufguss: Blätter (schmecken sehr bitter)

Wirksame Inhaltsstoffe

Alkaloide, Glycoside, Flavonoide, Gerbstoffe, Leocardin, ätherisches Öl, Triterpene, Aminosäuren

ROSMARIN

(Rosmarinus officinalis)

Familie: Lamiaceae (Lippenblütler)

Diese würzig duftende Pflanze regt die Durchblutung an und wirkt ausgleichend, also belebend und beruhigend zugleich.

Gut für

Nervensystem: Wirkt allgemein stärkend auf das ganze Nervensystem. Stimulierend und beruhigend. Bei Müdigkeit, Erschöpfung, Niedergeschlagenheit, geistiger Überforderung und Rekonvaleszenz. Bei leichter Depression, Apathie und Antriebslosigkeit.

Herz und Kreislauf: Kreislauftonikum. Erhöht den Blutdruck, verbessert die Durchblutung der Herzkranzgefäße und stärkt die Herzkontraktion. Stimuliert und wärmt bei schlechter Durchblutung, gut gegen Rheuma und Muskelschmerzen.

Verdauung: Kräftigt den Magen und regt die Verdauung an. Bei Appetitlosigkeit und Verstopfung.

Hormonhaushalt: Anregend bei verspäteter Menstruation. Nicht in der Schwangerschaft anwenden.

Verwendung

Blätter und blühende Triebspitzen

Tinktur und Aufguss: Blätter und grüne Teile des Stiels. Kurz nach der Blüte ist der Gehalt an ätherischem Öl am höchsten. Im August/September ernten.

Wirksame Inhaltsstoffe

Ätherisches Öl (z. B. Kampfer, Cineol, Barneol), Saponine, Flavonoide, Gerbstoffe, Bitterstoffe, Kalzium, B-Vitamine, Rosmarinsäure

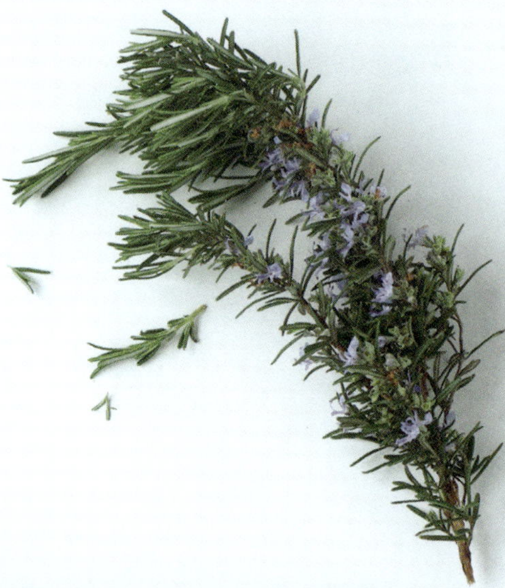

PASSIONSBLUME

(Passiflora incarnata)

Familie: Passifloraceae (Passionsblumengewächse)

Schon die Ureinwohner Perus nutzten die Passionsblume wegen ihrer beruhigenden und kräftigenden Wirkung.

Gut für

Nervensystem: Beruhigend bei Überaktivität, Nervosität, Stress und Unruhe. Bei ADHS, Reizbarkeit, nervösem Herzklopfen und Bluthochdruck bei Stress. Wirkt schlaffördernd und angstreduzierend.

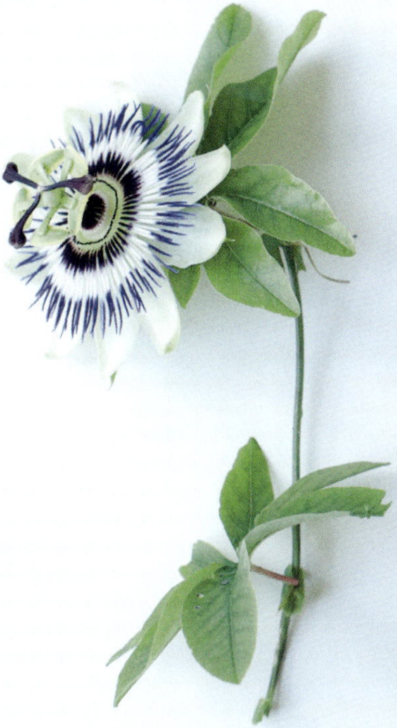

Verwendung

Oberirdische Pflanzenteile vor der Fruchtbildung ernten. Für Tinktur, Aufguss, Extrakt oder Pulver verwenden.

Wirksame Inhaltsstoffe

Flavonoide, Gerbstoffe, ätherisches Öl, Saponine, Cholin, Phytosterole

Nur *Passiflora incarnata* und *Passiflora caerulea* haben Heilwirkung. Sie bilden keine essbaren Früchte. Die Maracuja oder Passionsfrucht ist die Frucht der Art *Passiflora edulis*.

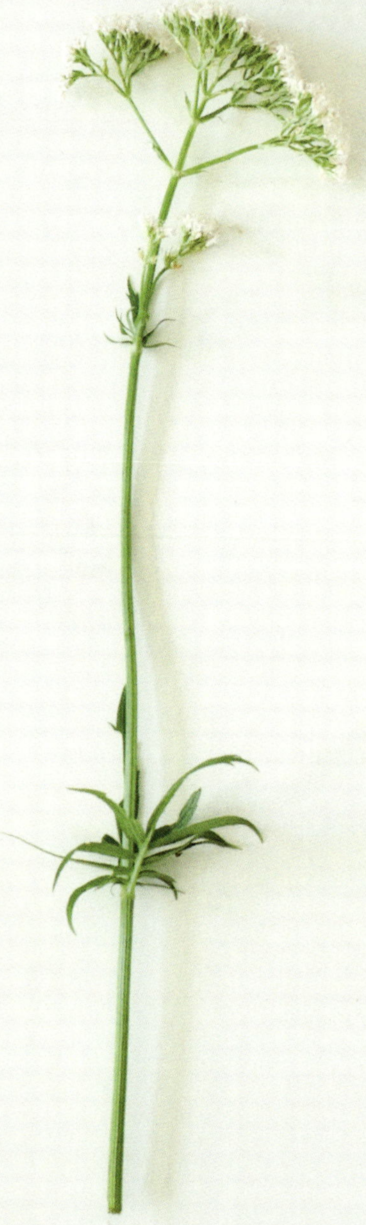

BALDRIAN

(Valeriana officinalis)

Familie: Valerianaceae (Baldriangewächse)

Der Echte Baldrian ist eine attraktive, hohe Pflanze mit weißen Blüten, die oft an Wasserrändern wächst. Er wirkt vor allem beruhigend. Als Schlafmittel wird eine Tinktur aus der Wurzel verwendet.

Gut für

Nervensystem: Mild beruhigend und angstmindernd bei Stress, Anspannung, Nervosität, Unruhe, Reizbarkeit, Überarbeitung, Migräne, Schwindel und Bluthochdruck. Auch bei Panik, (geistiger) Überforderung, ADHS und Schlafstörungen.

Verwendung

Wurzel mit Ausläufern für Tinktur, Kaltwasserauszug (6–8 Stunden ziehen lassen), Aufguss oder Pulver.

Wirksame Inhaltsstoffe

Die Wirkstoffe des Baldrians variieren von Pflanze zu Pflanze, je nach Alter, Standort und Bedingungen. Die Wirkung ist also nicht bei jeder Pflanze gleich stark.
Ätherisches Öl, Aminosäuren, Alkaloide, Phenolsäuren, Flavonoide, Ameisensäure, Apfel- und Essigsäure, Cholin

EISENKRAUT

(Verbena officinalis)

Familie: Verbenaceae (Eisenkrautgewächse)

Das Echte Eisenkraut ist eine hübsche Pflanze mit zarten Blüten. Es wird vor allem wegen seiner stärkenden Wirkung auf das Nervensystem verwendet, ist aber auch gut für Verdauung, Atemwege, Harnwege und das Hormonsystem. Kurzum, ein sehr vielseitiges Heilkraut.

Gut für

Nervensystem: Nervenstärkend, anregend, beruhigend und leicht angstlindernd. Bei nervöser Erschöpfung, schwachen Nerven, Niedergeschlagenheit und Schlaflosigkeit sowie in der Rekonvaleszenz. Bei Kopfschmerzen und Migräne durch Anspannung und Stress.

Verdauung: Fördert die Verdauung, regt Gallen- und Lebertätigkeit an. Krampflösend und appetitanregend.

Atemwege: Löst Schleim und erleichtert das Abhusten. Reduziert Hustenreiz und wirkt schweißtreibend und kühlend. Bei Fieber, Husten, geschwollenen Drüsen und Asthma.

Schwangerschaft: Fördert die Wehentätigkeit. Stimuliert die Gebärmutter und fördert Kontraktionen. Milchbildend.

Harnwege: Harntreibend. Fördert die Auflösung von Nierensteinen. Bei Arthritis, Rheuma, Gicht und Nervenschmerzen. Bei Ödemen und schwacher Nierenfunktion.

Hormonhaushalt: Reguliert die Schilddrüsentätigkeit.

Blut und Gefäße: Senkt den Blutdruck.

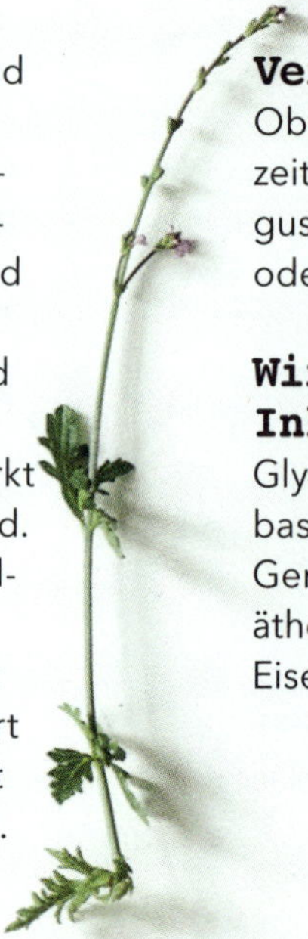

Verwendung

Oberirdische Teile, zur Blütezeit ernten. Für Tinktur, Aufguss oder Absud verwenden oder ins Badewasser geben.

Wirksame Inhaltsstoffe

Glycoside, Bitterstoffe, Verbascosid und Rosmarinsäure, Gerbstoffe, Schleimstoffe, ätherische Öle, Vitamin C, Eisen

MUTTERKRAUT

(Tanacetum parthenium)

Familie: Asteraceae (Korbblütler)

Mutterkraut wird oft mit Kamille verwechselt, weil die Blüten ähnlich aussehen, daher heißt es auch Falsche Kamille. Die beiden Pflanzen unterscheiden sich aber im Duft, in der Blattform und der Wirkung! Mutterkraut wird hauptsächlich bei Kopfschmerzen und Migräne eingesetzt.

Gut für

Nervensystem: Beugt allergiebedingten Kopfschmerzen und Migräne, Krampfadern und Gefäßverengung vor. Reguliert den weiblichen Hormonhaushalt. Zur Vorbeugung regelmäßig ein Blatt kauen oder eine Tasse Kräutertee trinken. Auch bei Schwindel und Ohrensausen infolge von Kreislaufstörungen.

Entzündungshemmend und schmerzlindernd: Bei rheumatoider Arthritis, Fibromyalgie und Muskelentzündung.

Hormonhaushalt: Reguliert die Menstruation und entspannt die Gebärmutter. Auch bei Wechseljahrsbeschwerden wie Hitzewallungen. Fördert die Erholung nach der Entbindung.

Blut und Gefäße: Blutverdünnend

Verdauung: Bei Darmträgheit, Aufstoßen, Blähungen und Darmparasiten.

Verwendung

Junge Blätter (kühl und dunkel lagern), getrocknet oder frisch für Aufguss und Tinktur. Getrocknete Blätter können pulverisiert werden.

Wirksame Inhaltsstoffe

Bitterstoffe, ätherisches Öl, Flavonoide, Magnesium, Kalzium, Chrom, Zink, Mangan, Eisen, Vitamin C, Betakarotin

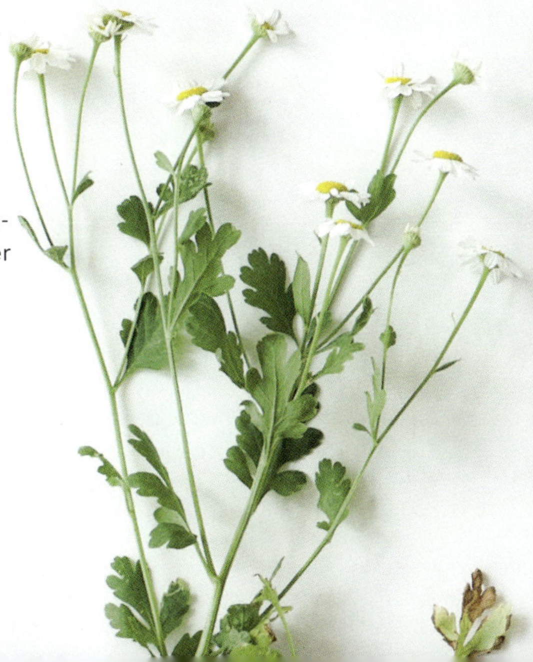

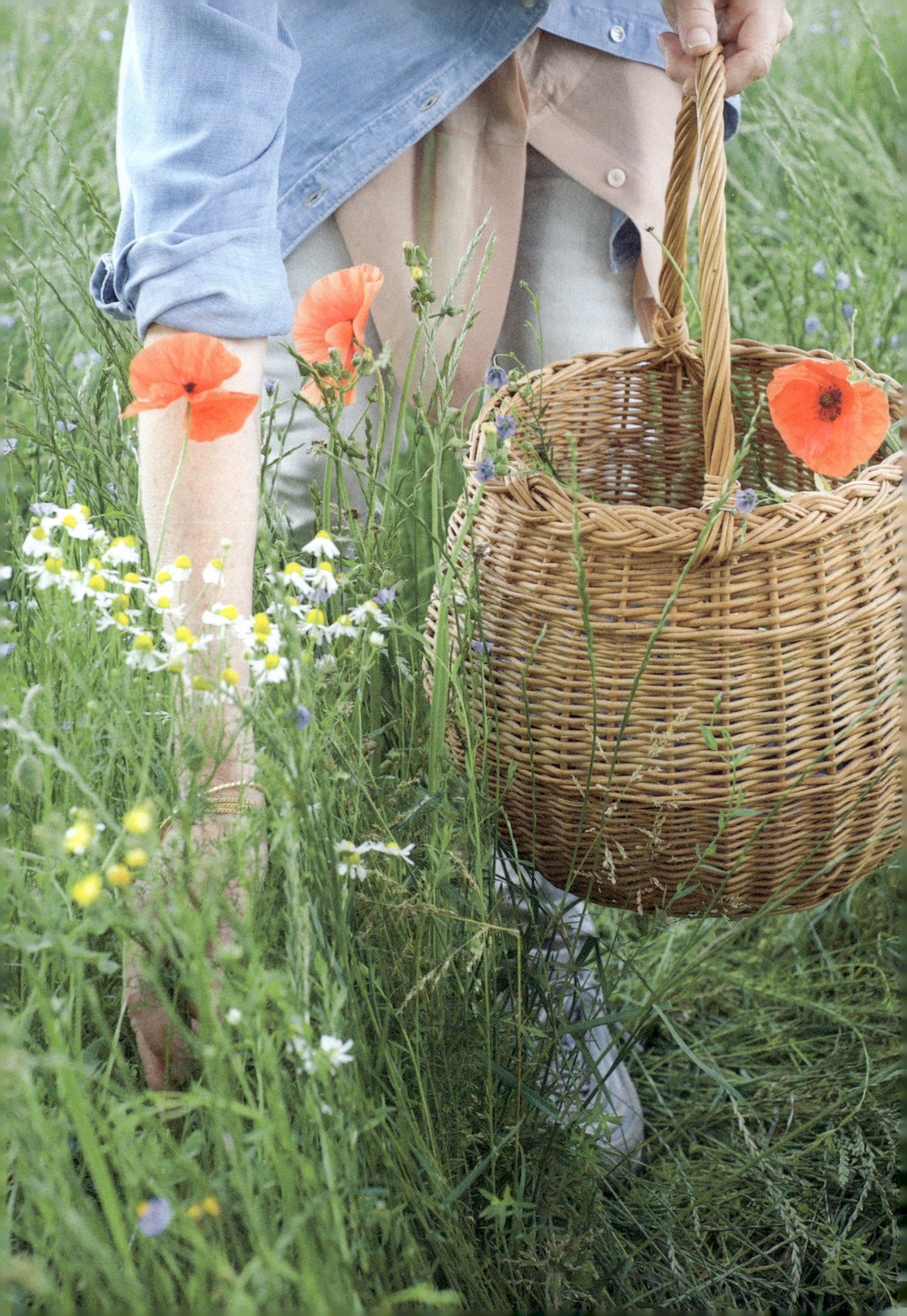

HELMKRAUT

(Scutellaria lateriflora)

Familie: Lamiaceae (Lippenblütler)

Die kleine, unscheinbare Pflanze wirkt äußerst positiv auf das Nervensystem und kann auch Kindern gegeben werden.

Gut für

Nervensystem: Kräftigend, beruhigend und schlaffördernd. Bei Nervosität, Unruhe, Niedergeschlagenheit und Schlaflosigkeit sowie bei nervlich bedingten Kopfschmerzen und Herzklopfen.
Herz und Gefäße: Bei Herzrasen und Bluthochdruck. Erweitert die zerebralen Blutgefäße und fördert die Durchblutung des Gehirns.
Verdauung: Krampflösend und appetitanregend. Stärkt die Leberfunktion.
Hormonhaushalt: Bei Menstruationsschmerzen und PMS.
Sonstiges: Entzündungshemmend, antibakteriell und antioxidativ. Fiebersenkend.

Verwendung

Oberirdische Teile am Ende der Blütezeit ernten und für Aufguss, Tinktur oder Flüssigextrakt verwenden.

Wirksame Inhaltsstoffe

Flavonoide, Iridoide, ätherisches Öl, Gerbstoffe, Harz

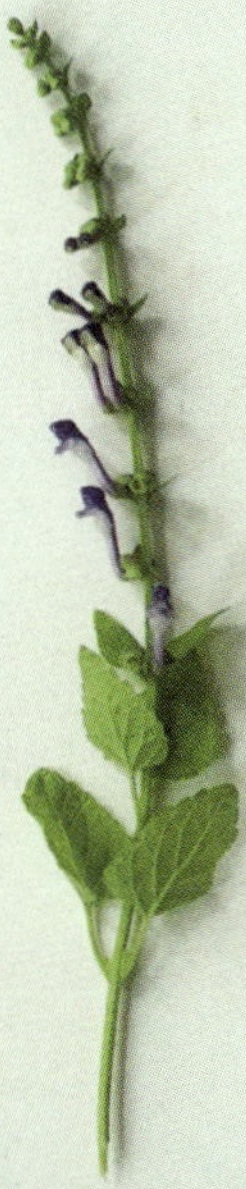

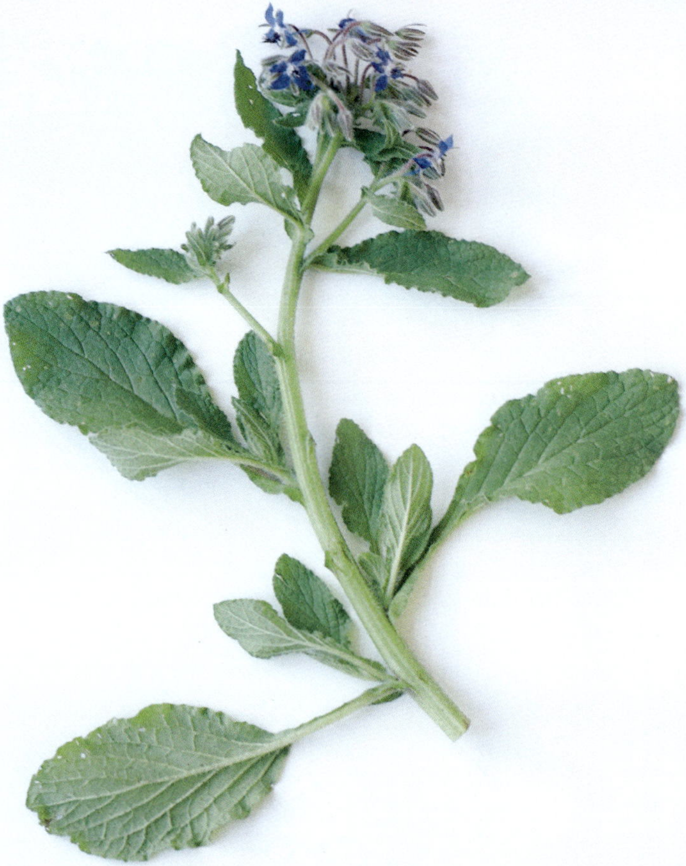

BORRETSCH

(Borago officinalis)

Familie: Boraginaceae (Raublattgewächse)

Vom Borretsch wird für Heilzwecke hauptsächlich das Öl aus den Samen verwendet. Es besitzt viele gute Eigenschaften und ist reich an Gamma-Linolensäure, die zu den essenziellen Omega-6-Fettsäuren gehört.

Gut für

Hormonhaushalt: Fördert das hormonelle Gleichgewicht. Regt die Menstruation an und wirkt harntreibend. Bei PMS, verspäteter Menstruation, unregelmäßiger oder sehr starker Blutung. Bei Brustzysten, gutartigen Brusttumoren und Fruchtbarkeitsstörungen bei Männern und Frauen. Hilfreich bei Wechseljahrsbeschwerden.

Haut: Reguliert Nährstoffversorgung, Elastizität, Feuchtigkeit, Talgproduktion und Regeneration der Haut. Bei Ekzemen, trockener Haut, Falten, vorzeitiger Hautalterung. Akne und Psoriasis. Bei brüchigen Nägeln und Haaren.

Blut und Gefäße: Wirkt blutverdünnend und gerinnungshemmend. Vorbeugend gegen Arteriosklerose.

Immunsystem: Regt die Thymusdrüse an. Stärkt das Immunsystem und wirkt entzündungshemmend. Bei Autoimmunerkrankungen.

Verwendung

Samen: Daraus wird das Öl gepresst.

Blüten: Essbar

Wirksame Inhaltsstoffe

Öl: Gamma-Linolensäure, ungesättigte und gesättigte Fettsäuren

Kraut und blühende Triebspitzen: Schleimstoffe, Gerbstoffe, Saponine, Kieselsäure, Vitamin C, Pyrrolizidinalkaloide, organische Säuren, Alkaloide, Zucker, Kaliumnitrat, Kalzium, Silicium, ätherisches Öl

Nimmt man Borretsch in Kombination mit Omega-3-Fettsäuren wie Leinöl oder Omega-6-Fettsäuren aus Nachtkerzenöl ein, wird die Wirkung verstärkt.

VERDAUUNG: MAGEN UND DARM

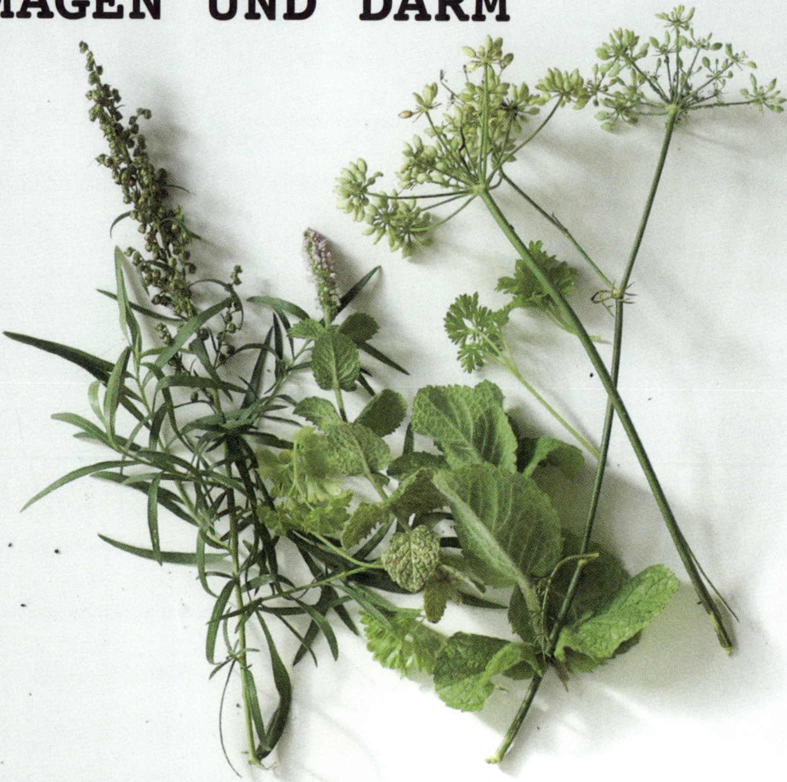

Der Verdauungsapparat besteht nicht nur aus Magen und Darm. Im Grunde beginnt er bereits im Mund und endet am Darmausgang. Unterstützt wird die Verdauung durch Organe wie Leber und Galle. Wichtig für einen funktionierenden Verdauungsapparat ist eine gesunde Ernährung mit viel Gemüse, Obst, Ballaststoffen und Eiweiß. Fett und Weißmehl sollte man in Maßen genießen, ebenso Kaffee, Alkohol und Zucker. Ratsam ist auch, auf verarbeitete Lebensmittel weitgehend zu verzichten. Nehmen Sie gelegentlich natürliche Probiotika wie Joghurt, Kefir, Sauerkraut, Miso oder Sauerteigbrot zu sich. Außerdem ist es wichtig, die Magensäfte im Gleichgewicht zu halten, die Darmflora und die Schleimhäute der Darmwand gesund zu halten und einen regelmäßigen Stuhlgang zu gewährleisten. Achten Sie außerdem darauf, dass Sie nicht zu schnell essen und gründlich kauen.

Heilpflanzen für die Verdauung

Ingwer, Majoran, Engelwurz, Leinsamen, Rose, Dill, Anis, Fenchel, Minze, Alant, Arnika, Odermennig, Wegwarte, Ringelblume, Gänsefingerkraut, Gänseblümchen, Mariendistel, Löwenzahn, Ruprechtskraut, Brombeere, Eiche, Rosmarin, Schöllkraut, Johanniskraut, Wildes Stiefmütterchen, Echtes Labkraut, Berberitze

Im Detail:

Stuhlgang: Leinsamen regen die Darmtätigkeit an.

Darmgesundheit: Bittere Kräuter wie Löwenzahn, Engelwurz und Wegwarte regen die Darmtätigkeit an und enthalten außerdem Präbiotika. Diese Ballaststoffe reinigen die Darmwand, fördern die Regeneration der Darmschleimhaut und die gesunde Darmflora. Nehmen Sie regelmäßig Probiotika zu sich, denn auch sie sind notwendig für eine gesunde Darmflora. Sie sind in Joghurt, Quark und Kefir enthalten und können als Pulver gekauft werden.

Durchfall: Aufguss aus Brombeerblättern, Kamille, Eiche, Pfefferminze, Odermennig, Rose und Kastanie.

Magen- und Darmschleimhaut: Heilend wirken die Pflanzen Wilde Malve, Stockrose, Eibisch und weiße Taubnessel.

Verstopfung: Essen Sie ballaststoffreiche Kost mit Leinsamen und Olivenöl. Engelwurz, Rosmarin, Majoran, Dörrpflaumen und Mirabellen wirken mild abführend.

Bauchkrämpfe: Aufguss aus Odermennig, Dill und Kamille.

Übelkeit: Ingwer, Minze, Zitronenmelisse

Nervöse Magenbeschwerden/zu viel Magensäure: Aufguss aus Pfefferminze, Melisse und Kamille

Bauchschmerzen: Aufguss aus Kamille, Fenchel, Linde, Engelwurz, Salbei. Alternativ 20 Tropfen Tinktur aus Arnika oder Johanniskraut einnehmen oder den Bauch mit Arnikaöl einreiben.

Blähungen: Fenchel, Anis, Dill, Kreuzkümmel, Kümmel, Thymian, Bohnenkraut, Salbei

Würmer/Darmparasiten: Zur Bekämpfung Knoblauch und geriebene Karotten essen, Thymiantee trinken.

Achtung: Bei starken oder anhaltenden Beschwerden immer einen Arzt aufsuchen!

INGWER

(Zingiber officinale)

Familie: Zingiberaceae (Ingwergewächse)

Ingwer ist heute bei uns ein gängiges und beliebtes Gewürz. Ursprünglich stammt er aus Indien, angebaut wird er in Südostasien und inzwischen auch in anderen (sub)tropischen Ländern. Als Gewürz wird er in der asiatischen und der ayurvedischen Küche großzügig eingesetzt. Ingwer stärkt das Immunsystem und hilft bei Grippe und Erkältungen.

Gut für

Verdauung: Stärkt den Magen und regt die Ausschüttung von Verdauungssekreten an. Bei schwachem Magen und Magengeschwüren. Hilfreich bei Übelkeit und Erbrechen durch Reisekrankheit, Schwangerschaftsübelkeit, Katerbeschwerden oder Chemotherapie. Wirkt antiinfektiös bei Durchfall. Fördert die Verdauung, lindert Völlegefühl, Darmkrämpfe und Symptome von durchlässigem Darm (Leaky Gut Syndrome).

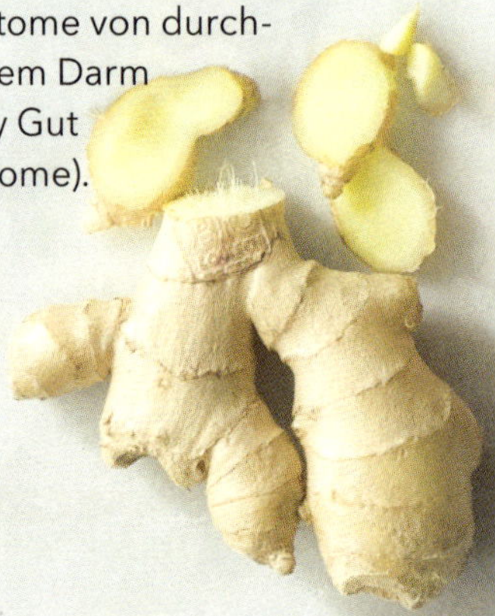

Herz und Gefäße: Erweitert die Gefäße und regt die Durchblutung an. Stimuliert das Herz. Bei Herzschwäche, niedrigem Blutdruck, Herzklopfen und Migräne.

Entzündungshemmend und schmerzlindernd bei allen Arten von Gelenkschmerzen. Bei Grippe und Erkältung.

Verwendung

Rhizom (am besten kleinere, einjährige Rhizome)

Wirksame Inhaltsstoffe

Ätherisches Öl, Oleoresin, Phenole, Enzyme, Vitamine B1, B2, B3, B6, C und Betakarotin, Mineralien wie Kalzium, Magnesium, Phosphor, Kalium und Selen, Kohlenhydrate, Proteine, organische Säuren, Ballaststoffe

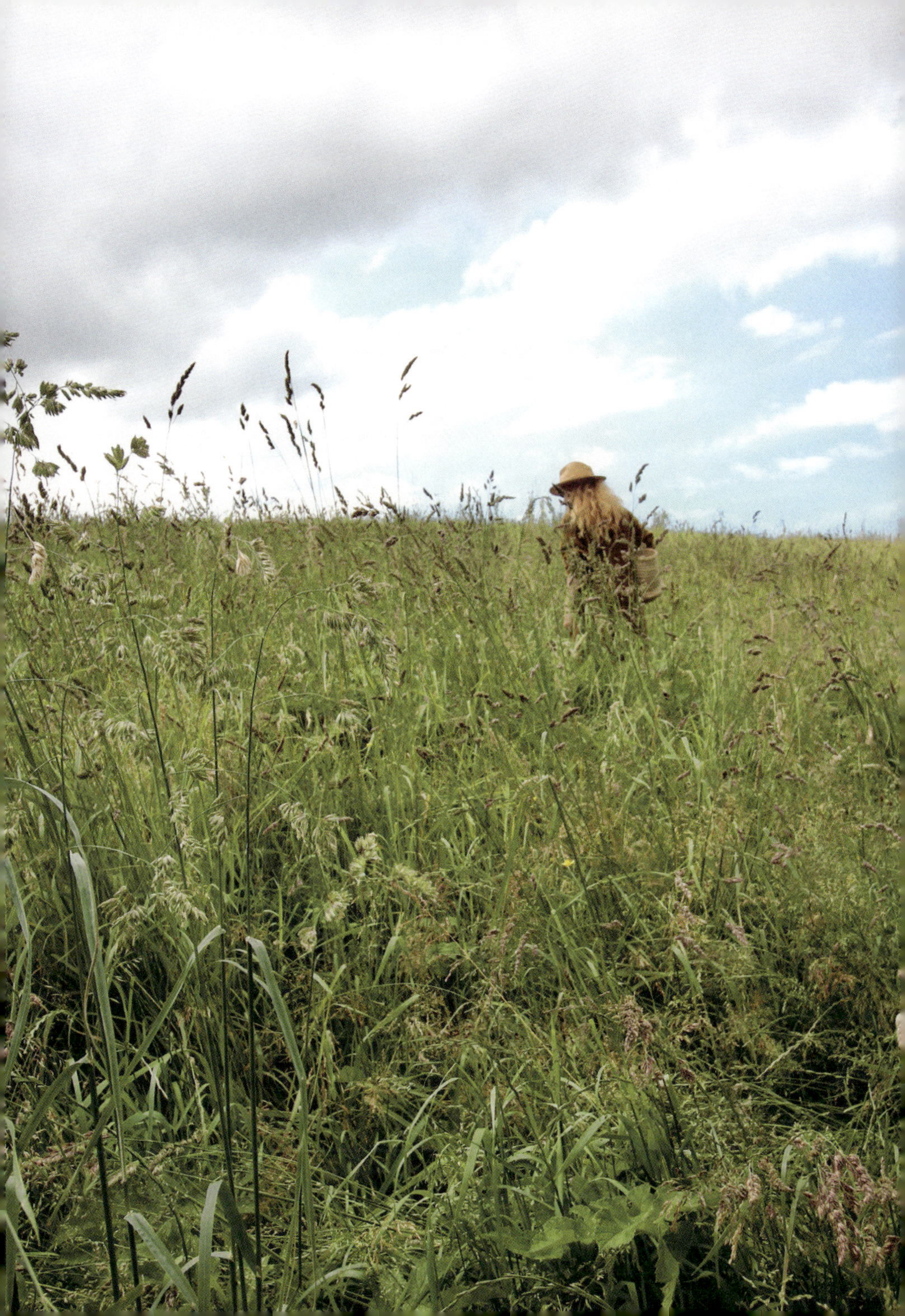

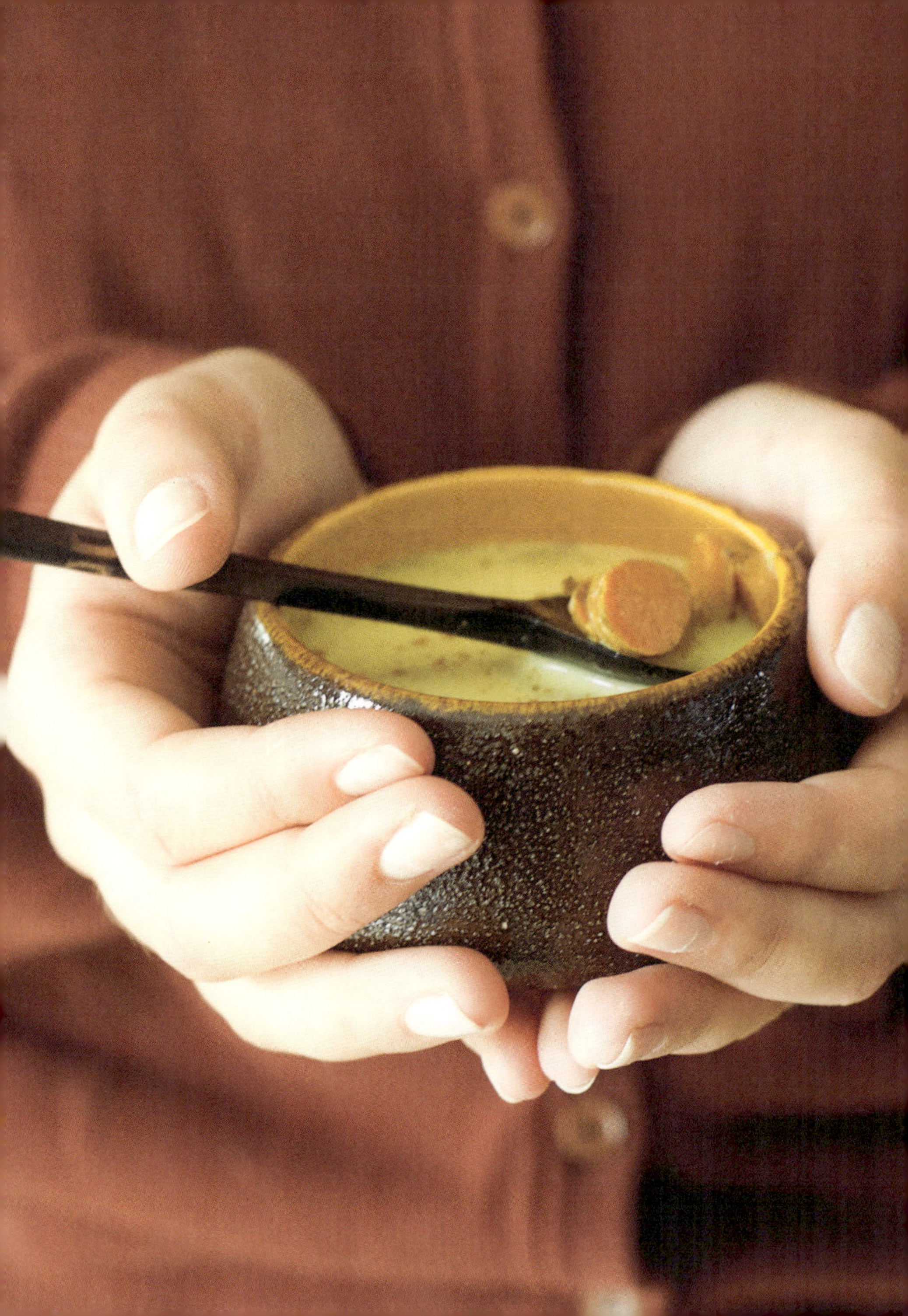

INGWERTEE MIT MINZE UND MELISSE

Diese Mischung ist ein gutes Mittel gegen Übelkeit.

Einen Kräutertee aus frischen Minze- und Melissenblättern zubereiten und dazu ein kleines Stück frische Ingwerwurzel hineinreiben.

Beruhigend und verdauungsfördernd

250 ml aufschäumbarer Haferdrink (oder Reisdrink)
1 EL frisch geriebene Ingwerwurzel
1 EL frisch geriebene Kurkumawurzel (oder ½ EL Kurkumapulver)
je 1 Messerspitze Zimt, Kardamom, schwarzer Pfeffer
Anis, Kümmel, Nelken, Koriander und/oder Muskatnuss (nach Belieben)
1 TL Honig (nach Belieben)

Den Haferdrink mit den Gewürzen bis an den Siedepunkt erhitzen und einige Minuten köcheln. Nach Belieben vorher etwas Haferdrink zurückhalten, zum Schluss aufschäumen und als Haube daraufgeben.

MAJORAN

(Origanum vulgare)

Familie: Lamiaceae (Lippenblütler)

Majoran kommt bei uns in freier Natur vor und trägt hübsche zartrosa Blüten. Die Pflanze ist seit Generationen als Würzkraut bekannt, kann aber auch für Heilzwecke eingesetzt werden.

Gut für

Nervensystem: Stimuliert das Nervensystem, hat eine beruhigende und entspannende Wirkung. Wirkt stimmungsaufhellend und ist ein stärkendes Tonikum. Bei Angst, Stress, geringer Stressresistenz, Anspannung, Schlaflosigkeit. Auch wirksam gegen Folgen von Stress, beispielsweise Bluthochdruck, nervöse Kopfschmerzen und Migräne. Anregend bei Traurigkeit und depressiven Verstimmungen.
Weibliche Fortpflanzungsorgane: Regt die Menstruation an.
Verdauung: Fördert die Verdauung und stärkt den Magen.
Atemwege: Schleimlösend und hustenreizlindernd. Bei Bronchitis, Husten und Schnupfen.
Äußerlich: Entspannt die Muskulatur.

Verwendung

Das ganze Kraut zu Beginn der Blütezeit, vorzugsweise für eine Tinktur.

Wirksame Inhaltsstoffe

Ätherisches Öl, Ascorbinsäure, Flavonoide, Bitterstoffe, Gerbstoffe, Phytosterole, Vitamine B1, B2, B3 und Betakarotin; Mineralstoffe wie Natrium, Eisen, Kalzium, Zink, Mangan, Magnesium

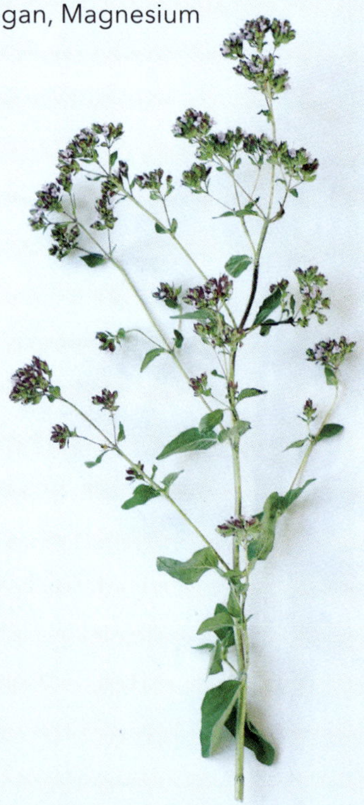

MAJORANWEIN

Aperitif für die Verdauung und bei Husten

50 g blühende Majoranstängel
1 Liter Rotwein

Den Majoran in den Rotwein geben und umrühren. Die Pflanzenteile müssen vollständig vom Wein bedeckt sein. 10 Tage stehen lassen, dann abseihen und in eine Flasche füllen. Zur Anregung der Verdauung vor oder nach dem Essen ein Schnapsglas Majoranwein genießen. Gegen Husten nach Bedarf löffelweise einnehmen.

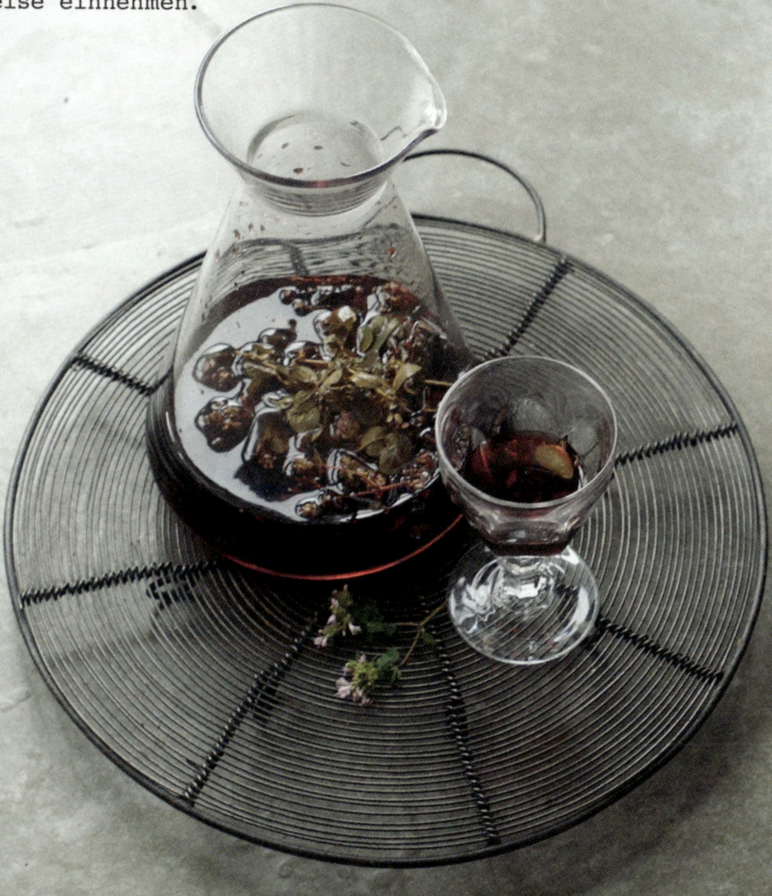

MINZE

(Mentha)

Familie: Lamiaceae (Lippenblütler)

Die große Gattung Minze umfasst viele verschiedene Arten, darunter die Wasser-Minze, die Acker-Minze oder die Grüne Minze. Außerdem gibt es zahlreiche Kreuzungen wie die Zitronenminze. Als Heilpflanze kommt vor allem die Pfefferminze zum Einsatz.

Gut für

Verdauung: Fördert die Verdauung, ist krampflösend und beruhigend bei Magen- und Darmkrämpfen. Lindernd bei (Schwangerschafts-)Übelkeit und Reisekrankheit. Regt die Tätigkeit von Galle und Leber an. Gegen Blähungen und Durchfall.

Nervensystem: Beruhigt und entspannt. Bei Spannungskopfschmerzen, Zahnschmerzen und rheumatischen Beschwerden.

Haut: Kühlend und leicht betäubend. Antibakteriell und antiviral, auch wirksam gegen Herpesviren.

Atemwege: Zum Spülen/Gurgeln bei Halsschmerzen, Mandelentzündung und Entzündungen der Mundschleimhaut. Erleichtert die Atmung.

Verwendung

Blühende Triebspitzen und Blätter

Tinktur: Blühende Triebspitzen und/oder Blätter

Aufguss: Ganze blühende Pflanze und/oder Blätter

Ätherisches Öl: Mit einem Trägeröl verdünnen. Ungeeignet für Säuglinge und Kleinkinder.

Wirksame Inhaltsstoffe

Ätherische Öle (u.a. Menthol), Gerbstoffe, Flavonoide, Triterpene, Bitterstoffe, Phenolsäuren, Vitamine B1, B2, B3 und E sowie Mineralstoffe wie Kalzium, Kobalt, Eisen, Magnesium, Mangan, Phosphor, Kalium, Selen, Silizium, Natrium, Zinn, Zink

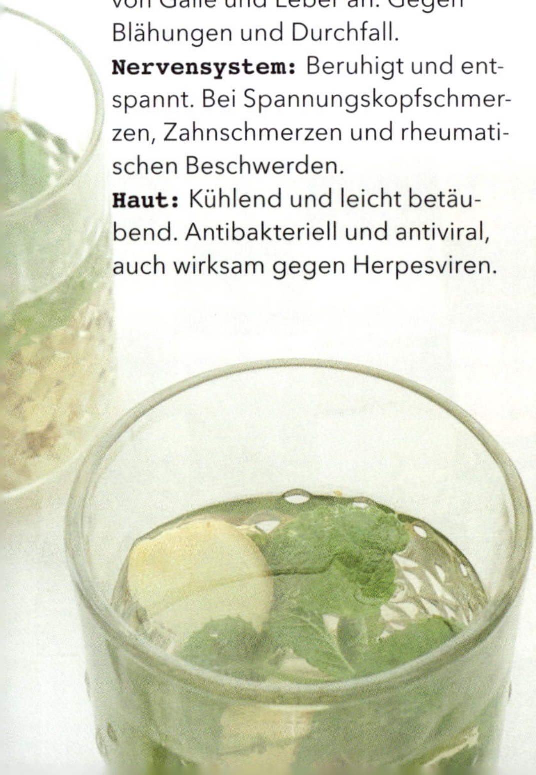

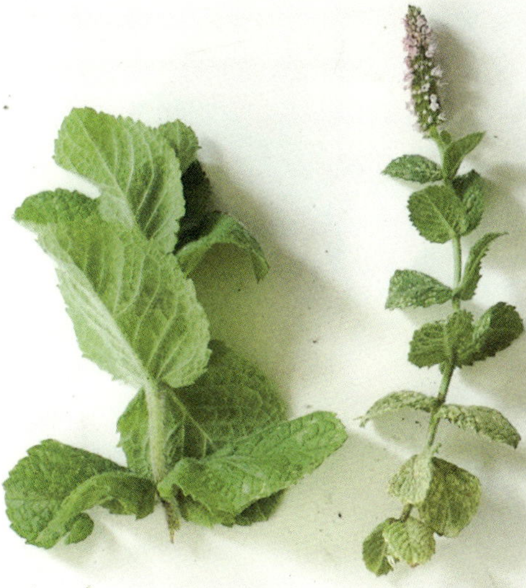

ENGELWURZ

(Angelica archangelica)

Familie: Apiaceae (Doldenblütler)

Die Echte oder Arznei-Engelwurz duftet herrlich süß und sieht mit ihren großen, runden Blütenständen sehr eindrucksvoll aus.

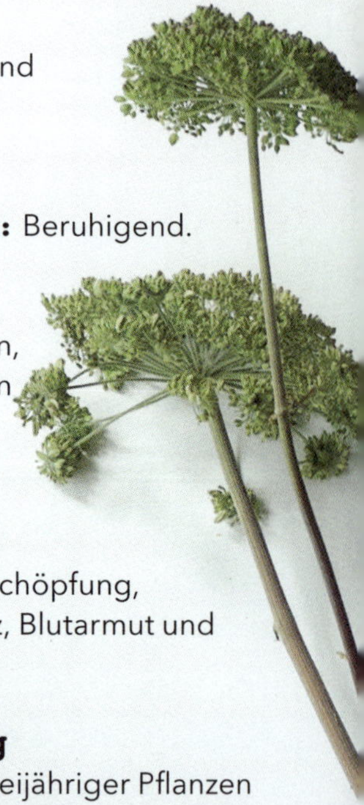

Gut für

Verdauung: Allgemein verdauungsfördernd. Bei Darmträgheit. Regt Magen und Galle sowie die Bildung von Verdauungssäften an. Wirkt entzündungshemmend und krampflösend auf Magen und Darm. Lindert Blähungen. Appetitanregend.

Atemwege: Bei Grippe und Erkältungen, Infektionen der Atemwege, Husten, Bronchitis und übermäßiger Schleimbildung.

Hormonhaushalt: Bei Menstruationsbeschwerden, z. B. schmerzhafter oder verspäteter Menstruation. Bei Wechseljahrsbeschwerden.

Blase und Nieren: Unterstützend bei Blasenentzündung. Hilfreich bei rheumatischen Erkrankungen.

Blut und Kreislauf: Reguliert den Blutkreislauf, wirkt blutverdünnend, gefäßerweiternd und blutdrucksenkend. Bei Anämie. Auch allgemein blutbildend.

Nervensystem: Beruhigend. Bei nervöser Anspannung, Schlafstörungen, Angstzuständen und Unruhe.

Immunsystem: Insgesamt kräftigend bei chronischer Erschöpfung, Rekonvaleszenz, Blutarmut und Untergewicht.

Verwendung

Die Wurzeln zweijähriger Pflanzen im Herbst ernten und zügig trocknen. Auch die Samen zweijähriger Pflanzen und manchmal die ganze Pflanze. Für Tinktur, Absud, Aufguss oder Extrakt.

Wirksame Inhaltsstoffe

Ätherisches Öl, Bitterstoffe, Engels- und Kaffeesäure, Flavone, Phenolsäuren, fettes Öl (in den Samen), Gerbstoffe

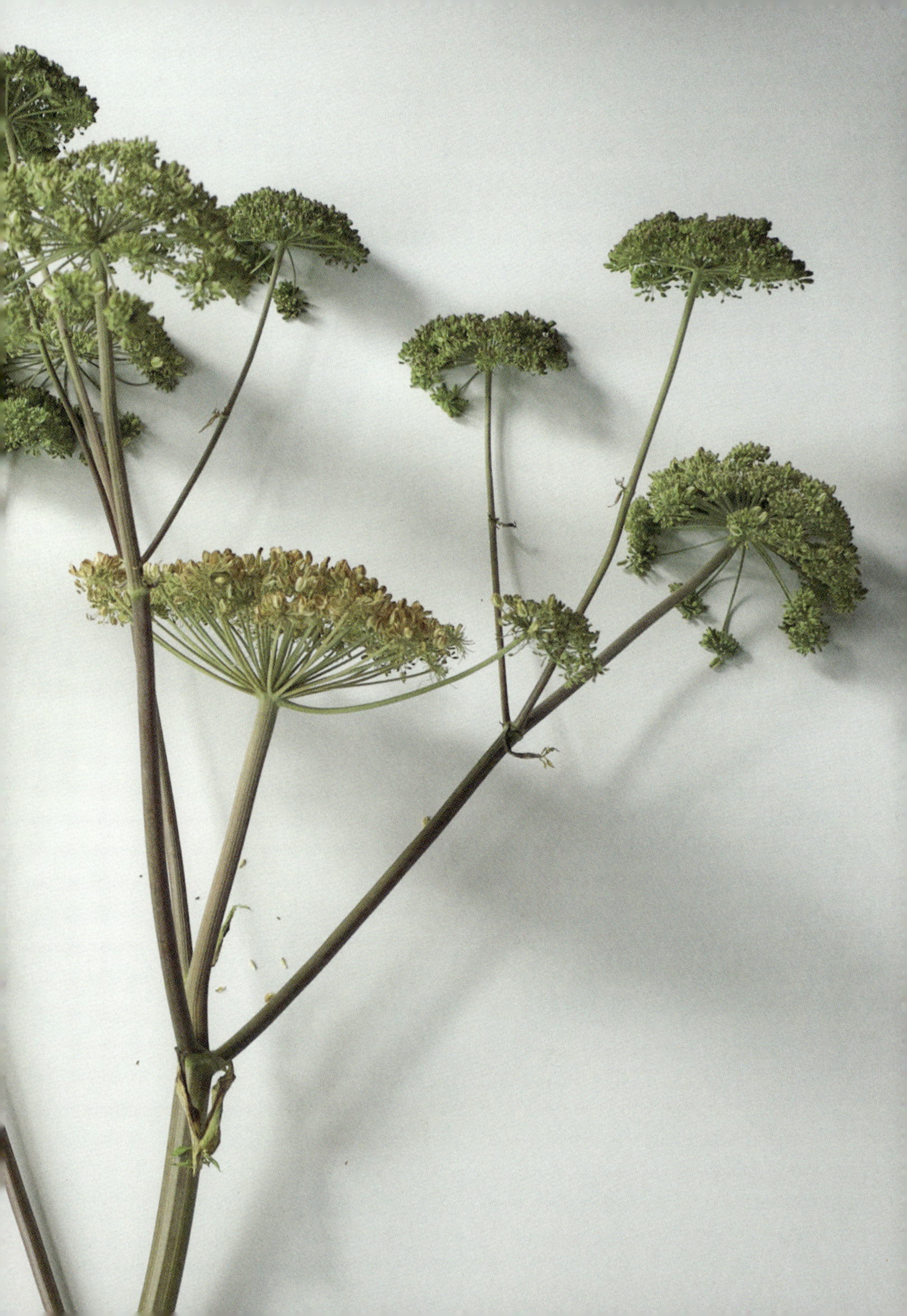

FLACHS UND LEINSAMEN

(Linum usitatissimum)

Familie: Linaceae (Leingewächse)

Der Flachs (auch Lein) ist eine zierliche Pflanze mit hellvioletten Blüten, aus denen sich nach der Bestäubung die Leinsamen bilden. Letztere werden wegen ihrer Schleimstoffe als Heilmittel eingesetzt. Sie enthalten Omega-3-Fettsäuren.

Samen sind gut für

Verdauung: Fördert die Darmbewegung und wirkt mild abführend. Bei chronischer Verstopfung und Darmkrämpfen. Fördert die Regeneration der Darmschleimhaut. Beruhigt und regeneriert auch andere Schleimhäute, z. B. in Mund, Rachen und Magen. Bei Durchfall.

Atemwege: Beruhigt und regeneriert die Schleimhäute in Mund und Rachen. Als Gurgellösung bei Entzündungen der Mundschleimhaut oder der Mandeln sowie Halsschmerzen.

Blut: Cholesterinsenkend

Hormonhaushalt: Enthält pflanzliches Östrogen. Reguliert den männlichen Hormonhaushalt. Hilfreich bei Problemen der Prostata und daraus resultierenden Schwierigkeiten beim Wasserlassen. Erhöht die Qualität der Spermien (d. h. fördert die Fruchtbarkeit).

Äußerlich

Haut: Um Eiter aus Abszessen und Furunkeln herauszuziehen.

Leinöl ist gut für

Allgemeine Gesundheit: Für Herz und Gefäße. Hemmt die Blutgerinnung und beugt Ansammlungen von Blutplättchen vor. Blutverdünnend. Bei Autoimmunerkrankungen wie rheumatoider Arthritis, Asthma, Psoriasis und Allergien.

Verwendung

Samen oder kalt gepresstes Öl. Die Samen über Nacht in Wasser quellen lassen und auch die Einweichflüssigkeit verwenden, weil sie viele Schleimstoffe enthält.

Wirksame Inhaltsstoffe

Samen: Schleimstoffe, Leinöl, Ballaststoffe, Phytosterine, Eiweiß, Glycoside, Vitamine B1, B2, B3, B5 und E, Cholin, Kalzium, Phosphor, Eisen, Magnesium und viele andere Mineralien

Öl: Omega-3- und -6-Fettsäuren und gesättigte Fettsäuren. Verstärkte Wirkung in Kombination mit Nachtkerzenöl und/oder Borretschöl.

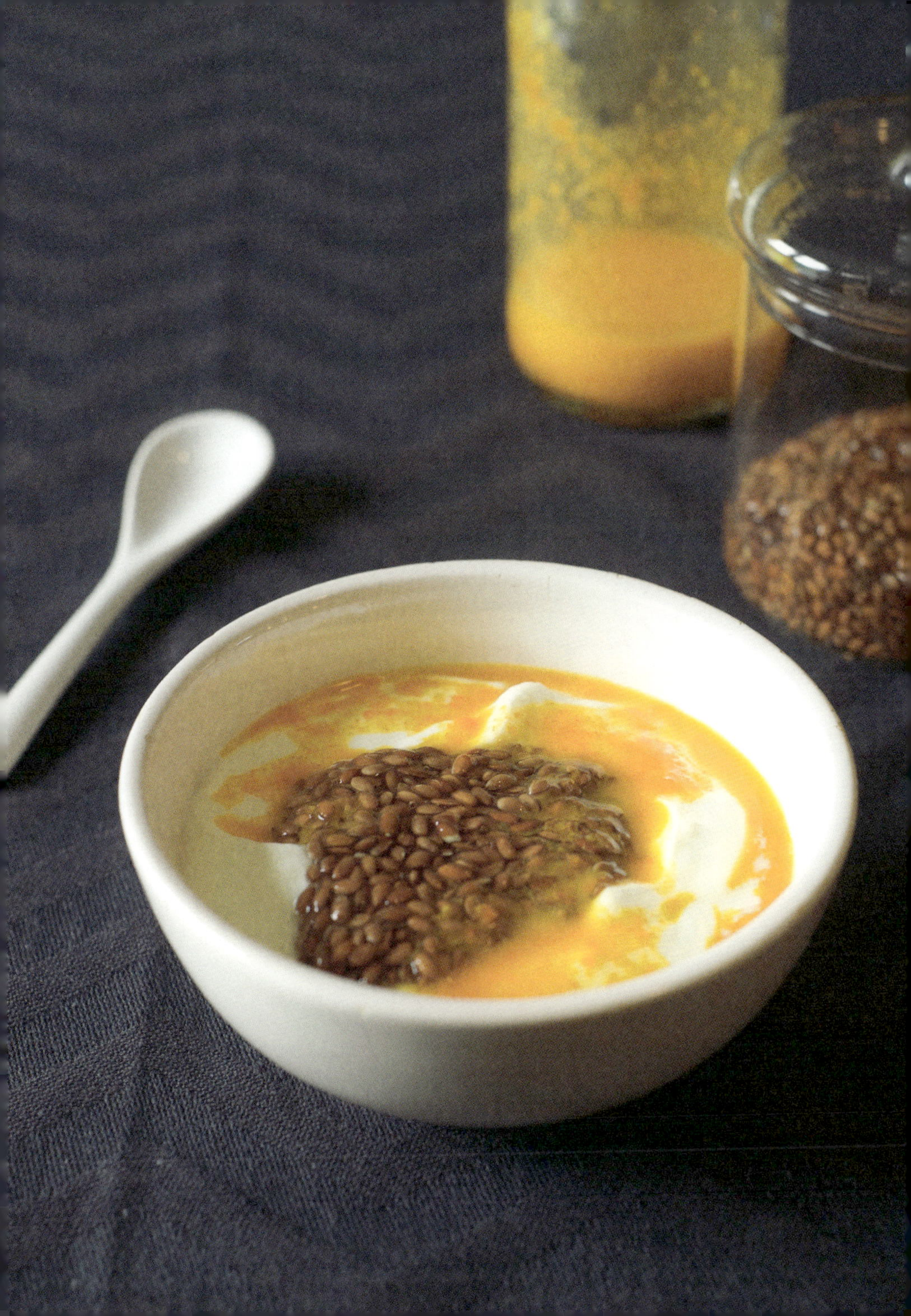

DOLDENBLÜTLER ZUR UNTERSTÜTZUNG DER VERDAUUNG: DILL, ANIS, KORIANDER, FENCHEL UND KREUZKÜMMEL

Dill – ***Anethum graveolens***
Regt Appetit und Verdauung an, ist krampflösend und reduziert Völlegefühl. Antibakteriell und fungizid. Er wirkt auch auf das Hormonsystem, denn er reguliert die Menstruation und regt die Milchproduktion an. Auf das Nervensystem wirkt Dill beruhigend und lindernd. Verwendet werden die frischen Blätter und die Samen.

Anis – ***Pimpinella anisum***
Wirkt krampflösend und lindert Blähungen. Bei Bauchschmerzen und Völlegefühl. Auf die Atemwege wirkt Anis schleimlösend, abschwellend und lindernd, z. B. bei Bronchitis, Husten und Keuchhusten. Anis fördert die Menstruation und die Milchbildung. Verwendet werden die Samen.

Koriander
– ***Coriandrum sativum*** Beruhigt die Verdauung und wirkt krampflösend, wärmend und anregend. Bei Durchfall, Blähungen und Darmträgheit. Koriander ist antiseptisch und bekämpft Pilze und Parasiten. Er wirkt harntreibend und fördert so die Ausscheidung von Giftstoffen. Auf das Nervensystem wirkt Koriander beruhigend, z. B. bei Schlaflosigkeit, Stress und Nerven-/Gelenkschmerzen. Bei verminderter Libido kann er als Aphrodisiakum eingesetzt werden. Verwendet werden die Blätter, die reich an Vitaminen und Mineralien sind. Die Samen können für Aufgüsse oder als Gewürz verwendet werden.

Fenchel
– ***Foeniculum vulgare***
Wirkt beruhigend und krampflösend auf die Verdauungsorgane. Bei Bauchschmerzen, Blähungen und Darmträgheit. In den Atmungsorganen wirkt Fenchel schleimlösend und regeneriert die Schleimhäute. Er fördert die Östrogenausschüttung. Bei ausbleibender Menstruation und Menstruationsschmerzen. Regt die Milchbildung an. Verwendet werden meist die Samen, aber auch die Blüten und Blätter sind geeignet.

Kreuzkümmel
– **Cuminum cyminum** Regt die Verdauung an, wirkt krampflösend und beugt Blähungen vor. Kräftigt den Magen und wirkt wärmend.

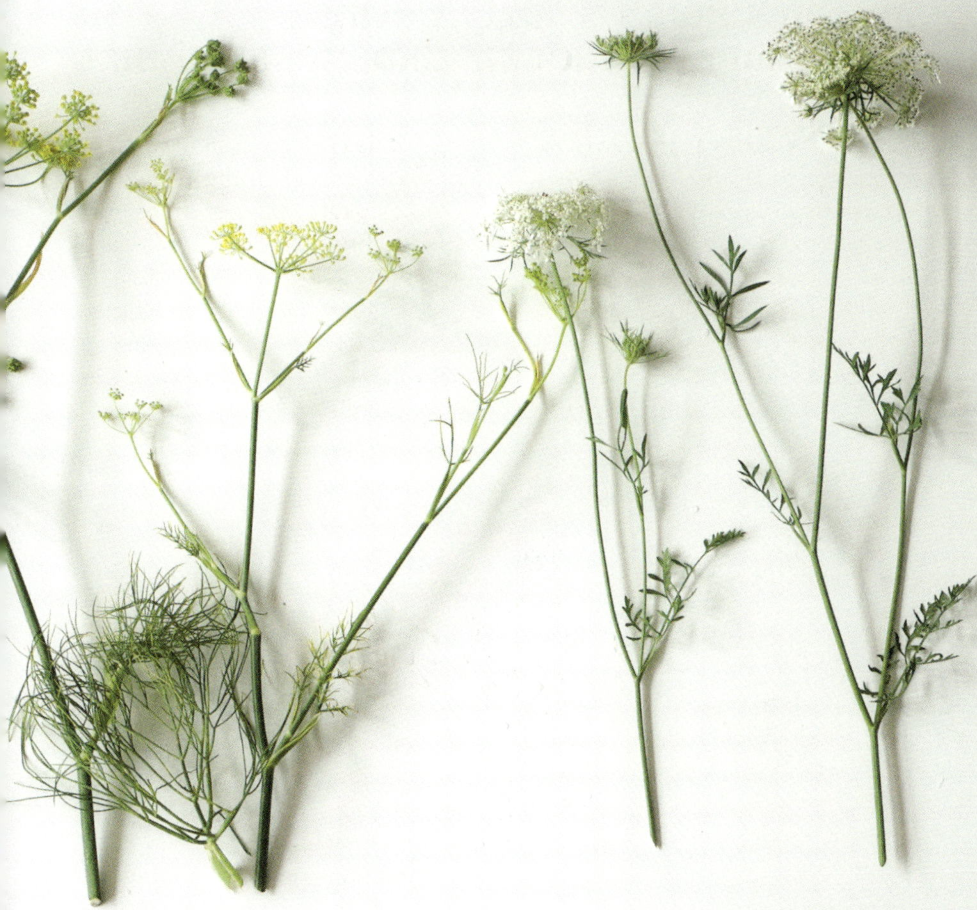

Fenchel **Dill** **Wilde Möhre**

Kreuzkümmel wirkt blutreinigend. Lymphe und Drüsen beeinflusst er positiv. Er wird häufig mit dem Kümmel (*Carum carvi*) verwechselt, der ebenfalls positiv auf die Verdauung wirkt.

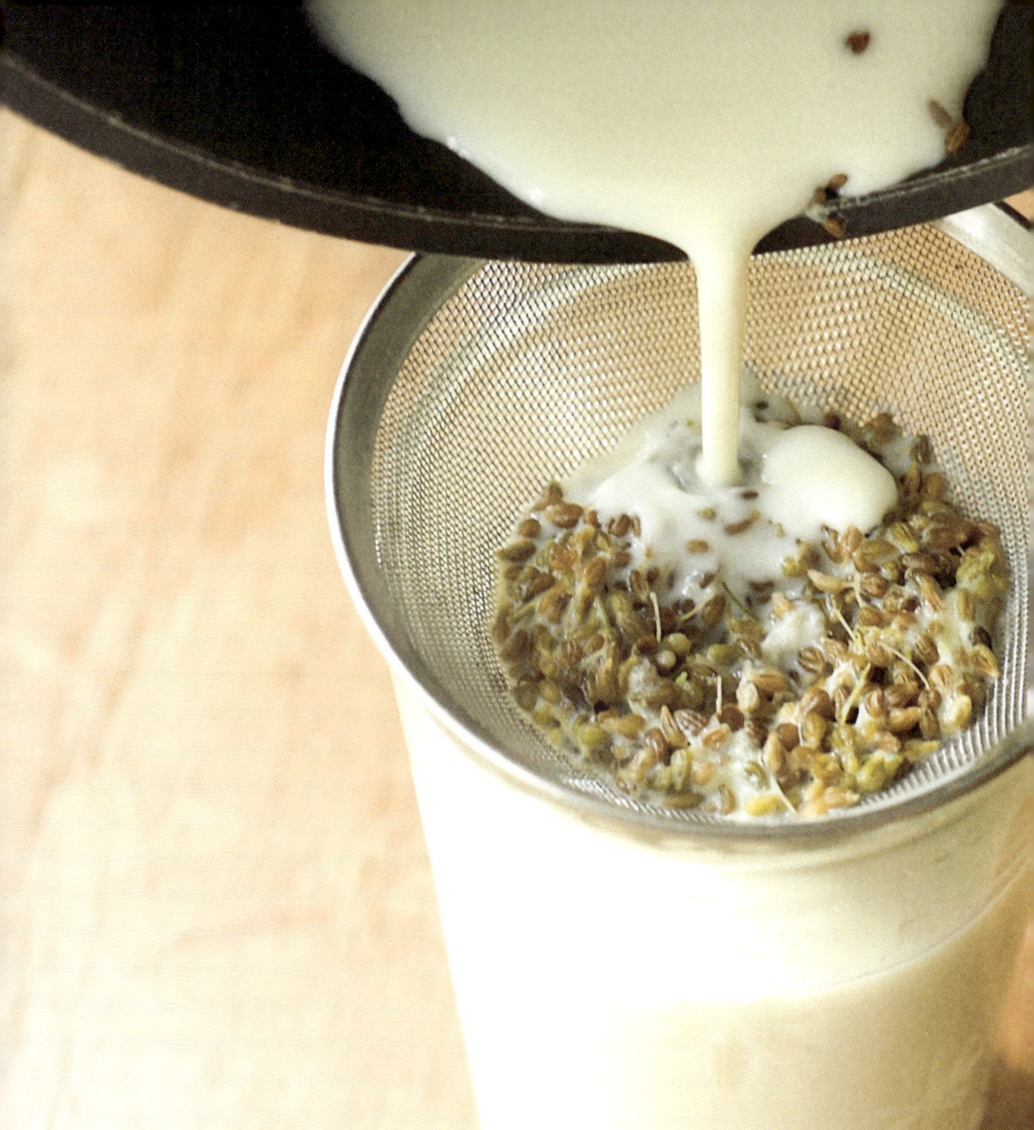

ANISTRUNK

120 ml Milch, Haferdrink oder eine andere pflanzliche Milchalternative sanft erhitzen. 2 EL Anissamen (oder Fenchelsamen) einrühren. 10 Minuten leicht köcheln, dann abseihen und trinken.

HIERBAS FÜR DIE VERDAUUNG (*HIERBAS IBICENCAS*)

Dieser Kräuterschnaps stammt von Ibiza, wo fast jede Familie ihr eigenes Rezept hat. Er wird als Aperitif zur Anregung der Verdauung serviert. Die Zutaten können nach Geschmack variiert werden.

Wacholderzweig mit Beeren und Blättern,
Thymian, Salbei, Minze,
Zitronenverbene, Rosmarin,
Fenchel, Blatt und Blüte,
Orange, Schale (bio) und Blatt,
Zitrone, Schale (bio) und Blatt,
Kamille, Lavendel,
Samen der Weinraute,
750 ml Anisschnaps
(40 Prozent Alkohol)

Alle ausgewählten Kräuter und Pflanzenteile in eine saubere Flasche geben und mit dem Anisschnaps übergießen. Mindestens 6 Monate stehen lassen. Dann abseihen, wieder in eine Flasche füllen, verschließen und beschriften.

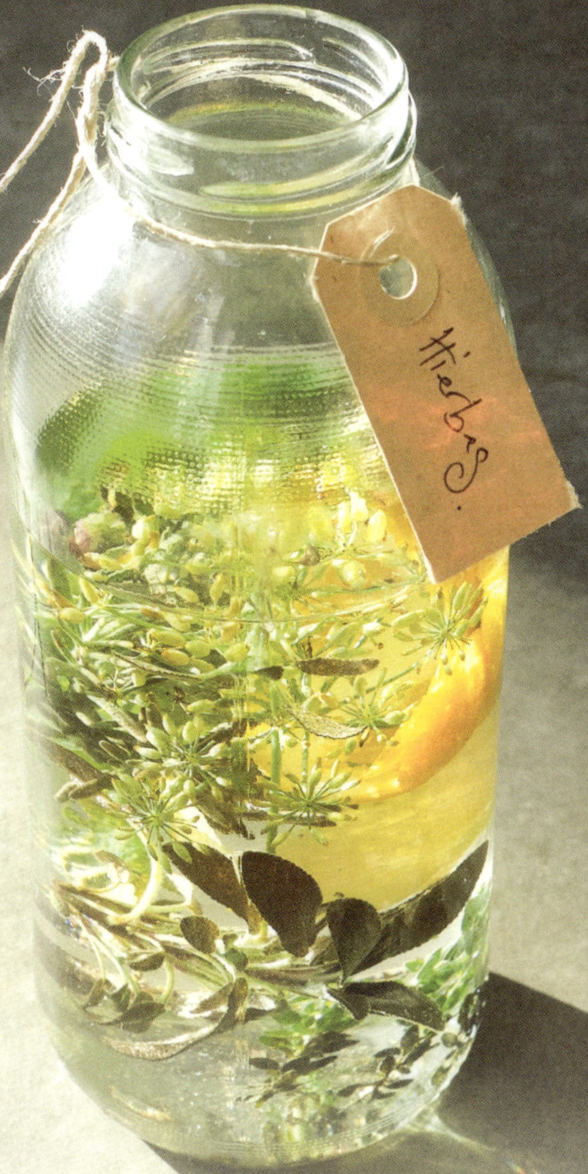

WEGWARTE

(Cichorium intybus)

Familie: Asteraceae (Korbblütler)

Die Wegwarte (auch: Zichorie) wird seit Jahrhunderten sowohl kulinarisch als auch medizinisch verwendet, vor allem zur Anregung der Verdauung. Heilkräftig ist die Wurzel. Sie enthält Inulin und Präbiotika, die gut für die Verdauung sind.

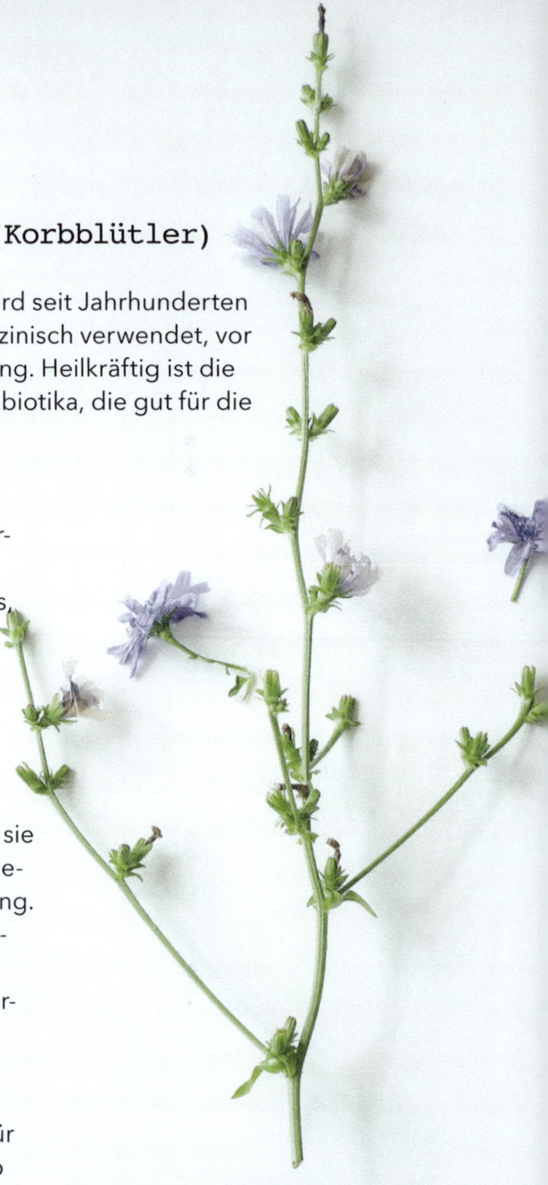

Gut für

Verdauung: Bei Gallenbeschwerden, schwacher Leberfunktion, Lebererkrankungen wie Hepatitis, Appetitlosigkeit, Darmträgheit, Verstopfung, Blähungen und Völlegefühl.

Blut: Reguliert den Blutzuckerspiegel.

Harnwege: Harntreibend. Hilft, Nierensteinen vorzubeugen und sie abzubauen. Bei rheumatischen Beschwerden, Gicht und Erschöpfung.

Darm: Die Wurzel enthält präbiotisches Inulin, das die Darmflora stärkt und Darmbeschwerden vorbeugt.

Verwendung

Wurzeln, im Herbst ernten und für Tinktur, Absud, Pulver oder Sirup verwenden. Alternativ extrahiertes Inulin verwenden.
Die Blätter können als Küchenkraut verwendet werden. Vor der Blüte ernten.

Wirksame Inhaltsstoffe

Glycoside, Inulin, Triterpene, Flavonoide, Vitamin B1, B2 und C, Cholin, Mineralsalze, Eisen, Magnesium, Phosphor, Kalium, Natrium

ALANT

(Inula helenium)

Familie: Asteraceae (Korbblütler)

Der Echte Alant ist eine attraktive, stattliche Pflanze. Der botanische Artname *helenium* bezieht sich auf Helena von Troja. Der Legende zufolge wuchs der Alant dort, wo ihre Tränen auf die Erde fielen. Traditionell wird die Wurzel des Alants bei Beschwerden der Verdauung und der Atemwege verwendet.

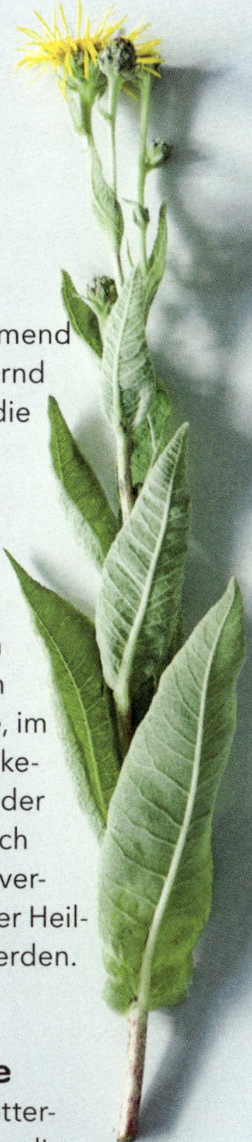

Gut für

Verdauung: Regt den Appetit an und stärkt den Magen. Regt die Gallenproduktion an, verbessert die Verdauung und aktiviert die Darmtätigkeit. Stärkt die Leberfunktion. Inulin ist ein Präbiotikum, das die Darmflora stärkt und Darmproblemen vorbeugt. Vertreibt Würmer.

Atemwege: Löst Schleim und fördert den Auswurf. Entzündungshemmend und desinfizierend. Bei Erkältung, Bronchitis und Beschwerden mit starker Schleimbildung. Entkrampft und befreit die Atemwege. Unterstützend bei Asthma, Tuberkulose und Lungenemphysem, zähem Schleim und trockenem Husten (chronisch und akut).

Blut: Blutreinigend. Bei Erschöpfung, allgemeiner Schwäche und Blutarmut.

Sonstiges: Diuretikum, hilfreich bei Arthritis und Osteoarthritis. Entzündungshemmend und schweißfördernd bei Grippe. Regt die Menstruation an.

Verwendung

Wurzel

Tinktur: Wurzel mit Ausläufern. Im Frühjahr enthalten sie weniger Stärke, im Herbst ist der Stärkegehalt höher. Aus der Wurzel können auch Hustensirup oder verdauungsfördernder Heilwein zubereitet werden.

Wirksame Inhaltsstoffe

Ätherische Öle, Bitterstoffe, Saponine, Inulin, Schleimstoffe, Pektin, Harz, Vitamine B1, B3 und C, Kaliumsalze, Kalzium und Magnesium

GÄNSEFINGERKRAUT

(Potentilla anserina)

Familie: Rosaceae (Rosengewächse)

Diese Pflanze wächst oft auf Gras- und Rasenflächen. Das Blatt hat eine silbrige Unterseite, und die zierliche Blüte trägt fünf gelbe Kronblätter. Als Heilpflanze wird das Gänsefingerkraut bei akutem Durchfall eingesetzt.

Gut für

Verdauung: Adstringierend und entzündungshemmend bei akutem Durchfall und Krämpfen. Magenstärkendes Tonikum. Bei Hämorrhoiden wirken Spülungen mit dem abgekühlten Absud lindernd.
Hormonhaushalt: Bei Menstruationsschmerzen. Regt die Gebärmutter an. Reguliert die Menstruationsblutung. Für Spülungen bei Ausfluss.
Mund/Rachen: Adstringierend und blutungsstillend, bei leichten Infektionen im Mund- und Rachenraum. Bei Entzündungen von Mundschleimhaut, Zahnfleisch und Zuge, Aphthen und Blasen den Mund ausspülen oder gurgeln. Alternativ auf der Wurzel kauen.
Haut: Zur Behandlung von Wunden und Geschwüren.

Verwendung

Blüten und Blätter (vor und während der Blüte ernten) sowie die Wurzel. Geeignet für Aufguss, Tinktur, Pulver, Absud. Möglich ist auch, die Wurzel zu kauen.

Wirksame Inhaltsstoffe

Gerbstoffe, Flavonoide, Cholin, Harz, Stärke

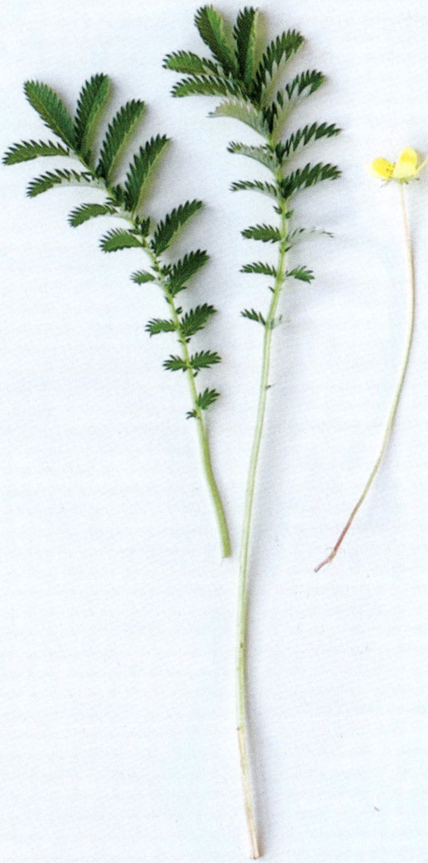

HARNWEGE

Das Harnsystem besteht aus der Harnblase, den Harnleitern, der Harnröhre und den Nieren. Es ist wichtig, die Harnwege vor Infektionen zu schützen, damit sich weder darin noch in Blase und Nieren Bakterien festsetzen. Trinken Sie unbedingt genug, um das Harnsystem gut zu durchspülen, und achten Sie auf eine gesunde, nicht belastende Ernährung, damit sich in den Gelenken keine Harnsäure ablagert; dadurch kann es zu Rheuma, Gicht und Arthritis kommen. Männer mit einer vergrößerten Prostata leiden oft an Beschwerden beim Wasserlassen.

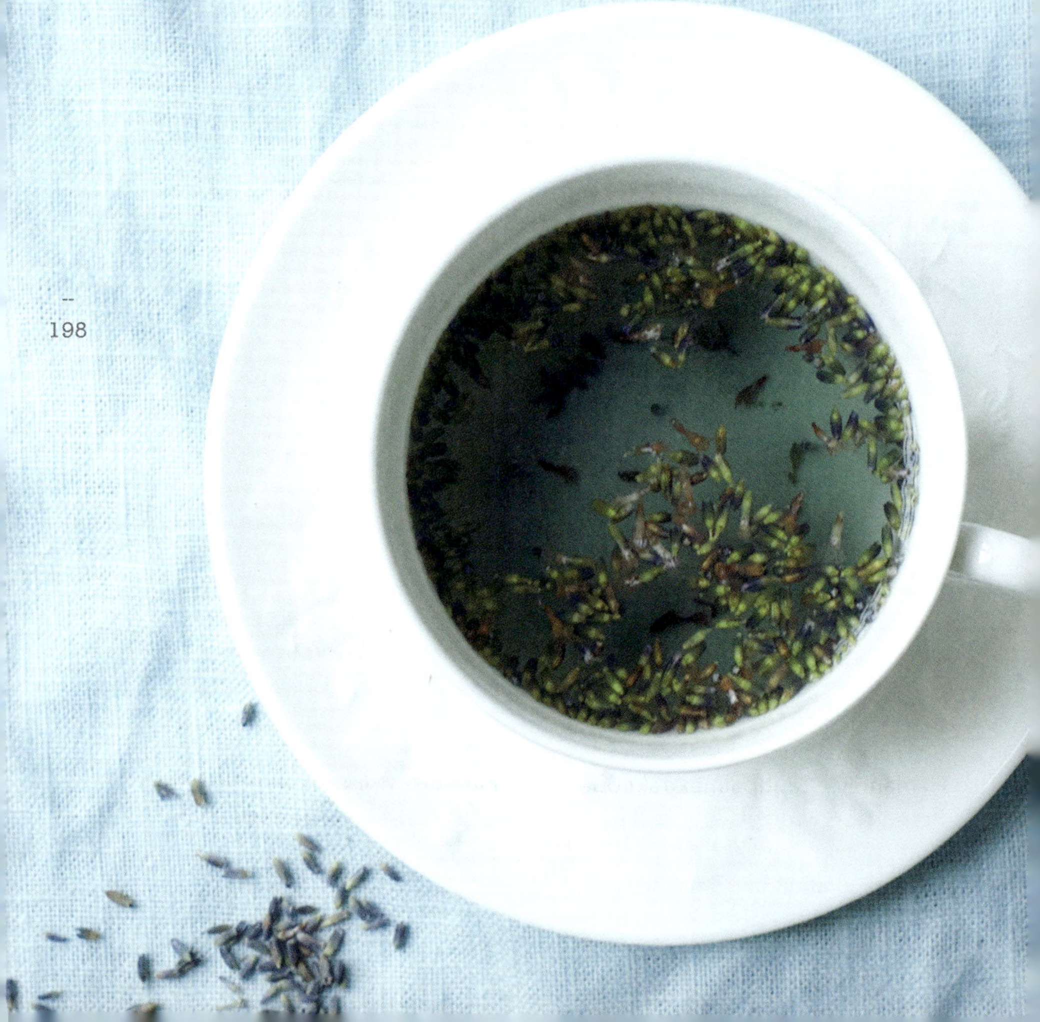

Heilkräuter für Blase und Nieren

Echtes Labkraut, Waldmeister, Kletten-Labkraut, Birke, Brombeere, Brennnessel, Goldrute, Acker-Schachtelhalm, Gundermann, Mädesüß, Löwenzahn, Lavas, Petersilie, Sellerie, Rosmarin, Berberitze, Wacholderbeere, Cranberry (Moosbeere), Bärentraube, Kamille, Lindenblüte, Mädesüß, Wilde Malve, Eibisch, Weiße Taubnessel, Ringelblume, Echinacea, Giersch

Im Detail:

Blasenentzündung vorbeugen: Regelmäßig Cranberrys essen. 2 Liter Wasser pro Tag trinken. Nach dem Stuhlgang von vorn nach hinten abwischen. Die Blase beim Urinieren vollständig entleeren. Locker sitzende Hosen und Unterhosen aus natürlichem Material tragen. Keine synthetischen Vaginalspülungen und Intimsprays verwenden und möglichst keine Slipeinlagen tragen. Wenn Sie eine Blaseninfektion haben, achten Sie darauf, dass sie sich nicht auf die Nieren ausbreitet und zu einer Nieren-(Becken-) Entzündung wird. Konsultieren Sie immer einen Arzt, besonders wenn Sie Schmerzen im unteren Rückenbereich oder Blut im Urin haben. Eine vergrößerte Prostata bei Männern verursacht oft auch Probleme beim Wasserlassen. Stellen Sie zunächst sicher, dass keine andere körperliche Ursache vorliegt (z. B. Prostatakrebs). Wenn das nicht der Fall ist, können Sie Cranberry, Hamamelis, Sägepalmextrakt oder Brennnesselwurzel verwenden. Unterstützen Sie das Immunsystem und die Vitalität mit Ginseng und Echinacea.

Beginnende Blasenentzündung: Sitzbad mit Lavendel, Thymian oder Ringelblume. Einfach frische oder getrocknete Blätter oder einige Tropfen ätherisches Lavendelöl ins Wasser geben.

Erste Hilfe bei Blasenentzündung: Hilfreich sind Aufgüsse aus Goldrute, Selleriesamen oder Hagebuttensamen sowie harntreibende Kräuter, die die Flüssigkeitsausscheidung anregen. Wenn die Blase gut durchspült wird, können sich Bakterien nicht so leicht etablieren. Geeignete Heilkräuter sind Löwenzahn, Kletten-Labkraut, Wacholder, Bärentraube, Kamille, Lindenblüte, Mädesüß, Wilde Malve, Eibisch, Weiße Taubnessel, Goldrute, Ringelblume, Echinacea. Vermeiden Sie möglichst Weißmehlprodukte, Zucker, Kaffee, schwarzen Tee und Alkohol.

Rheumatoide Arthritis, Gicht und Rheuma: Sellerie(-samen), Brennnessel und Goldrute

Achtung: Bei starken oder anhaltenden Beschwerden immer einen Arzt aufsuchen!

LABKRÄUTER

(Galium)

Familie: Rubiaceae (Rötegewächse)

ECHTES LABKRAUT

(Galium verum)

Wird hauptsächlich bei Nierenbeckenentzündung und Nierensteinen eingesetzt. Hat blutreinigende Eigenschaften, ist harn- und schweißtreibend. Wirkt auch auf die Leber und lindert Hautbeschwerden infolge einer gestörten Leberfunktion. Kräftigt, stärkt das Immunsystem und wirkt aufbauend.
Verwendet wird das ganze Kraut.

WALDMEISTER

(Galium odoratum)

Die wunderbar duftende Pflanze ist Bestandteil der Maibowle. Waldmeister regt das Nervensystem an, beruhigt und wirkt schlaffördernd. Fördert die Verdauung und unterstützt die Leber. Die harntreibende Wirkung ist hilfreich bei Ödemen. Hilft auch bei zu wenig Urin und beugt Nierensteinen vor. Enthält Cumarin, wirkt also blutverdünnend, darf aber nicht im Übermaß konsumiert werden.
Verwendet werden die Blätter und Blüten.

KLETTEN-LABKRAUT

(Galium aparine)

Beugt Nierensteinen vor. Reinigt Drüsen und Lymphe, vor allem bei geschwollenen Drüsen und Mandelentzündung. Die harntreibende Wirkung ist hilfreich bei Reizblase und Schmerzen beim Wasserlassen. Fördert die Leberfunktion und wirkt mild abführend. Lindernd bei trockenen Ekzemen und Psoriasis, zudem blutreinigend und entzündungshemmend. Kann bei Autoimmunerkrankungen und Krebs unterstützend wirken. Allgemeines Stärkungsmittel.
Verwendet werden die Blätter.

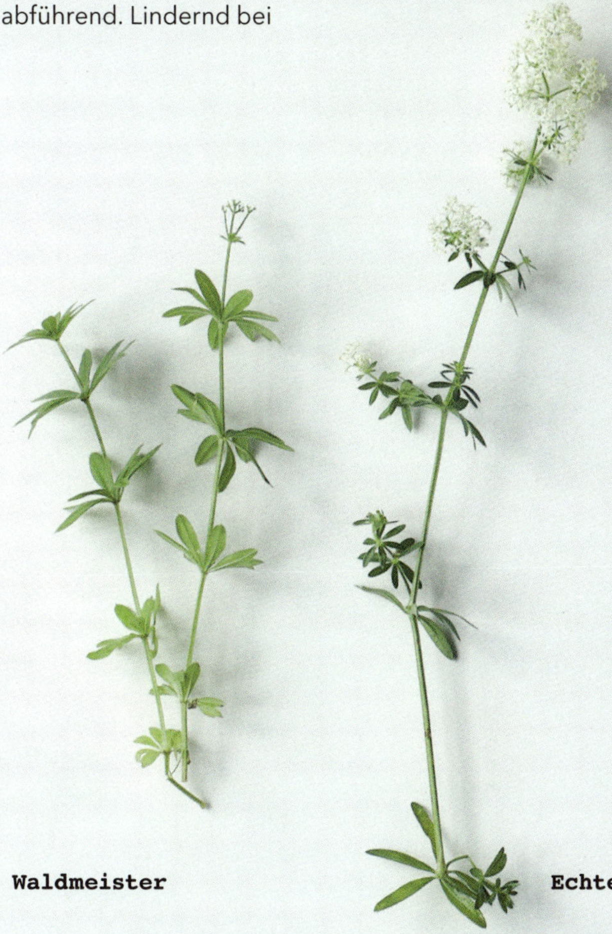

Waldmeister

Echtes Labkraut

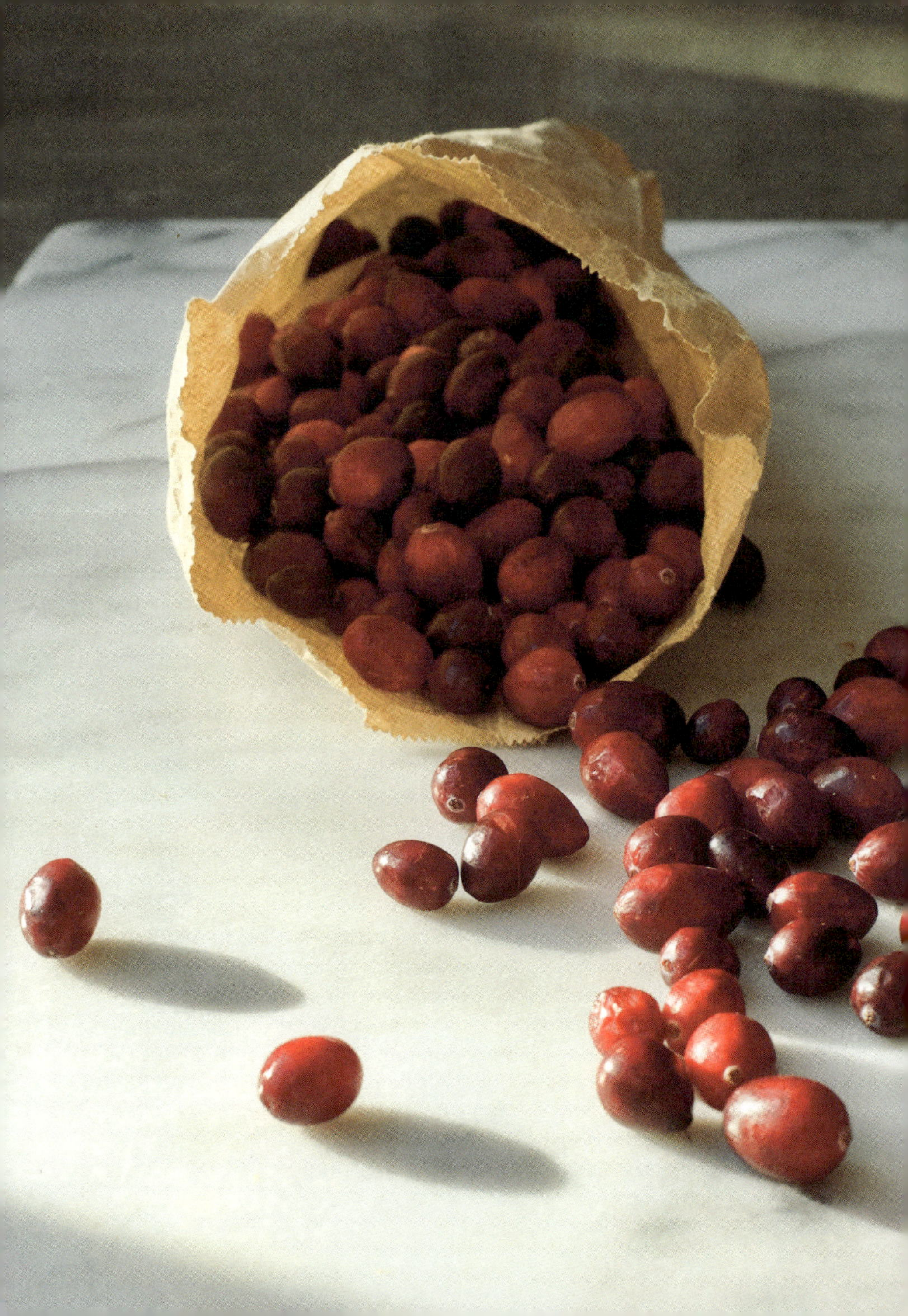

CRANBERRY/MOOSBEERE

(Vaccinium macrocarpon)

Familie: Ericaceae (Heidekrautgewächse)

Cranberrys können zur Vorbeugung von Blasenentzündungen eingesetzt werden. Sie verhindern, dass sich die Bakterien an der Blasenwand festsetzen, und fördern deren Ausscheidung. Die Beeren stärken ferner die Abwehrkräfte, denn sie enthalten viele Vitamine, Mineralien und Antioxidantien.

Gut für

Harnwege: Wirkt antiseptisch und beugt wiederkehrenden Blasen- und Nierenentzündungen vor. Bei vergrößerter Prostata und Infektionskrankheiten. Besonders geeignet für ältere Menschen mit geschwächter Widerstandskraft und Diabetiker, bei Frauen in der Menopause, die durch die Hormonumstellung dünnere Schleimhäute haben und daher anfälliger für Infektionen sind. Auch für Menschen mit einem Blasenkatheter, mit Rückenmarksverletzungen und chronischen Harnwegsinfektionen.
Immunsystem: Vitamin C und Flavonoide stärken das Immunsystem. Anthocyanidine und Flavonoide helfen, Grauem Star und altersbedingter Makuladegeneration vorzubeugen.

Verwendung

Cranberrys werden im Herbst geerntet. Für frischen Saft eine Handvoll Beeren mit etwas Wasser im Mixer pürieren. Pulver, Trockenextrakt, Flüssigextrakt und Kapseln kann man im Drogeriemarkt kaufen. Der recht saure Saft muss in größeren Mengen eingenommen werden und kann Magen-Darm-Probleme oder Durchfall verursachen. Viele Menschen vertragen den Extrakt besser. Achten Sie beim Kauf von Saft darauf, dass er keinen zugesetzten Zucker enthält, denn dieser kann die Abwehrkräfte wiederum schwächen.
Nicht für Kinder unter 12 Jahren geeignet. Kann während der Schwangerschaft verwendet werden.

Wirksame Inhaltsstoffe

Gerbstoffe, Flavonoide (u.a. Anthocyanidine), organische Säuren, Pektin, natürliche Zucker, Triterpensäuren, Chlorogensäure, Glycoside, Alkaloide, Vitamine B1, B2, B3, B5, B6 und C, Eisen, Magnesium, Mangan, Zink

GOLDRUTE

(*Solidago virgaurea* und *Solidago canadensis*)

Familie: Asteraceae (Korbblütler)

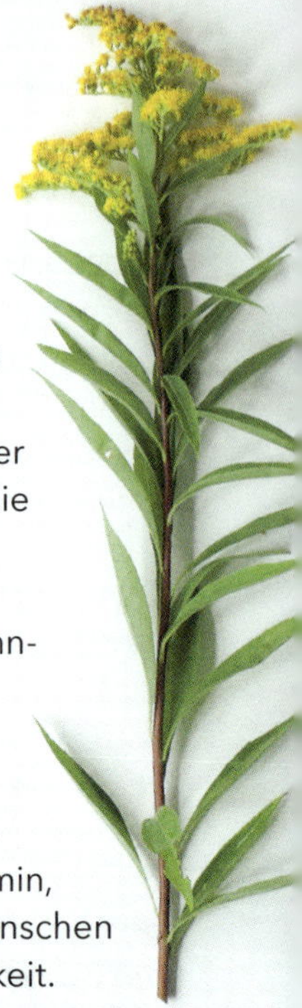

Die Kanadische Goldrute (*S. canadensis*) kommt häufiger vor als die Gewöhnliche Goldrute, besitzt eine etwas schwächere Heilwirkung und wird hauptsächlich für Aufgüsse verwendet. Aus der Gewöhnlichen Goldrute (*S. virgaurea*) wird Tinktur hergestellt. Sie ist wirksamer, aber auch bitterer.

Gut für

Harnwege: Diuretisch. Spült die Harnwege gut durch und fördert so den Abbau von Harnsäure. Wirkt antiinfektiös auf die Blase und beugt Nierensteinen vor. Bei Blasenentzündung und Prostatitis. Zu stark zur Behandlung von Nierenbeckenentzündungen (kann danach verwendet werden). Harnsäuretreibend und blutreinigend bei Gicht und rheumatischen Erkrankungen.

Verdauung: Fördert die Verdauung und regt die Funktion von Leber, Galle und Bauchspeicheldrüse an.

Haut: Reinigend. Bei chronischen Hautbeschwerden wie Akne und Ekzemen. Fördert die Wundheilung.

Atemwege: Entzündungshemmend, beruhigt die Schleimhäute.

Obere Atemwege: Bei Halsschmerzen, Rachen- und Mandelentzündung, Stimm- und Kehlkopfbeschwerden. Lindernd bei Husten, Keuchhusten und Asthma. Bei lockeren Zähnen und Zahnwurzelentzündungen.

Allergie: In homöopathischer Verdünnung vorbeugend gegen Heuschnupfen. Enthält Histamin, daher ungeeignet für Menschen mit Histaminempfindlichkeit.

Verwendung

Blühende Triebspitzen, oberirdische Teile

Tinktur: Triebspitzen der Gewöhnlichen Goldrute mit gerade geöffneten Blüten

Aufguss: Oberirdische Teile der Kanadischen Goldrute, kurz vor der Blüte ernten. Nach dem Trocknen Blüten und Blätter von den Stielen streifen und für Aufgüsse verwenden.

Achtung: Nicht länger als drei Wochen anwenden.

Wirksame Inhaltsstoffe

Gerbstoffe, Saponine, Flavonoide, ätherisches Öl, organische Säuren, Bitterstoffe, Histamin

WACHOLDER

(Juniperus communis)

Familie: Cupressaceae (Zypressengewächse)

Gemeiner Wacholder kann gleichzeitig Blüten, unreife und reife Beeren tragen. Männliche Blüten sind hellgelb, weibliche grün. Die vielseitige Pflanze wurde schon im Mittelalter gegen verschiedenste Beschwerden eingesetzt und galt damals als Universalheilmittel.

Gut für

Harnwege: Reinigend, desinfizierend und harntreibend. Bei Blasenentzündung, Ödemen, Rheuma, Nierensteinen und Prostatitis. Kann die Menstruation fördern. Nicht in der Schwangerschaft und bei Nierenbeckenentzündung anwenden.

Verdauung: Anregend, reinigend und desinfizierend. Bei empfindlichem Magen und Appetitlosigkeit. Bei Darmträgheit, Leberschwäche, Gelbsucht, Gallensteinen, Darmkrämpfen und Blähungen.

Muskeln und Gelenke: Reinigt und fördert die Ausscheidung von Harnsäure. Bei Rheuma, Arthritis, Arthrose, Gicht, Muskel- und Sehnenentzündungen.

Atemwege: Desinfiziert und fördert die Ausscheidung von Schleim. Bei Husten, Bronchitis und Asthma. Zu Hustensaft verarbeiten oder äußerlich für Inhalationen und Einreibungen verwenden.

Verwendung

Tinktur: Reife Beeren direkt in Alkohol einlegen, um Tinktur herzustellen. Zur effizienten Ernte ein Laken unter den Strauch legen und die Zweige kräftig schütteln.

Aufguss: Die Beeren in einen Topf mit Wasser geben und das Wasser zum Kochen bringen oder pro Tasse 5–6 Beeren ziehen lassen.

Aus den Beeren und Nadeln wird ätherisches Öl hergestellt. Es kommt in Muskelbalsamen und Präparaten gegen Rheumatismus zum Einsatz.

Wirksame Inhaltsstoffe

Ätherisches Öl, Kohlenhydrate, Gerbstoffe, Bitterstoffe, organische Säuren, Flavonoide, Vitamine B1, B2, C und Betakarotin sowie Mineralstoffe wie Kalzium, Kalium, Mangan, Magnesium, Zink, Silicium, Eisen

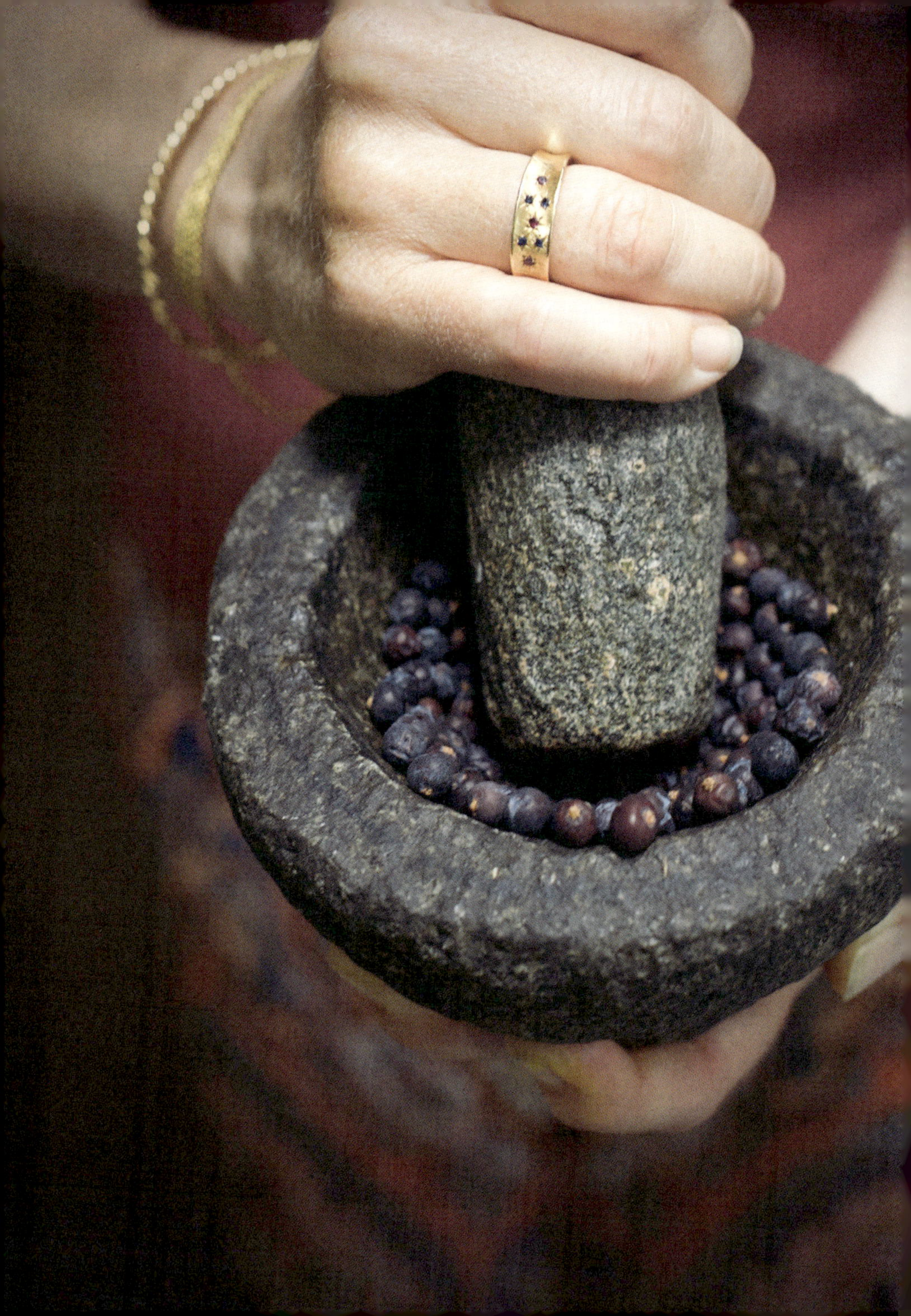

BALSAM MIT WACHOLDERBEEREN

Lindernd und wärmend. Zum Einreiben, z. B. für den unteren Rücken oder den Unterbauch-/Blasenbereich.

5 g Wacholderbeeren
5 g Rosmarinblätter
5 g Beinwellblätter
150 ml Pflanzenöl
15 g Bienenwachs
einen oder mehrere Tiegel

Wacholderbeeren und Rosmarin in einem Mörser leicht zerstoßen und mit dem Öl in einen Topf geben. Die Beinwellblätter in Stücke schneiden und zufügen. Langsam erwärmen, dann bei schwacher Hitze 2 Stunden köcheln. Abseihen, wieder auf den Herd stellen und das Bienenwachs hinzufügen. Sobald es geschmolzen ist, die Mischung in Tiegel füllen und vollständig abkühlen lassen. Erst dann verschließen und exakt beschriften.

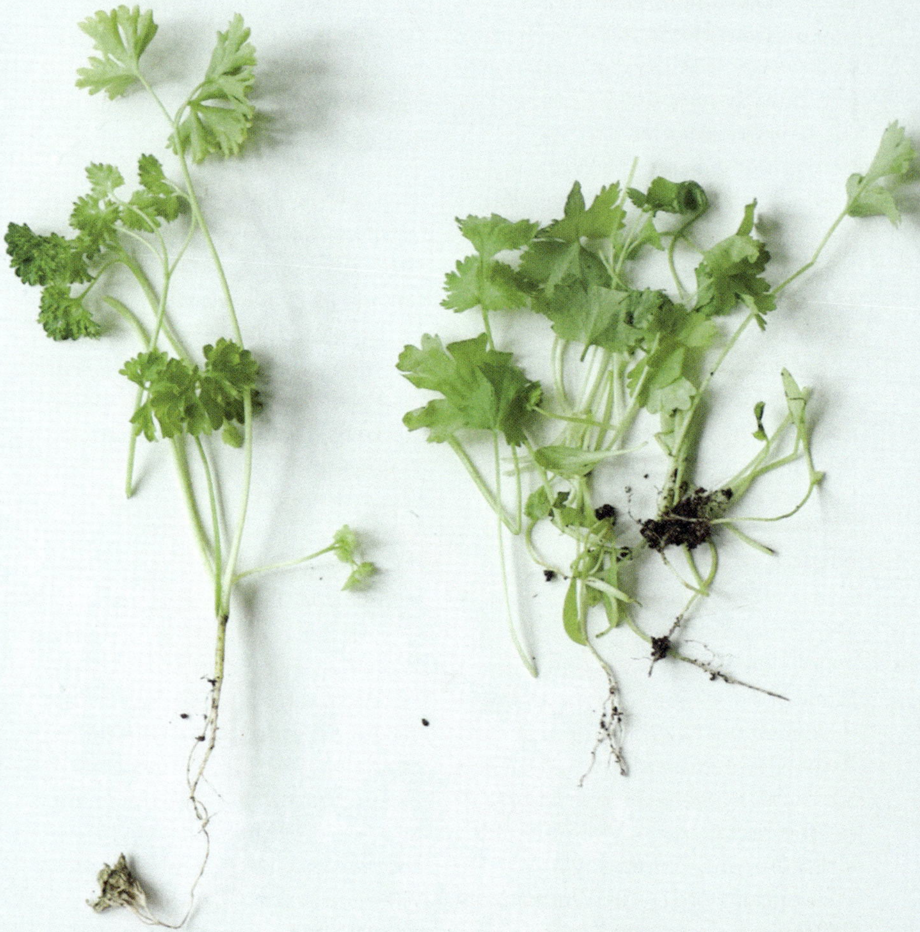

Petersilie

Koriander

Doldenblütler für Harnwege und Verdauung: Liebstöckel, Petersilie, Sellerie, Giersch

Liebstöckel

– *Levisticum officinale*
Liebstöckel (auch: Maggikraut) enthält viel Kalium und wirkt harntreibend. Es fördert die Verdauung und den Appetit, außerdem regt es die Menstruation an.
Verwendet werden die Wurzeln und Blätter. Aus den Samen kann man einen Aufguss zubereiten.

Petersilie

– *Petroselinum crispum*
Stark harntreibend, bluteinigend und entgiftend. Fördert die Ausscheidung von Harnsäure und reinigt die Nieren. Unterstützend bei Rheuma und Bluthochdruck. Fördert die Blutbildung.
Petersilie beruhigt die Verdauung und kann auch bei nervösen Magenbeschwerden und Appetitlosigkeit eingesetzt werden. Bei Mundgeruch kauen Sie die Blätter. Hilft auch bei Nachtblindheit. Petersilie regt die Menstruation an. Sie enthält viele wertvolle Nährstoffe, darunter Carotin, Vitamin C, B9 (Folsäure) und Chlorophyll.
Verwendet werden die Wurzeln, die Blätter und das ganze Kraut.

Sellerie

– *Apium graveolens* Echter Sellerie beugt Entzündungen der Harnwege vor, wirkt harntreibend, krampflösend und entzündungshemmend. Entsäuernd und entzündungshemmend bei Gicht und rheumatischen Erkrankungen. Hilfreich bei Wassereinlagerungen und Ödemen. Regt die Blasen- und Nierenfunktion an.
Sellerie ist gut für den Bewegungsapparat und hilfreich bei Rheumatismus, Arthritis und Gicht. Auf die Verdauung wirkt sie anregend, stärkend; reduziert Blähungen.
Verwendet werden die Samen, die Wurzel oder das ganze Kraut.

Giersch

– *Aegopodium podagrium*
Gewöhnlicher Giersch wirkt auf die Nieren und ist harntreibend. Gut bei Blasenentzündungen. Fördert die Ausscheidung von Giftstoffen mit dem Urin. Hilfreich bei Übersäuerungskrankheiten wie Rheuma und Gicht. Wirkt leicht abführend auf die Verdauung. Enthält die Vitamine A und C sowie die Mineralstoffe Kalium, Kalzium und Magnesium.
Die jungen Blätter verzehren oder eine Tinktur herstellen.

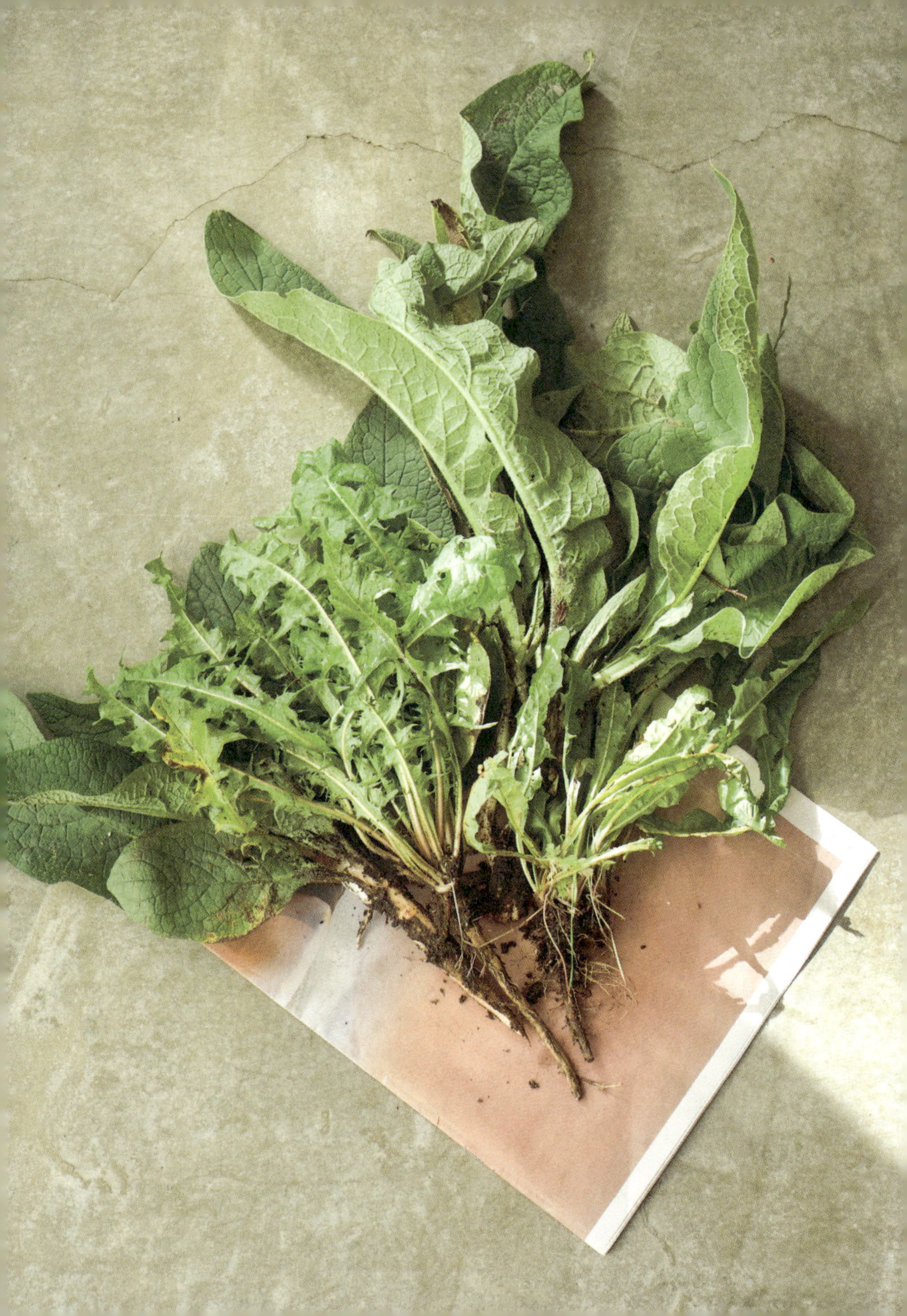

BEWEGUNGSAPPARAT

Der Bewegungsapparat umfasst die Muskeln, die Knochen und Gelenke. Um Muskelkater und Krämpfe zu vermeiden, müssen die Muskeln gut versorgt und trainiert sein. Mit Dehnübungen können Sie Ihre Muskeln flexibel halten. Wichtig ist auch, die Knochen stark zu halten und den Knochenabbau (Osteoporose) so lange wie möglich hinauszögern. Ferner gilt es, die Gelenke geschmeidig und frei von Entzündungen zu halten und Übersäuerung zu vermeiden, die zu Arthritis, Rheuma und Gicht führen kann. Tägliche Bewegung ist wichtig für die Gesundheit des Bewegungsapparats. Vitamin-D fördert den Knochenaufbau, und Magnesium hält die Muskeln geschmeidig.

Heilpflanzen für Muskeln, Knochen und Gelenke

Acker-Schachtelhalm, Arnika, Ingwer, Rosmarin, Beinwell, Selleriesamen, Hafer, Rotklee, Brennnessel, Hagebutten, Schafgarbe, Giersch

Im Detail:

Muskelschmerzen lassen sich durch Massagen mit Arnika- oder Hanföl lindern. Angenehm ist auch ein Bad mit einigen Tropfen ätherischem Arnikaöl.

Muskelkrämpfe sind oft ein Anzeichen für Magnesiummangel. Nehmen Sie Ingwer, Rosmarin und Wacholder ein, oder stellen Sie ein Magnesiumspray zur äußeren Anwendung her (siehe Seite 214).

Knochenbrüche heilen schneller, wenn man den Bereich mit Beinwellsalbe einreibt. Auch Aufgüsse mit Acker-Schachtelhalm und Hafer fördern den Heilungsprozess.

Osteoporose lässt sich mit Aufgüssen von Acker-Schachtelhalm, Brennnessel, Hafer und Rotklee vorbeugen.

Gelenkschmerzen, Gelenkentzündungen, Rheuma und Arthritis: Lebensmittel meiden, die Entzündungsprozesse begünstigen, vor allem Zucker, Weißmehlprodukte, Alkohol und Kaffee. Viel Obst und Gemüse essen, vor allem grünes Blattgemüse. Ausreichend Wasser trinken. Entzündungshemmend wirken Mädesüß und Kurkuma. Hilfreich sind auch Aufgüsse mit Rotklee, Brennnessel, Schafgarbe und Hagebutte sowie täglich ein Aufguss aus Selleriesamen.

Achtung: Bei starken oder anhaltenden Beschwerden immer einen Arzt aufsuchen!

ACKER-SCHACHTELHALM

(Equisetum arvense)

Familie: Equisetaceae (Schachtelhalmgewächse)

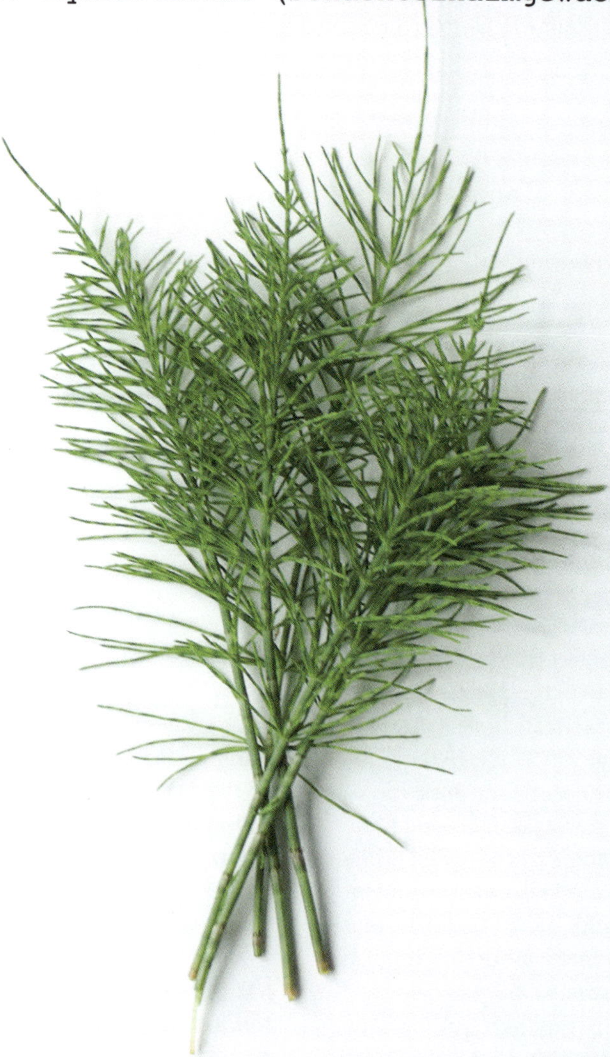

Acker-Schachtelhalm ist im Garten äußerst unbeliebt, aber die Heilpflanze findet man zum Glück auch in der freien Natur. Wer ihn im Garten hat, sollte ihn nutzen, denn er ist sehr mineralstoffreich und kräftigend. Ernten Sie nur von unbelastetem Boden, da Acker-Schachtelhalm Gifte aus dem Erdreich aufnimmt. Der Acker-Schachtelhalm ist eine prähistorische Sporenpflanze, die bereits im Karbon vorkam.

Gut für

Bewegungsapparat: Stärkt Bindegewebe, Skelett, Knorpel, Sehnen, Bänder, Haut, Haare, Zähne und Nägel. Wirkt entspannend und lindert Gelenkschmerzen, Wirbelsäulenbeschwerden, Osteoporose, Rheuma, Gicht und Arthritis.
Immunsystem: Mineralienreich, daher allgemein stärkend, aufbauend, blutreinigend und abwehrsteigernd. Stärkt die Organe und fördert die Erholung nach Krankheit und Entbindung.
Harnwege: Mild diuretisch, fördert die Ausscheidung von Harnsäure. Bei schwacher Blasen- und Nierenfunktion. Beugt Blasensteinen vor. Bei Blasenentzündung oder Bettnässen durch Blasenschwäche.
Atemwege: Zum Gurgeln/Spülen bei Entzündungen der Mundschleimhaut, Aphthen, Zahnfleisch-, Mandel- und Halsentzündungen.
Äußerlich: Bei langsam heilenden Wunden, Hämorrhoiden und Blutergüssen.

Verwendung

Tinktur: Frische, grüne Triebe im Frühsommer ernten.
Aufguss: Für Aufguss und Salbe die ganze Pflanze ernten, vorzugsweise reife, feste Triebe, die viel Kieselsäure enthalten. Acker-Schachtelhalm kann auch gekocht werden, um Kieselsäure zu extrahieren. Mit Wasser verdünnen oder mit Honig süßen.
Achtung: Es gibt mehrere giftige Schachtelhalmarten, eine davon ist der Sumpf-Schachtelhalm (*E. palustre*). Nur der Acker-Schachtelhalm kann als Heilpflanze verwendet werden. Sammeln Sie ihn nur, wenn Sie ihn zweifelsfrei erkennen. Er bildet zuerst einen kahlen Blütenstand, der dann verschwindet, bevor sich der »Pferdeschwanz« bildet. Bei anderen Schachtelhalmarten befindet sich der Blütenstand an der Spitze des Pferdeschwanzes. Schauen Sie sich vor dem Sammeln Bilder im Internet an.

Wirksame Inhaltsstoffe

Mineralstoffe wie Silizium, Kalzium, Kalium, Mangan, Magnesium, Natrium und Eisen, Flavonoide, Saponine, Gerbstoffe, Vitamin B1, B2, B3 und C, Bitterstoffe, organische Säuren, ätherisches Öl, Alkaloide

MAGNESIUMSPRAY GEGEN MUSKELSCHMERZEN

Muskelkrämpfe sind oft ein Anzeichen für Magnesiummangel. Magnesium ist ein Mineral, das auch über die Haut aufgenommen werden kann.

10 g Magnesiumchlorid (Pulver oder Flocken)
50 Tropfen Arnikatinktur
250 ml kochendes Wasser

Das Magnesiumchlorid mit dem Wasser übergießen und rühren, bis es aufgelöst ist. Abkühlen lassen und die Arnikatinktur unterrühren. In eine Sprühflasche füllen und exakt beschriften. Haltbarkeit: Mindestens 6 Monate.

ROSMARINBAD MIT MAGNESIUM

Rosmarin regt die Durchblutung an. Dieses Bad ist ideal bei kalten Händen oder Füßen im Winter.

15 g Magnesiumchlorid (Pulver oder Flocken)
1 Stängel Rosmarin
500 ml kochendes Wasser

Magnesiumchlorid und Rosmarin in eine kleine Wanne geben und mit kochendem Wasser bedecken. Mindestens 10 Minuten zum Abkühlen stehen lassen. Bei Bedarf mehr warmes Wasser zugießen. Die Hände oder Füße 15 Minuten darin baden.

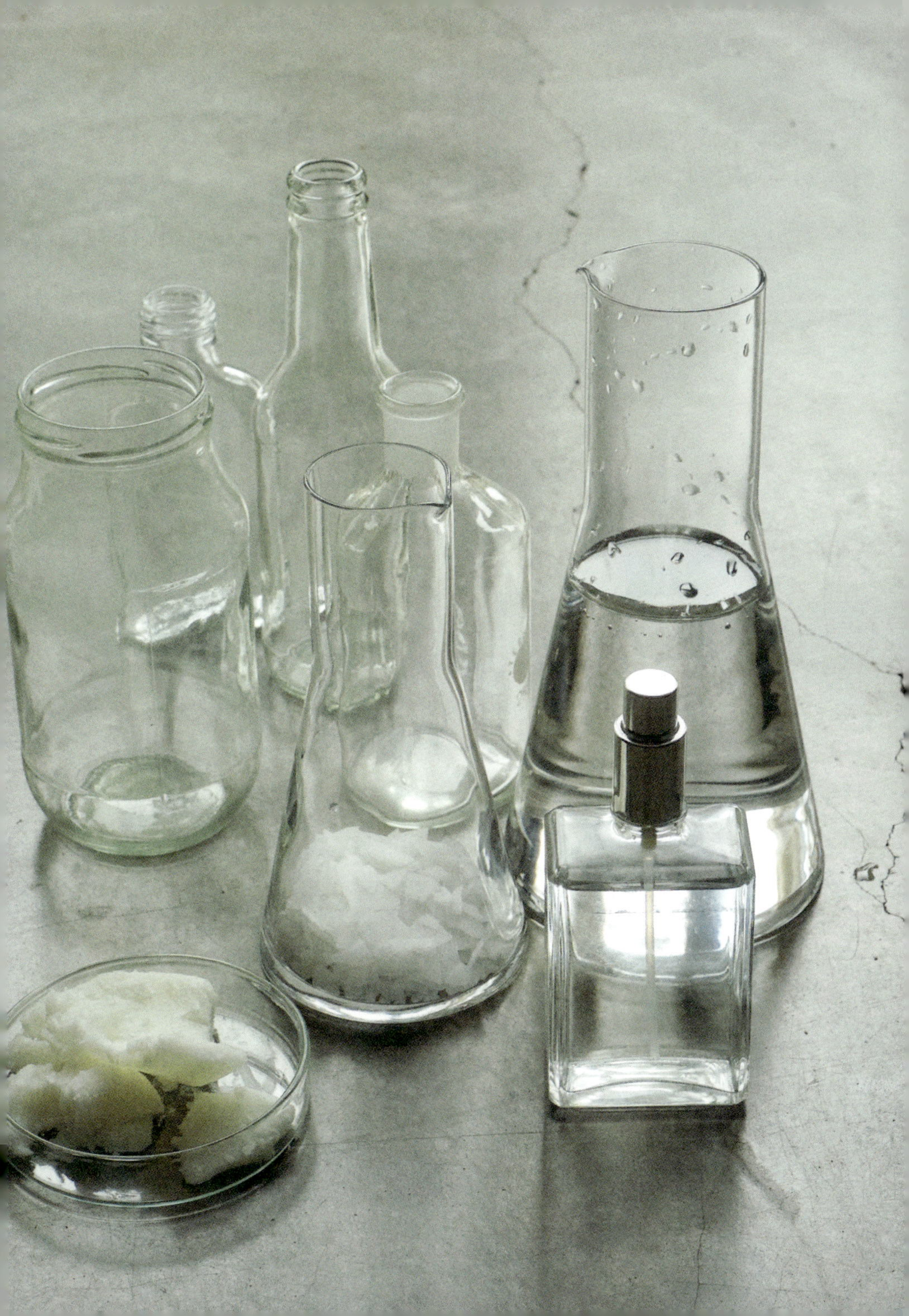

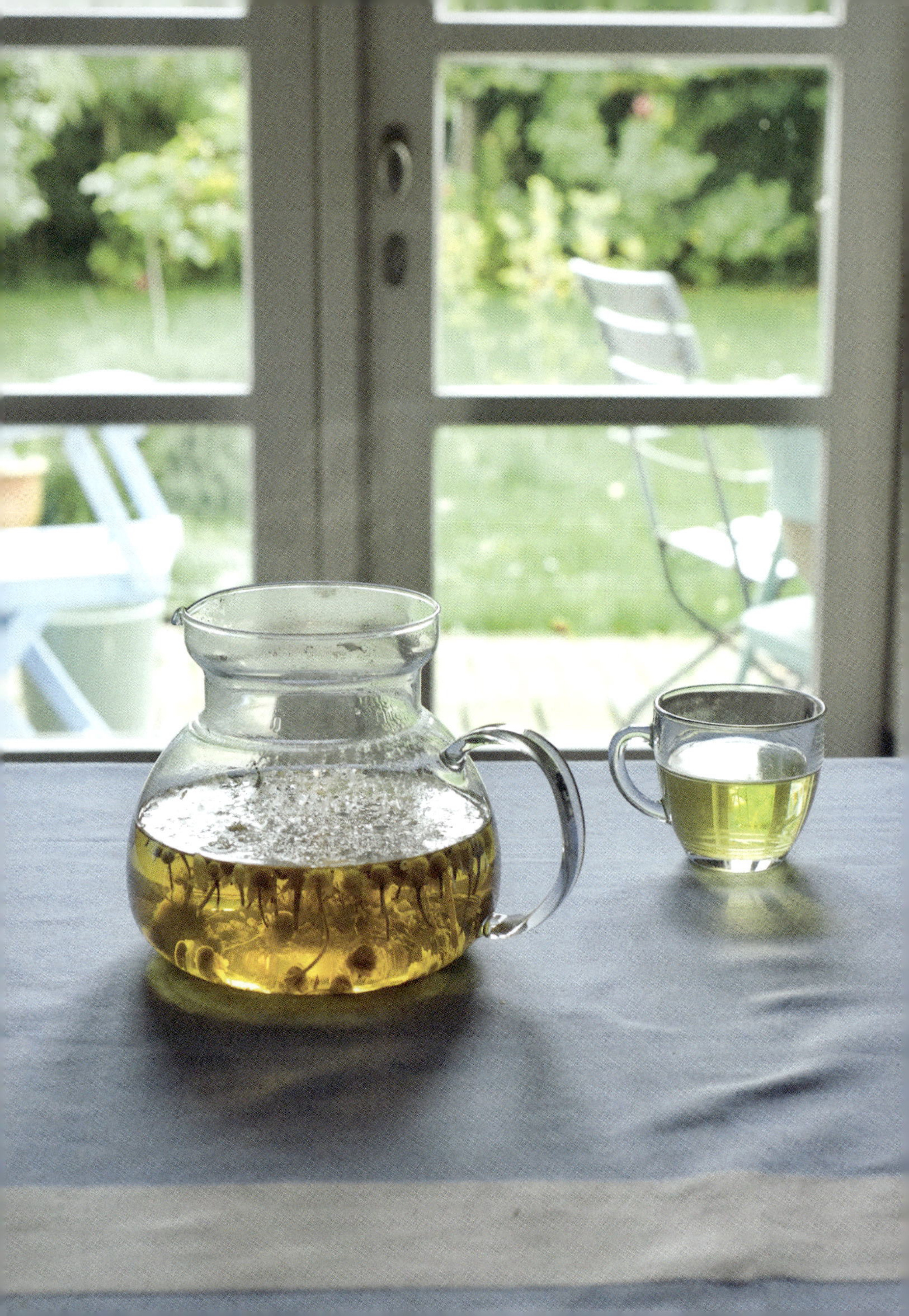

FRAUENGESUNDHEIT: FORTPFLANZUNGSORGANE, HORMONE, MENSTRUATION, WECHSELJAHRE

Die Funktion der weiblichen Fortpflanzungsorgane – Gebärmutter, Eileiter und Eierstöcke – wird durch Hormone gesteuert. Am weiblichen Hormonhaushalt sind aber nicht nur weibliche Hormone beteiligt, sondern auch männliche. Sie sind nötig, um den Zyklus zu regulieren und Beschwerden wie PMS in Grenzen zu halten. Die Schwangerschaft geht mit starken Veränderungen des Hormonhaushalts einher. Auch typische Probleme der Wechseljahre, etwa Hitzewallungen, Schlaflosigkeit und Stimmungsschwankungen, haben mit dem Hormonhaushalt zu tun, der sich durch die richtigen Heilpflanzen positiv beeinflussen lässt.

Geeignete Heilpflanzen

Frauenmantel, Herzgespann, Nachtkerze, Königskerze, Schafgarbe, Hirtentäschel, Braunelle, Himbeerblätter, Majoran, Rosmarin, Rotklee, Hopfen, Soja, Ginseng, Mönchspfeffer, Kamille, Linde, Arnika

Im Detail:

Menstruationsschmerzen: Kamille, Linde und Arnika wirken entspannend. Bei starker Blutung sollte zuerst ein Arzt abklären, ob körperliche Probleme vorliegen (z. B. Myome oder Endometriose). Ist das nicht der Fall, können Frauenmantel, Schafgarbe, Hirtentäschel, Braunelle oder Himbeerblätter eingesetzt werden.

Schwache Menstruation: Anregend wirken Schafgarbe, Majoran und Rosmarin.

Kinderwunsch: Frauenmantel und Himbeerblätter.

Hormonschwankungen: Mönchspfeffer

Wehen sanfter verlaufen lassen: In den letzten zwei Wochen vor dem errechneten Termin Himbeerblättertee trinken.

Regeneration nach der Entbindung: Kamille, Frauenmantel und Schafgarbe

Prolaps und Blasenschwäche: Frauenmantel

Schwangerschaftsübelkeit: Täglich Ingwer und Minze einnehmen. Auch Schwarznessel kann helfen.
Wechseljahrsbeschwerden: Wenn die Östrogenproduktion nachlässt, kann Rotklee mit seinen Phytoöstrogenen helfen.
Sonstige Wechseljahrsbeschwerden: Herzgespann, Königskerze, Salbei, Rotklee, Hopfen, Soja und Ginseng

Suchen Sie immer zuerst einen Arzt auf, wenn Sie an starken oder ausbleibenden Blutungen, starkem Ausfluss oder Schmerzen leiden oder nicht schwanger werden können.

Während der Schwangerschaft sollten Sie Pflanzen, die eine anregende oder aufbauende Wirkung auf die Gebärmutter haben, strikt meiden. Dazu gehören Schafgarbe, Beifuß (und der mit ihm verwandte Wermut), Fenchel und Anis. Meiden Sie auch Heilpflanzen, die auf den Blutdruck wirken. Während der Schwangerschaft wird von folgenden Heilpflanzen **abgeraten**: Meerträubel (*Ephedra*), Aloe vera (innerlich, wegen der *Anthrachinone*), Sassafras, Chinesische Engelswurzel (Dong Quai/*Radix Angelicae sinensis*), Kava, Wermut, Fenchel, Anis, frischer Borretsch, Huflattich, Beinwell, Rainfarn.
Auch Ashwaganda, Berberitze, Ginseng, Alant, Mutterkraut, Gotu Kola, Wacholder, Süßholz, Beifuß, Salbei, Schisandra, Johanniskraut, Thymian, Kurkuma, Schafgarbe und Heil-Ziest werden nicht empfohlen.

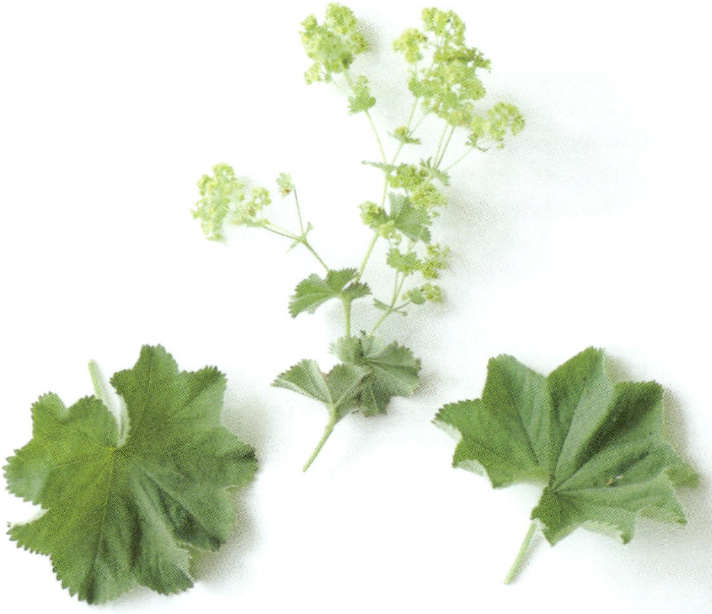

Frauenmantel

FRAUENMANTEL

(*Alchemilla mollis* und *A. vulgaris*)

Familie: Rosaceae (Rosengewächse)

Alte Namen wie Milchkraut oder Frauentrost lassen ahnen, dass der Frauenmantel schon seit Jahrhunderten als Heilpflanze für die Frauengesundheit eingesetzt wird. Tatsächlich wirkt die hübsche gelbgrüne Pflanze positiv auf die weiblichen Fortpflanzungsorgane. Tau- und Regentopfen sammeln sich wie Perlen auf den leicht behaarten Blättern. Als Heilpflanze wird hauptsächlich die Art *Alchemilla mollis* verwendet.

Gut für

Weibliche Fortpflanzungsorgane: Wirkt auf die Hypophyse und kann dadurch je nach Bedarf anregen oder beruhigen. Bei zu starker oder nur schwacher Menstruation, bei Menstruationsschmerzen, PMS oder Wechseljahrsbeschwerden. Kräftigt die Gebärmutter und bereitet sie auf eine Schwangerschaft vor. Bei Entzündungen der Gebärmutter oder der Eierstöcke. Bei Ausfluss, Prolaps und Blasenschwäche.

Verbessert die Aufnahme von Kalzium und beugt somit Osteoporose vor. Nicht während der Schwangerschaft einnehmen – allenfalls in der letzten Woche zur Förderung einer reibungslosen Geburt. Nach der Entbindung zur Erholung. Vorsicht in Kombination mit der Antibabypille, denn Frauenmantel kann den Zyklus beeinflussen.

Verdauung: Regt die Gallen- und Lebertätigkeit an. Beruhigt Leber und Bauchspeicheldrüse.

Haut: Beruhigend, glättend und heilend. Bei unreiner Haut, Geschwüren, langsam heilenden Wunden, Hämorrhoiden und Nähten nach der Entbindung. Äußerlich für Sitzbäder oder Umschläge.

Verwendung

Ganzes blühendes Kraut und Wurzel

Tinktur: Den fleischigen Teil der Wurzel möglichst im Frühjahr ernten.

Aufguss: Ganzes blühendes Kraut pflücken, wenn der Tau getrocknet ist.

Wirksame Inhaltsstoffe

Gerbstoffe, Flavonoide, organische Säuren (Salicylsäure), Bitterstoffe, ätherisches Öl, Phytosterole, Saponine, Vitamin C, Betakarotin, Kalzium, Phosphor, Magnesium

ROTKLEE

(Trifolium pratense)

Familie: Fabaceae (Schmetterlingsblütler)

Rotklee (auch: Wiesenklee) ist sehr verbreitet, doch trotzdem eine sehr wertvolle Pflanze, denn er enthält Proteine, Mineralien und Phytoöstrogene. Er wirkt positiv auf den Hormonhaushalt und auf die Atemwege.

Gut für

Hormonhaushalt: Ergänzend bei Absinken des Östrogenspiegels in den Wechseljahren, bei Hitzewallungen, Nachtschweiß, Reizbarkeit und Stimmungsschwankungen. Beugt Osteoporose (Knochenabbau) vor und regt die Neubildung von Knochenmasse an.

Blut und Gefäße: Cholesterinsenkend und blutverdünnend. Verbessert die Elastizität der Gefäße.

Haut und Schleimhäute: Beruhigend und entzündungshemmend. Bei Ekzemen, Psoriasis und Akne, auch bei Entzündung der Darmschleimhaut.

Atemwege: Entkrampfend und schleimlösend. Bei Husten und Keuchhusten, Bronchitis und Kurzatmigkeit.

Verwendung

Blätter und Blüten

Tinktur: Blätter und Blüten

Aufguss: Blüten, eventuell mit daran wachsenden einzelnen Blättern

Wirksame Inhaltsstoffe

Phytoöstrogene, Isoflavone, Gerbstoffe, Salicylsäure, Cumarin, Mineralstoffe wie Kalzium, Phosphor, Selen, Magnesium und Kupfer, Betakarotin, Cholin, Vitamin B1, B2, B3 und C, Saponine, ätherisches Öl, Harz

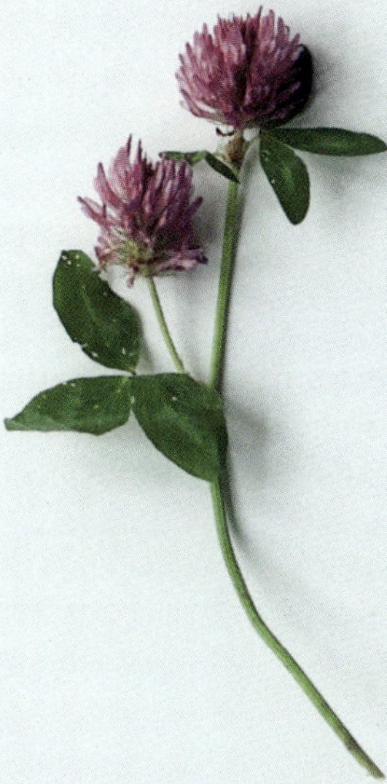

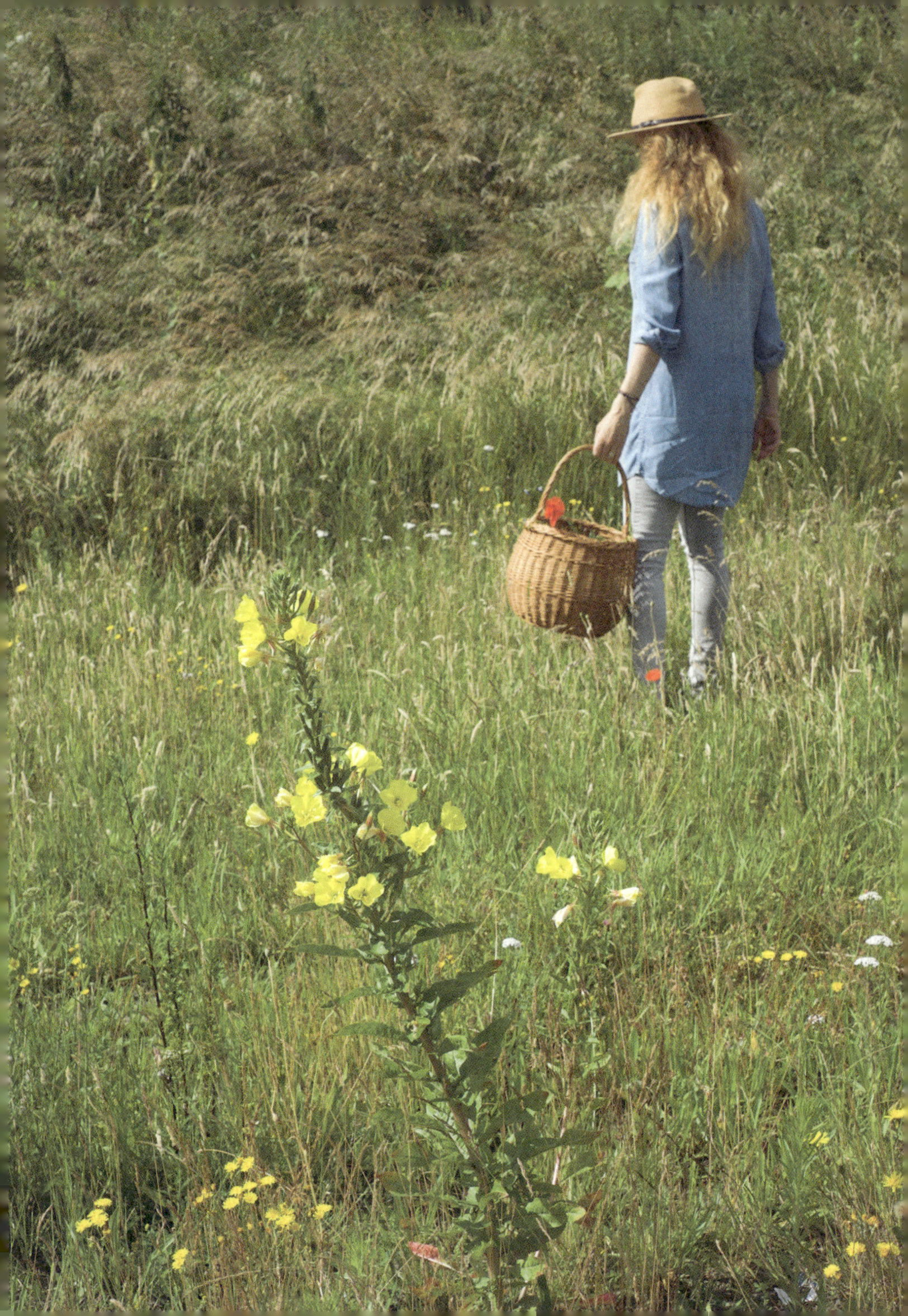

NACHTKERZE

(Oenothera biennis)

Familie: Onagraceae (Nachtkerzengewächse)

Die attraktive, stattliche Pflanze trägt gelbe Blüten, die sich erst am Abend öffnen – daher der Name. Das aus ihr gewonnene Öl enthält viele Omega-3-Fettsäuren und stabilisiert das hormonelle Gleichgewicht.

Gut für

Hormonhaushalt: Sorgt für hormonelles Gleichgewicht. Fördert die Menstruation. Bei PMS (besonders schmerzhafte Brüste und Flüssigkeitsansammlung im Gesicht und in den Gliedmaßen, Gewichtszunahme, Rückenschmerzen, Krämpfe, Kopfschmerzen). Auch bei unregelmäßiger und ausbleibender Menstruation.

Haut: Fördert Elastizität, Nährstoff- und Feuchtigkeitsaufnahme der Haut sowie Talgproduktion und Regeneration des Haares. Bei trockenem Haar, vorzeitiger Hautalterung, Akne, brüchigen Nägeln und Haaren.

Blut und Gefäße: Blutverdünnend, gerinnungshemmend, blutdrucksenkend und gefäßerweiternd.

Immunsystem: Reguliert das Immunsystem, stimuliert u.a. die Thymusdrüse. Entzündungshemmend, schmerzlindernd und antiallergisch. Unterstützend bei rheumatoider Arthritis, Fibromyalgie und Entzündungen des Magen-Darm-Traktes.

Nervensystem: Fördert Ausgeglichenheit und kann hilfreich bei ADHS sein (besonders in Kombination mit Leinöl).

Sonstiges: Fördert die Tränen- und Speichelproduktion. Unterstützt die Funktion der Bauchspeicheldrüse. Gut für die Leber. Lindert Magengeschwüre. Bei Übergewicht und Ermüdung.

Verwendung

Die Samen, auch als Küchengewürz. Auch die Wurzel ist essbar. Nachtkerzenöl wird aus den Samen gepresst.

Wirksame Inhaltsstoffe

Omega-6-Fettsäuren (Samen), Beta-Sitosterin, Citrostadeniol, Eiweiß, Aminosäure, Ballaststoffe, Lecithin, Kalzium

HIMBEERE

(Rubus idaeus)

Familie: Rosaceae (Rosengewächse)

Die Früchte schmecken nicht nur köstlich, sie stecken voller Vitamin C und stärken das Immunsystem. Aber auch die Blätter und Knospen besitzen heilende Eigenschaften.

Gut für

Schwangerschaft: Stärkungsmittel für die Gebärmutter. Stärkt, entspannt, harmonisiert und fördert die Regeneration nach der Entbindung. Beugt Fehl- und Frühgeburten vor und bereitet die Gebärmutter auf die Geburt vor. Entwässernd bei Ödemen. Lindert Schwangerschaftsübelkeit und regt die Milchbildung an.

Hormone: Menstruationsfördernd, krampflösend, aufbauend. Bei PMS, Menstruationsschmerzen und starken Blutungen. Für Spülungen bei Ausfluss.

Verdauung: Adstringierend bei (chronischen) Durchfällen und Magenbeschwerden bei Kindern. Bei Krämpfen, Übelkeit, Verdauungsproblemen. Regt den Appetit an.

Atemwege: Zum Gurgeln bei Kehlkopfentzündung, Halsschmerzen, Mandelentzündung, Zahnfleischentzündung und Zahnfleischbluten.

Sonstiges: Kräftigend bei Erschöpfung und Blutarmut. Für Frühjahrskuren.

Äußerlich: Adstringierend und entzündungshemmend. Bei Wunden, Geschwüren und Lidrandentzündung.

Verwendung

Blätter, zur Zeit der Blüte und vor der Fruchtreifung ernten. Junge Knospen und Früchte. Aus Blättern und Knospen können Tinktur, Aufguss, Kaltwasserauszug und Absud hergestellt werden.

Wirksame Inhaltsstoffe

In Blättern und Knospen

Gerbstoffe, Flavonoide, organische Säuren, Glycoside, Vitamin C, Betakarotin, Vitamin B1, B2, Mineralien wie Eisen, Chrom, Magnesium, Mangan, Kalzium, Phosphor, Natrium

In den Früchten

Zucker, organische Säuren, Gerbstoffe, Pektin, Vitamin B1, B2, B3, B5, B6, B9 (Folsäure), C, Mineralstoffe wie Kalium, Schwefel, Kalzium, Phosphor, Eisen, Magnesium

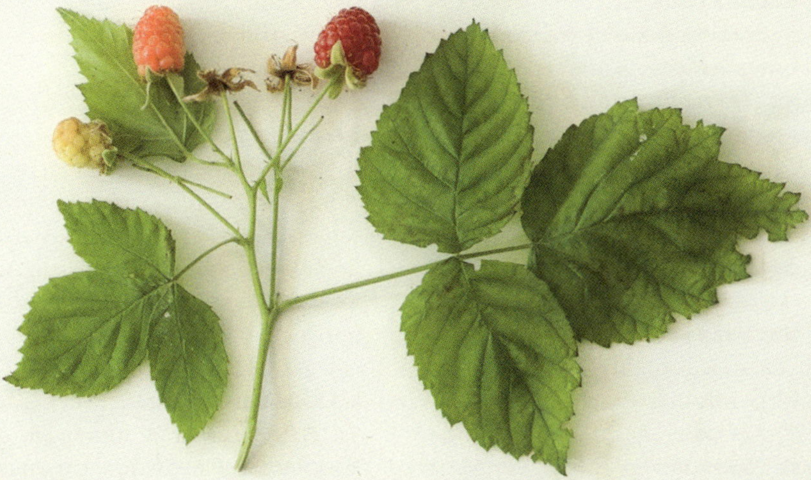

HOPFEN

(Humulus lupulus)

Familie: Cannabaceae (Hanfgewächse)

Für medizinische Anwendungen und Bier werden nur die weiblichen Blütenstände des Echten Hopfens verwendet. Sie sind zapfenförmig, haben einen schuppenartigen Aufbau und enthalten viele wirksame Inhaltsstoffe, darunter ein Harz mit den Hopfenbittersäuren Humulon und Lupulon.

Gut für

Hormonhaushalt: Hopfen enthält Phytoöstrogene, die bei sinkender Östrogenproduktion in der Menopause hilfreich sind. Lindert Beschwerden in den Wechseljahren und beugt Osteoporose vor. Hilft bei verminderter Libido der Frau – beim Mann allerdings wird die Libido gedämpft.

Nervensystem: Beruhigt bei Stress, Aufregung, Unruhe, Reizbarkeit und Anspannung. Erleichtert das Einschlafen.

Verdauung: Bei nervösem Magen, Appetitlosigkeit, Verdauungsbeschwerden, Blähungen, Krämpfen und Magenschleimhautentzündung.

Sonstiges: Stärkt die Infektabwehr, ist harn- und schweißtreibend.

Äußerlich: Antibakteriell, antiseptisch und adstringierend bei schlecht heilenden Wunden, Geschwüren an den Beinen, Abszessen, Ekzemen und Juckreiz. Schmerzlindernd bei Nervenschmerzen, Prellungen, Gicht, Arthrose und Arthritis.

Verwendung

Die weiblichen Blütenstände im August/September ernten und im Schatten trocknen. Tinktur oder Aufguss daraus herstellen oder äußerlich für Bäder und Umschläge verwenden.

Wirksame Inhaltsstoffe

Bitterstoffe, Polyphenole mit phytoöstrogenen Eigenschaften, Flavonoide, Gerbstoffe, ätherisches Öl, Phenolsäuren, B-Vitamine, Cholin, Kalium

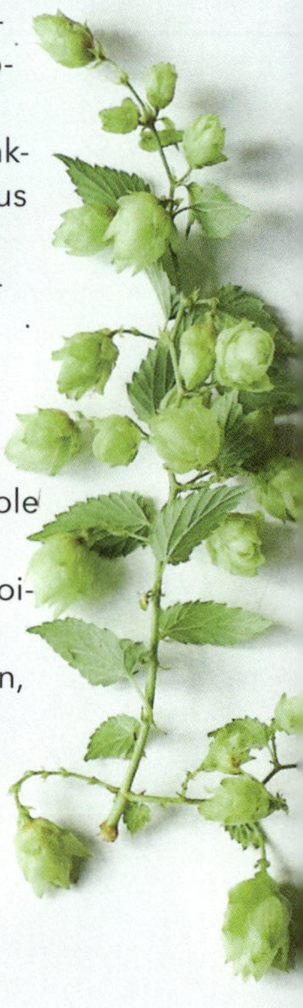

SOJA

(Glycine max)

Familie: Fabaceae (Schmetterlingsblütler)

An Soja scheiden sich die Geister. Die Sojabohne kann eine Lösung für das Problem der Welternährung darstellen, ist aber häufig gentechnisch verändert. Zudem enthält Soja manchmal schädliche Stoffe wie Aluminium. Weil es Phytoöstrogene enthält, wird es zur Behandlung von Wechseljahrsbeschwerden eingesetzt, oft in Kombination mit Hopfen. Ein Nachteil von Soja ist, dass es die Produktion bestimmter Stoffe im Körper hemmen und dadurch Knochen- und Schilddrüsenproblemen Vorschub leisten kann. Dies gilt nicht für fermentierte Sojaprodukte. Wer Sojaprodukte verwenden möchte, sollte das Kleingedruckte genau lesen, um genetisch veränderte Produkte zu meiden, und möglichst Bioqualität wählen.

Gut für

Hormonhaushalt: Wird wegen der östrogenähnlichen Wirkung bei Wechseljahrsbeschwerden eingesetzt.

Blut und Gefäße: Cholesterinsenkend und blutverdünnend. Verbessert die Elastizität der großen Blutgefäße.

Allergiehinweis: Gute Alternative bei Allergie gegen Kuhmilcheiweiß und Laktose.

Verwendung

Sojabohnenkerne, auch als Gemüse. Ergänzungspräparate in Pulver- und Kapselform sind erhältlich.

Wirksame Inhaltsstoffe

Proteine, Kohlenhydrate, Fette, Phytoöstrogene, Kalium, Phosphor, Magnesium, Kalzium, Eisen, Zink, Vitamin A, B1, B2, B3, B5, B9 (Folsäure), E und K

MÖNCHSPFEFFER

(Vitex agnus-castus)

Familie: Verbenaceae (Eisenkrautgewächse)

Mönchspfefferbeeren helfen, die Hormone Östrogen und Progesteron ins Gleichgewicht zu bringen.

Gut für

Hormonhaushalt: Bei hormonellen Störungen und Progesteronmangel, bei PMS, starker Menstruation, Endometriose, Myomen. Fördert die Menstruation, auch wenn sie bereits vorzeitig aufgehört hat. Bei Wechseljahrsbeschwerden wie Hitzewallungen und Schwindel. Erhöht die Chancen auf eine Schwangerschaft ab dem 40. Lebensjahr. Senkt bei Männern den Testosteronspiegel.

Verwendung

Die Beeren für Tinktur oder Extrakt.

Wirksame Inhaltsstoffe

Ätherische Öle, Glycoside, Flavonoide, Alkaloide

SCHWARZNESSEL

(Ballota nigra)

Familie: Lamiaceae (Lippenblütler)

Die auch Stink-Andorn genannte Pflanze riecht unangenehm, fördert aber die Menstruation.

Gut für

Nervensystem: Nervenstärkend, beruhigend und angstlindernd.
Hormonhaushalt: Regt die Menstruation an. Bei schmerzhafter oder ausbleibender Menstruation. Hemmt die Libido.
Sonstiges: Wirkt entkrampfend auf Verdauung und Atemwege.

Verwendung

Oberirdische Teile, eventuell mit blühenden Triebspitzen, für Tinktur oder Absud.

Wirksame Inhaltsstoffe

Glycoside, Kaffeesäure, Bitterstoffe, Flavonoide, ätherisches Öl, Saponine

KLEINE BRAUNELLE

(Prunella vulgaris)

Familie: Lamiaceae (Lippenblütler)

Die Kleine Braunelle ähnelt dem Gundermann und wirkt wie dieser wundheilend. Zudem hilft sie bei starker Menstruation. Ihr englischer Name Selfheal weist darauf hin, dass sie viele gute Heileigenschaften besitzt.

Gut für

Hormonhaushalt: Starke Menstruation und Wechseljahrsbeschwerden, z. B. Hitzewallungen.

Blut und Gefäße: Bei Krampfadern, Hämorrhoiden und Bluthochdruck.

Haut: Blutstillend bei Wunden und Schnittverletzungen. Ein frisches Blatt auf die Wunde legen.

Atemwege: Aphthen, Halsentzündung, Erkältung, Fieber

Nervensystem: Lindernd bei Ängsten und Anspannung, vor allem bei Kindern.

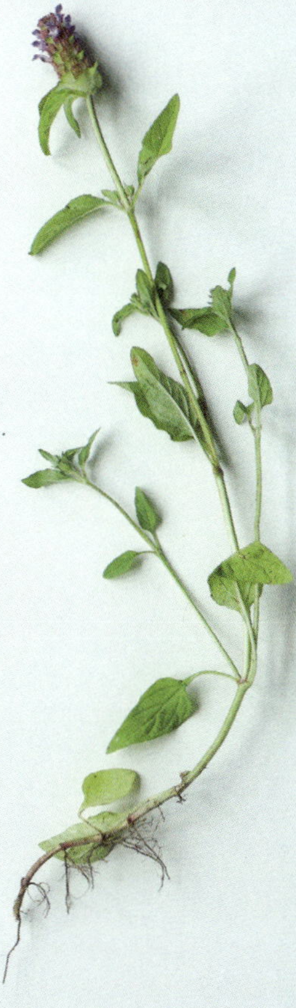

Verwendung

Blätter und Blüten für Tinktur, Aufguss, Öl oder Salbe.

Wirksame Inhaltsstoffe

Gerbstoffe, Flavonoide, Terpene, Triterpene, Bitterstoffe, Vitamin A und C, Saponine

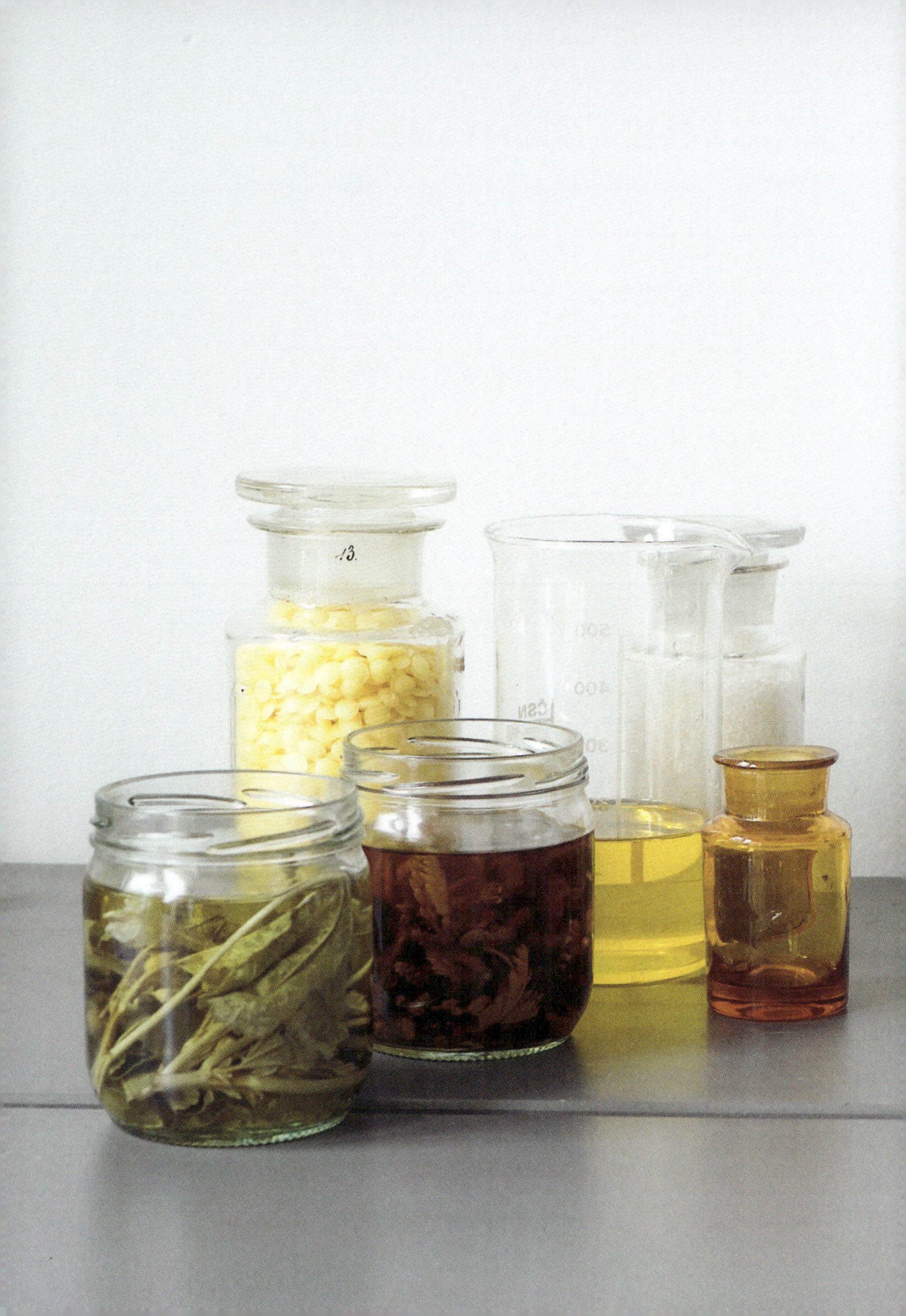
13.

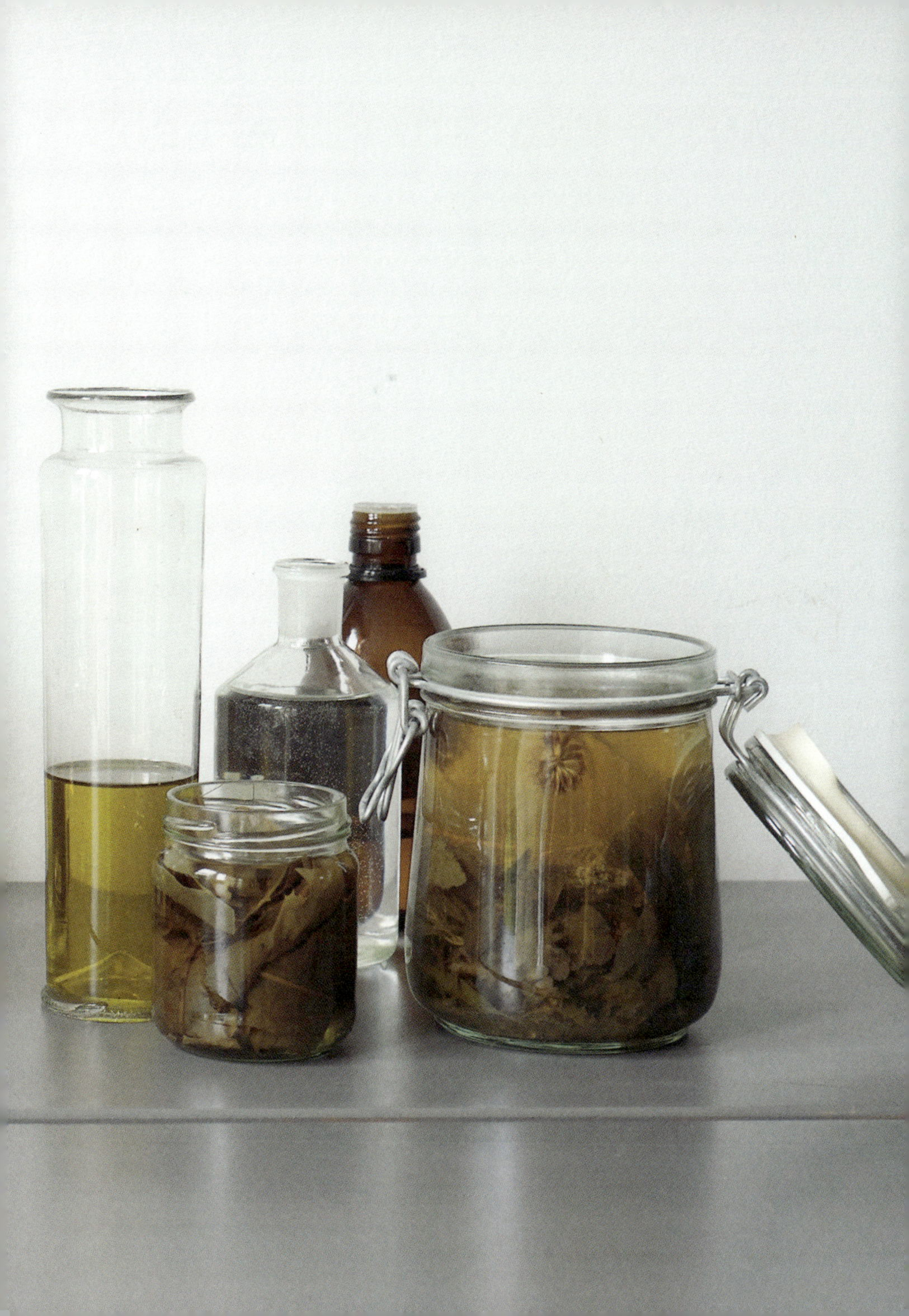

HAUT- UND KÖRPERPFLEGE

Wir wünschen uns eine schöne Haut, glänzende Haare, eine gesunde Kopfhaut und kräftige Nägel. Dafür sind aufbauende, sanfte Pflege- und Reinigungsprodukte gut geeignet. Und viele davon kann man mit natürlichen Zutaten selbst herstellen.

Heilpflanzen für Haut, Haare und Nägel:
Brennnessel, Acker-Schachtelhalm, Arnika, Ringelblume, Große Klette, Kletten-Labkraut, Vogelmiere, Löwenzahn, Echinacea, Rose, Schöllkraut, Aloe vera, Gänseblümchen, Wildes Stiefmütterchen, Zaubernuss, Birke, Lavendel, Rosmarin

Im Detail:

Haut und Haare: Brennnesseltee ist nicht nur ein gesundes Getränk, sondern auch eine kräftigende Haarspülung.

Hautreinigung: Kletten-Labkraut, Schafgarbe

Pickel: Brennnesseltee trinken. Äußerlich Aloe vera anwenden.

Gereizte Haut: Innerliche Anwendung: Ringelblume, Große Klette, Kletten-Labkraut, Vogelmiere, Löwenzahn, Echinacea
Äußerliche Anwendung: Aloe vera, Zaubernuss, Lavendel, Ringelblume, Schafgarbe, Kamille. Als Spray, als Spülung oder zum Betupfen.

Kopfhaut: Kokosöl hält sie gesund, Rosmarin fördert die Durchblutung.

Haarausfall: Große Klette verwenden, B-Vitamine und Salicin einnehmen. Regelmäßig mit Acker-Schachtelhalm-Aufguss spülen.

Schuppen: Mit Birkenaufguss spülen.

Spröde Nägel: Acker-Schachtelhalm-Aufguss trinken (auch gut für die Knochen).

Brennende, schmerzende Augen: Die Augen mit abgekühltem Kornblumentee spülen.

Augenentzündung: Mit Kamillentee spülen.

Nagelpilz: Behandeln mit ätherischem Teebaumöl in Bienenwachs oder Kamillenöl. Die erfolgreiche Behandlung kann Jahre dauern.

Warzen: Mit dem Milchsaft von Schöllkraut oder Löwenzahn betupfen.

Schwimmerekzem: Eine Salbe aus Birke mit Acker-Schachtelhalm und Teebaumöl herstellen.

Kräftige Nägel und Haare: Kalziumreiche Pflanzen wie Brennnessel, Vogelmiere, Rotklee, Beinwell, Himbeerblätter, Hafer, Acker-Schachtelhalm verwenden.

Zähne: Zur Reinigung zwischendurch ein Stück Süßholzwurzel kauen.

Ernstere Hautprobleme

Ekzeme (chronische Entzündung der Haut mit Rötung und Schuppung): Birke reinigt und heilt Ekzeme und Psoriasis (auch bei schlecht heilenden Wunden, Wundrose, offenen Beinen, Windelausschlag). Ein trockenes Ekzem ist schuppig. Empfohlen werden Heilkräuter zur Anregung der Leber und der Nieren, beispielsweise Odermennig, Ringelblume, Johanniskraut und Wildes Stiefmütterchen. Die Haut regelmäßig einfetten.

Bei nässenden Ekzemen bilden sich Blasen auf der Haut. In diesem Fall ist es wichtig, viel zu trinken und die Nieren anzuregen. Geeignet sind Birke, Wildes Stiefmütterchen und Acker-Schachtelhalm. Die Haut trocken halten.

Akne: Die Hauterkrankung mit Pickeln und Entzündungen der Haut tritt häufig in der Pubertät auf, kann aber auch durch andere hormonelle Schwankungen verursacht werden (Menstruation, Schwangerschaft, Wechseljahre) oder andere Hintergründe haben, etwa Stress, starke Emotionen, schlechte Ernährung, Veranlagung. Hormonelle Schwankungen regen die Aktivität der Talgdrüsen an. Wichtig ist, sich gesund zu ernähren, viel Obst und Gemüse zu sich zu nehmen und ausreichend zu trinken. Geeignete Heilpflanzen sind Wildes Stiefmütterchen, Ringelblume, Löwenzahn sowie zur Reinigung Brennnessel.

Achtung: Bei starken oder anhaltenden Beschwerden immer einen Arzt aufsuchen!

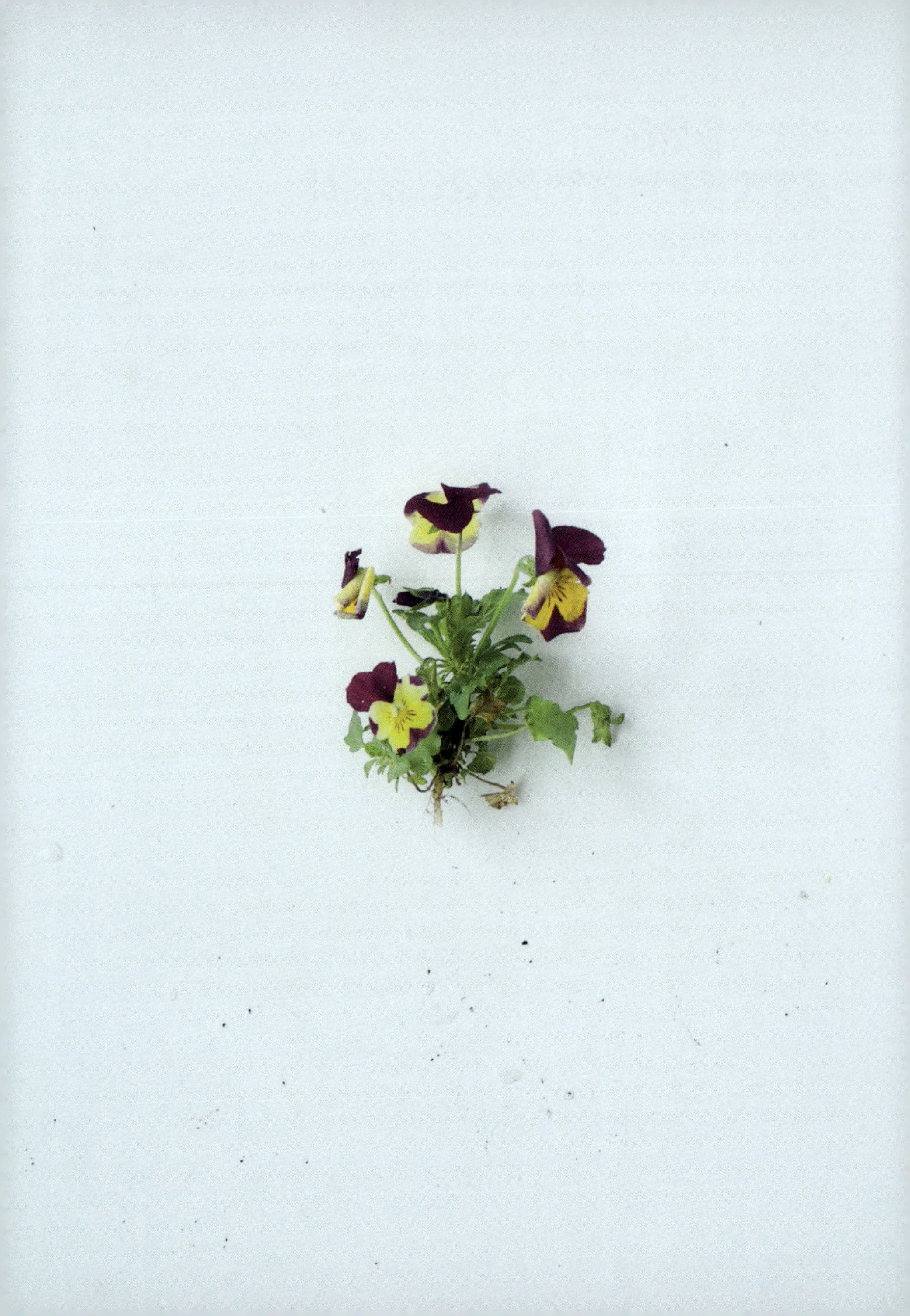

WILDES STIEFMÜTTERCHEN

(Viola tricolor)

Familie: Violaceae (Veilchengewächse)

Das Wilde Stiefmütterchen beruhigt die Haut und beugt Entzündungen vor.

Gut für

Haut: Bei chronischen, schuppenden Hauterkrankungen, wie beispielsweise Psoriasis. Bei Ekzemen, Wurmbefall, Windelausschlag, fettiger Haut, Akne, Mitessern und Pickeln. Bei juckenden Hautbeschwerden. Für Kompressen und Spülungen verwenden und als Aufguss trinken.
Immunsystem: Stärkend, als Frühjahrskur.
Harnwege: Hilfreich bei Blasen- und Nierenentzündung, kleinen Nierensteinen, Prostatitis, rheumatischen Beschwerden und Gicht. Auch bei Ödemen.

Verwendung

Das ganze blühende Kraut zur Blütezeit ernten und für Tinktur oder Aufgüsse verwenden.

Wirksame Inhaltsstoffe

Schleimstoffe, Flavonoide, Anthocyane, Salicylsäure, Phenolsäuren, Vitamin C, E und K, Mineralstoffe, Gerbstoffe

Zur Pflege der Haut können Sie eine einfache Creme auf Wasserbasis selbst herstellen.

BASISCREME

Ergibt etwa 250 g

70 ml Biomandelöl, Sonnenblumenöl, Jojobaöl* oder ein anderes Öl nach Wahl
20 g Emulgator (zum Mischen von Wasser und Öl, z. B. 4 g Cetylalkohol und 16 g Lamecreme oder Cetylalkohol mit Temulgator)
170 ml destilliertes Wasser (alternativ Hamamelishydrolat)
20 Tropfen ätherisches Lavendelöl oder ein anderes ätherisches Öl Ihrer Wahl
einen oder mehrere Tiegel

Das Öl im Wasserbad erwärmen. Den Emulgator zugeben und vorsichtig rühren, bis er aufgelöst ist. In der Zwischenzeit das Wasser langsam erwärmen. Es ist wichtig, dass Wasser und Ölmischung dieselbe Temperatur haben.
Das heiße Wasser zur heißen Ölmischung geben und mit einem Spatel oder Schneebesen gleichmäßig verrühren. Das kann einige Minuten dauern. Nach Belieben ätherisches Öl unterrühren. Die Creme in Tiegel füllen und vollständig erkalten lassen. Dann den Deckel schießen und den Tiegel exakt beschriften.
Tiegel und alle Utensilien müssen peinlich sauber sein, damit die Creme nicht schimmelt. Sie können aber auch ein Konservierungsmittel hinzufügen (z. B. Rokonsal).

* Wer möchte, legt einige Tage vorher frische Kamille, Ringelblume oder Schafgarbe in das Öl ein und verwendet dann dieses Kräuteröl für die Creme.

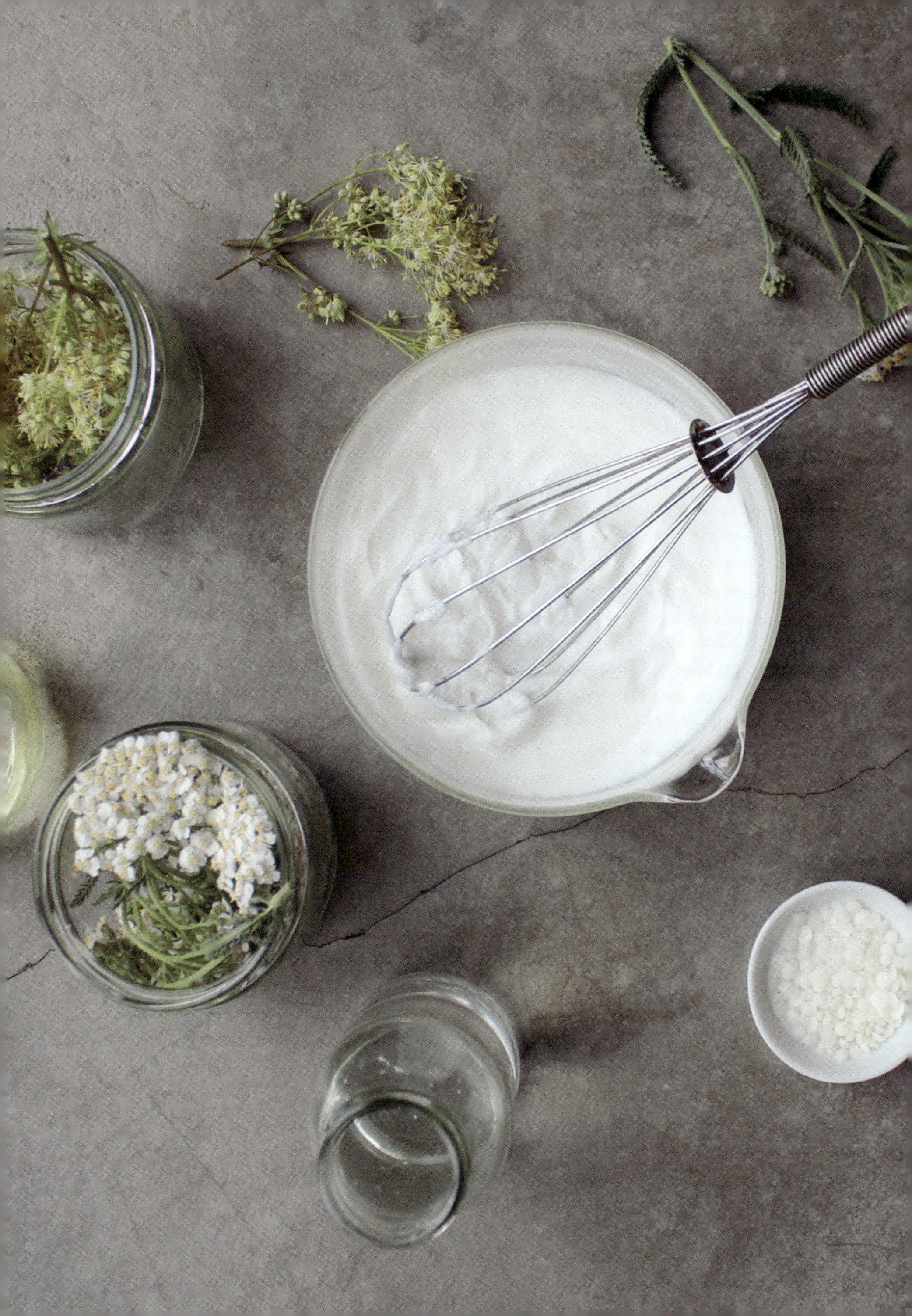

BERUHIGENDE, KÜHLENDE CREME MIT ALOE VERA, KAMILLE UND SCHAFGARBE

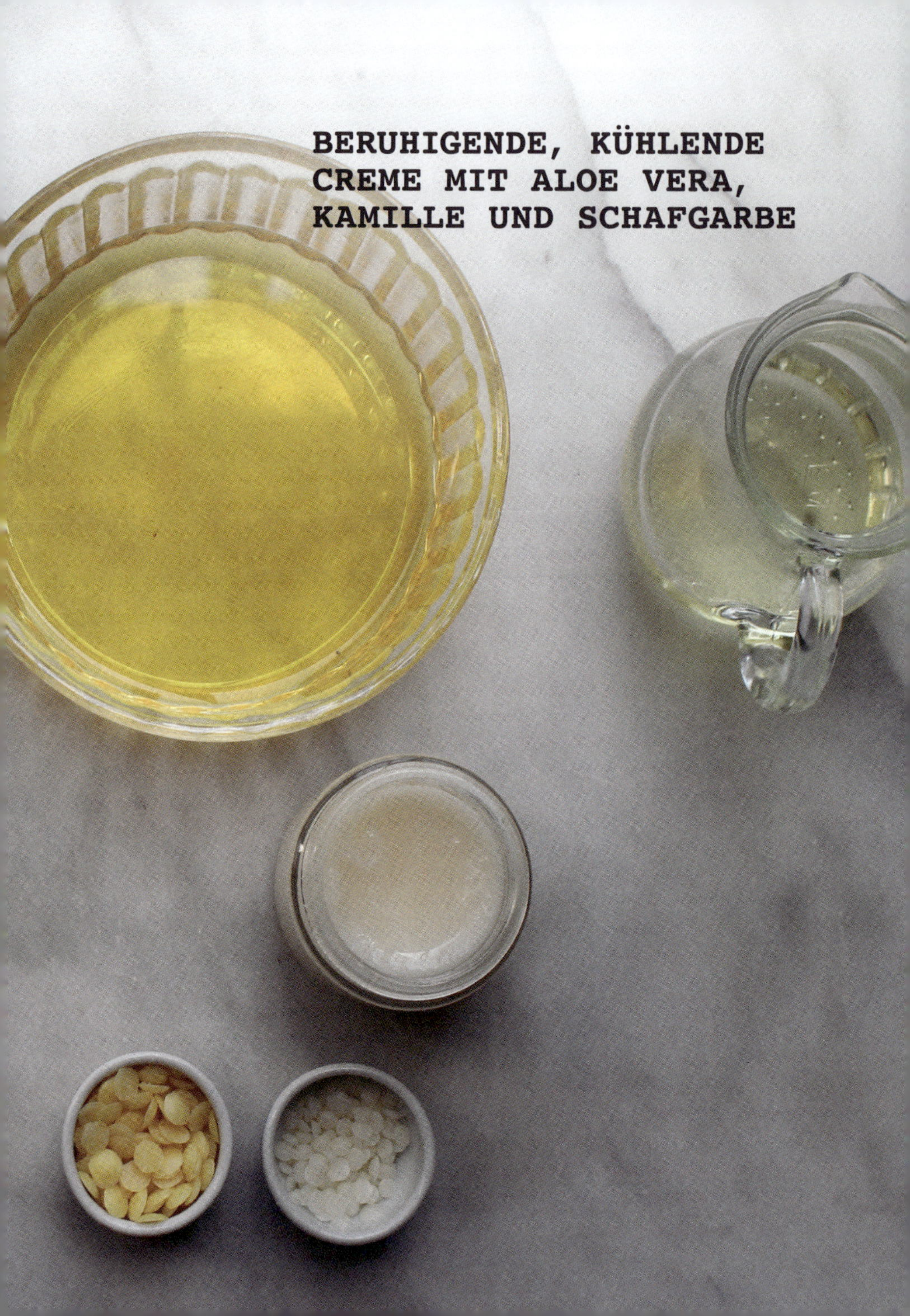

100 ml Kamillenaufguss
50 ml Kamillentinktur
50 ml Aloe-vera-Gel aus der Tube
40 ml Schafgarbenöl
10 g Bienenwachs
20 g Emulgator nach Wahl
Nach Belieben: 20 Tropfen ätherisches Öl, 5 Tropfen Vitamin-E-Öl und 1 EL Hamamelishydrolat
Nach Belieben: Konservierungsmittel (nicht notwendig, verlängert aber die Haltbarkeit der Creme)

Kamillenaufguss:
Ein sauberes Gefäß mit Kamillenblüten (frisch oder getrocknet) füllen. Mit frisch aufgekochtem Wasser übergießen. 10 Minuten ziehen lassen, dann abseihen.

Kamillentinktur:
Ein Gefäß mit Kamillenblüten füllen, mit hochwertigem Wodka übergießen und 6 Wochen stehen lassen. Zwischendurch gelegentlich schütteln. Nach 6 Wochen die Tinktur abseihen.

Schafgarbenöl:
Ein sauberes Gefäß mit Schafgarbe füllen und mit hochwertigem Öl bedecken. 48 Stunden im warmen Wasserbad ziehen lassen. Nicht kochen und den Herd über Nacht abstellen. Alternativ das Gefäß mit einem Stück Seihtuch bedecken und etwa 4 Wochen stehen lassen, dabei jeden zweiten Tag umrühren. Abseihen.

Creme:
Öl und Bienenwachs in einer Schüssel im Wasserbad erwärmen. Sobald das Wachs geschmolzen ist, den Emulgator zufügen. Inzwischen in einem anderen Topf Kamillenaufguss, -tinktur und Aloe-vera-Gel erwärmen. Beide Flüssigkeiten sollten etwa dieselbe Temperatur haben. Die Kamillenmischung langsam in die Ölmischung rühren, bis eine homogene Creme entstanden ist. Nun nach Belieben ätherisches Öl, Vitamin-E-Öl oder Hydrolat unterrühren. In Tiegel füllen und vollständig erkalten lassen. Den Tiegel verschließen und exakt beschriften.

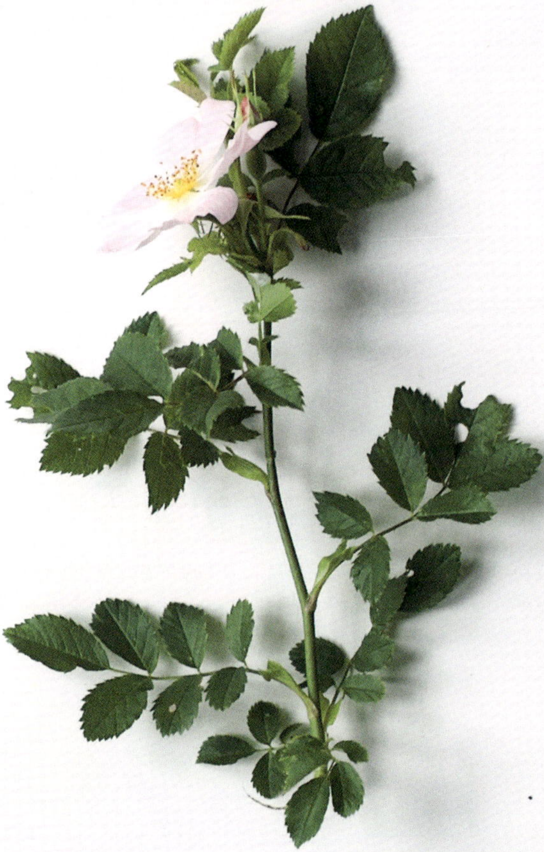

ROSE

(*Rosa canina*)

Um die Hagebutte und ihre Rolle als Antioxidans aufgrund ihres hohen Vitamin-C-Gehalts ging es schon auf Seite 66. Die Hunds-Rose wächst oft als Heckenrose und trägt große, runde Hagebutten. Ihre Blütenblätter werden oft für Hautpflegeprodukte verwendet, weil sie adstringierend, blutstillend und wundheilend wirken. Und sie duften ganz wunderbar.

ROSENWASSER MIT HAMAMELIS

Herrlich zur Reinigung der Haut.

ca. 20 g Rosenblütenblätter (bis das gewählte Gefäß voll ist)
100 ml frisch abgekochtes Wasser
einige Tropfen Hamamelishydrolat
sauberes Glas mit Schraubdeckel

Das Glas mit Blütenblättern der Hunds-Rose füllen. Mit frisch abgekochtem Wasser übergießen und 10 Minuten ziehen lassen, dann abseihen. Einige Tropfen Hamamelishydrolat zugeben. Abkühlen lassen, in eine Zierflasche füllen und beschriften.

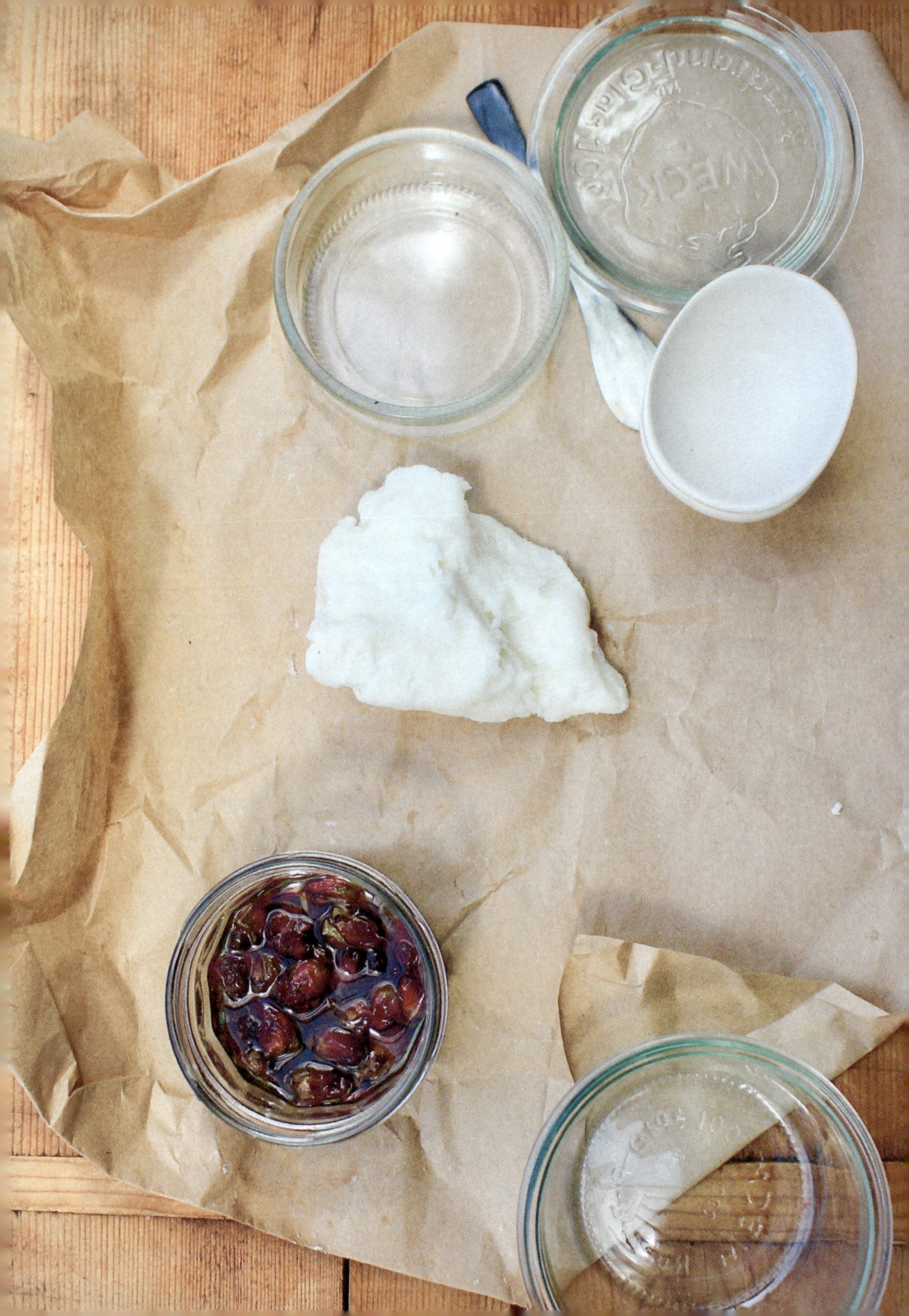

BERUHIGENDER LIPPENBALSAM MIT KAMILLENÖL

Zutaten:
10 ml Kamillenöl (öliger Auszug, kein ätherisches Öl)
60 g Sheabutter
5 g Bienenwachs

Kamillenöl:

Hunds-Rosen-Blüten in ein Gefäß geben, mit hochwertigem Öl übergießen und 48 Stunden im Wasserbad erwärmen. Nicht kochen und den Herd über Nacht ausschalten. Alternativ das Glas mit einem Stück Seihtuch abdecken und 4 Wochen an einen sonnigen Platz stellen, dabei gelegentlich umrühren. Nach 4 Wochen das Öl abseihen.

Lippenbalsam:

Sheabutter, Bienenwachs und Kamillenöl im Wasserbad erwärmen, bis das Wachs geschmolzen ist. Gut umrühren, in einen Tiegel füllen und vollständig erkalten lassen. Den Tiegel verschließen und exakt beschriften.

BRENNNESSELSPÜLUNG FÜR HAUT UND HAARE

Kräftigt Haut, Kopfhaut und Haare.

Ein großzügiges Büschel Brennnesseln pflücken und mit 1 Liter kochendem Wasser übergießen. 10 Minuten ziehen lassen, abseihen und eine Tasse davon trinken. Den Rest abkühlen lassen und die Haare nach dem nächsten Haarewaschen damit spülen, also langsam über die Kopfhaut laufen lassen. Brennnesselaufguss kann auch zum regelmäßigen Gesichtwaschen verwendet werden.
Sie können den Aufguss mit Rosmarin (für die Durchblutung der Kopfhaut) oder Großer Klette (für die Haarwurzeln und gegen Haarausfall) anreichern.
Wussten Sie, dass auch Apfelessig sehr gut für die Haare ist? Verwenden Sie eine Tasse davon als Haarspülung.

KOPFHAUTPFLEGE MIT ROSMARIN UND KOKOS

100 g Kokosöl (bio)
5 Stängel frischer Rosmarin, mit oder ohne Blüten

Das Kokosöl mit dem Rosmarin in einem Topf erwärmen und bei schwacher Hitze eine halbe Stunde leicht köcheln.
24 Stunden ziehen lassen, dann noch einmal erwärmen (um das Kokosöl zu verflüssigen) und abseihen. Das Öl in ein sauberes Schraubglas füllen und vollständig erkalten lassen. Als Pflegekur für Kopfhaut und Haare verwenden.
Natives Kokosöl nährt und schützt die Haut und spendet ihr Feuchtigkeit. Wegen seiner antiseptischen Wirkung beugt es Entzündungen vor. Es wirkt zudem antimikrobiell und hemmt Pilzbefall. Die Haarkur verleiht den Haaren einen schönen Glanz.

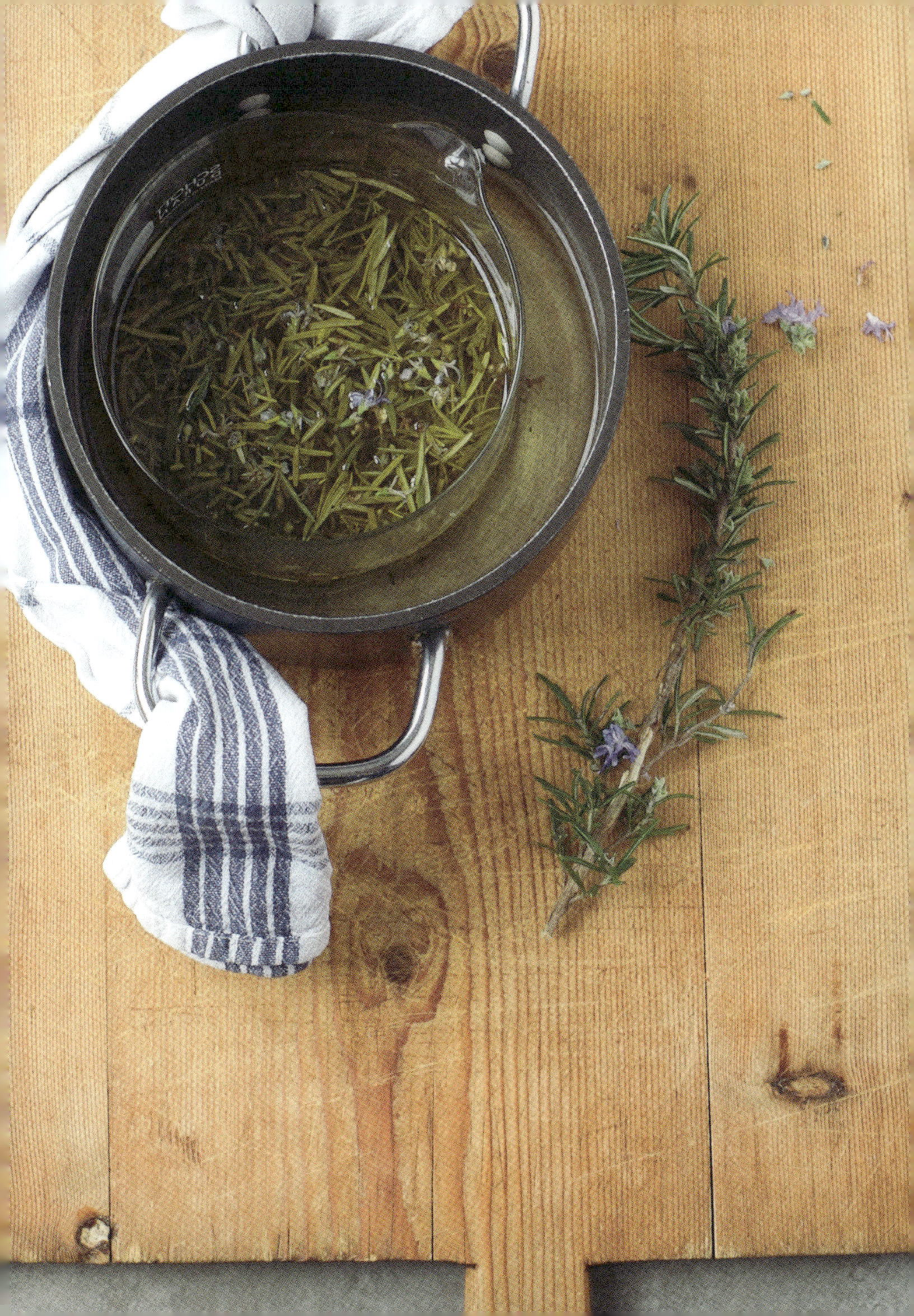

REGISTER

I

J

K

L

M

N

T

U

V

W

XY

Z

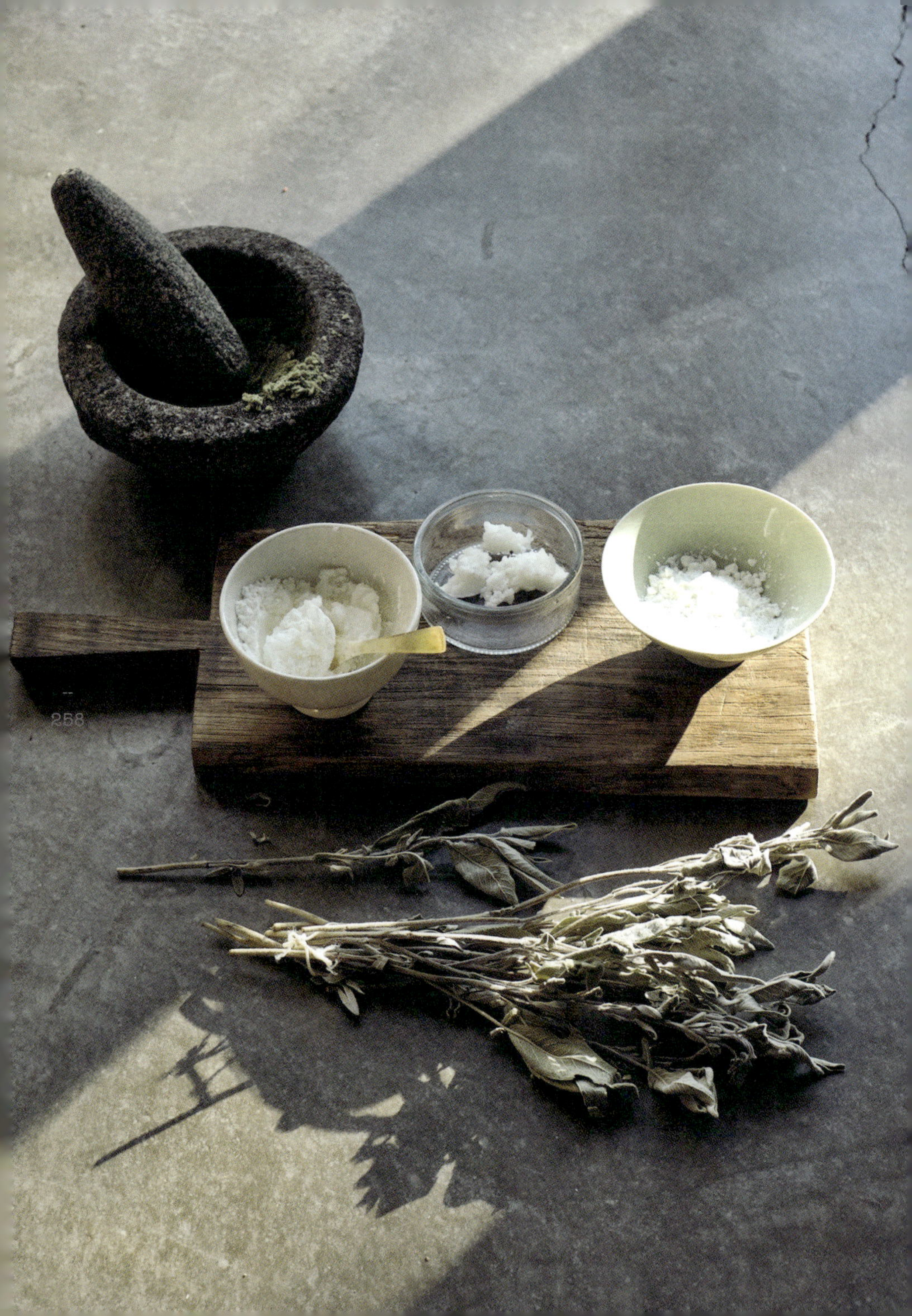